Manuela Kloibhofer · **FRAUENBLUT**

Manuela Kloibhofer

FRAUEN BLUT

Dein Ratgeber für die Menstruation

herbig

Bildnachweis
Mit 14 Illustrationen von Mascha Greune, München, mascha.greune.de (Seite 70, 215, 222ff.).
Mit 8 Illustrationen von Shutterstock (Seite 22/Sundora14, 60/Viktoriia_70, 67/logika600, 73/kocakayaali, 76/dityazemli, 78/diluck, 109/VectorMine, 115/Svitlana Amelina)

Impressum
Umschlaggestaltung von STUDIO LZ, Stuttgart, unter Verwendung von Abbildungen von Shutterstock.

Gedruckt auf chlorfrei gebleichtem Papier.

MIX
Papier aus verantwortungsvollen Quellen
FSC® C014889

ISBN 978-3-96859-022-6
Projektleitung: Nicole Janke
Redaktion: Gabriele Gaßmann, Stuttgart
Gestaltungskonzept, Gestaltung und Satz:
VerlagsService Dietmar Schmitz GmbH, Heimstetten
Produktion: Hanna Schindehütte
Druck und Bindung: Pustet, Regensburg
Printed in Germany / Imprimé en Allemagne

Für Laura
und alle Frauen da draußen

Inhalt

Vorwort

»Am liebsten würde ich das Ganze mit einem Staubsauger absaugen, dann hätte ich endlich meine Ruhe«, sagt Lena, meine 20-jährige Klientin. Ähnliche Dinge höre ich vor allem von meinen jungen Klientinnen in Bezug auf ihre Menstruation. Ich kann es gut nachvollziehen, denn mir ging es mit Anfang 20 genauso. Vor einer Operation, bei der mir eine funktionelle Ovarialzyste entfernt wurde, sagte ich voller Verzweiflung zu den Ärzten: »Schneidet mir doch bitte gleich alles raus.« Mit »alles« meinte ich all meine inneren Geschlechtsorgane. Den Sitz meiner Weiblichkeit. Heute bin ich unendlich dankbar, dass Ärzte und Ärztinnen nicht jedem blinden Wunsch einer jungen Frau nachgeben.

Fast 20 Jahre später sehe ich die Dinge von Grund auf anders. Heute bin ich sehr gerne eine Frau und empfinde meine Menstruation auch nicht mehr als lästig, sondern als einen wichtigen Teil meiner weiblichen Natur. Ich sehe sie jetzt als Geschenk: als Geschenk der körperlichen, psychischen und geistigen Reinigung, als Hilfsmittel, um mit meinem eigenen Inneren besser und tiefer in Kontakt treten zu können – und das Monat für Monat. Um dort hinzugelangen, musste ich mich mit meinem weiblichen Zyklus auseinandersetzen. Ich konnte ihn nicht mehr beiseiteschieben, weil er mir lästig war, oder ständig über meine Grenzen gehen, weil ich glaubte, ich muss während meiner Tage genauso gut wie sonst auch funktionieren. Es war nun endlich an der Zeit, ehrlich zu sein. Zu mir selbst und zu meinem Körper. Als Frauen sind wir nun mal stark von einem Zyklus bestimmt. Der Trick ist nun, dies nicht als Manko oder Minderwertigkeit anzusehen, sondern in Einklang mit unserem ureigenen Rhythmus zu kommen. Denn die Menstruation ist (im Normalfall) so oder so da, egal wie wir ihr gegenüber eingestellt sind. Wäre es da nicht sinnvoll, unsere Ablehnung und unseren Trotz abzulegen und uns stattdessen mit unserer zyklischen Natur zu versöhnen, ja sogar anzufreunden? Aus eigener Erfahrung sowie aus der Erfahrung mit meinen Klientinnen weiß ich, dass sich durch die Einstellung unserem zyklischen Wesen gegenüber sehr viel ändern kann, zum Schlechten wie zum Guten.

Als meine Buchidee entstand, hatte ich keine Ahnung, dass das Thema Menstruation in den letzten Jahren schon so eine große Welle geschlagen hatte. Ich wollte einfach die wichtigsten Hausmittel sammeln, um mehr Frauen als jene in meiner Praxis zu unterstützen und über einfache, aber effektive Heilmittel informieren zu können. Nach der ersten Recherchearbeit wurde aus dem kleinen Selbsthilfe-Hausapotheken-Büchlein aber schnell mehr. Denn wie konnte ich über Beschwerden und Heilmittel des Zyklus schreiben, ohne sie in einen geschichtlichen, kulturellen und mythologischen Kontext zu setzen? Dies erschien mir, wie ein Bild mit geschlossenen Augen zu betrachten.

Endresultat ist dieses Buch, in dem ich über die weibliche Natur sprechen möchte, den Menstruationszyklus und wie Frauen besser in Einklang mit seinen unterschiedlichen Phasen kommen können. Darüber hinaus gebe ich einen Abriss über die Anatomie des weiblichen Unterleibs, die wichtigsten Hormone und biologischen Vorgänge im Zyklus sowie die zahlreichen Regelbeschwerden und Menstruationsartikel. Ergänzt wird dies durch Mythen und Tabus rund um das Frauenblut sowie eine geschichtliche Übersicht seiner kulturellen Entwicklung.

Außerdem möchte ich aufzeigen, wie viele wunderbare Haus- und Heilmittel als Alternative zu Schmerzmitteln und Hormongaben zur Verfügung stehen, um die prämenstruellen und menstruellen Beschwerden zu lindern oder zu heilen. Ich verwende hier bewusst das Wort »heilen«, da ich davon überzeugt bin, dass das größte Heilungspotenzial in einer jeden

Frau selbst liegt und sie selber am besten weiß, was ihr guttut. Leider sind dieses Wissen und der Zugang zum eigenen Körper in vielen Fällen abgetrennt, unterbrochen oder mit Dingen zugeschüttet worden, sodass erst wieder durch Übung und Geduld Kontakt aufgenommen werden muss.

Welcher Weg für die jeweilige Frau der richtige ist, kann nur sie selbst entscheiden. Um aber die passende Richtung überhaupt erst einschlagen zu können, braucht es eine umfangreiche Information über die Alternativen. Aufgrund meines Hintergrunds als Hara-Shiatsu-Praktikerin und Kräuterkundige fließen in meine Arbeit und in dieses Buch Techniken und Heilmittel aus der Traditionellen Chinesischen Medizin (TCM), der europäischen Volksheilkunst sowie der Körper- und Bewusstseinsarbeit ein. Damit, so hoffe ich, wird ein breites Spektrum an Wahlmöglichkeiten abgedeckt. Auch kommen einige meiner Klientinnen zu Wort, zum Wohle ihrer Privatsphäre habe ich aber ihre Namen verändert.

Machen wir uns also wieder mit unserem Körper, seiner Funktionsweise und seinen Beschwerden vertraut und verschaffen uns einen Überblick über die unterschiedlichen Behandlungsmöglichkeiten, so können wir aus dem vielfältigen Angebot bewusst jenes auswählen, welches am besten zu uns passt, und dadurch unsere Gesundheit wieder in die eigene Hand nehmen. Der Menstruationszyklus ist dann nicht mehr eine lästige Plage, sondern wird zu einem natürlichen Teil und Verbündeten von uns.

Manuela Kloibhofer
Juni 2021

Mythen, Tabus und Archetypen

Große Göttin

Es war einmal die Große Göttin. Sie erschuf das Universum aus ihrem heiligen weiblichen Blut. Auch die Erde, der Uterus des Kosmos, wurde von der Großen Mutter während ihrer Menstruation geformt. Dabei rann ihr Blut in den Boden und verwandelte sich in Gold. So sehen es zumindest die Kogi in Kolumbien. Menstruationsblut ist für sie bis heute so wertvoll wie Gold.

Adam, der erste Mensch der Bibel, wurde aus Erde (Adamah) geformt. Das hebräische Wort *ādāmāh* bedeutet aber vor allem rote Erde oder Lehm. Somit entstand auch der erste Mensch der Bibel, von dem gesagt wird, er wurde von einem männlichen Gott erschaffen, ursprünglich aus der roten Muttererde, dem Menstrualblut der Großen Göttin.

Selbst die Entstehung der Götter lässt sich auf die eine Urgöttin zurückverfolgen. So geht der islamische Gott Allah auf die vorislamische Göttin al-Lāt zurück, die die Menschen aus fließendem Blut erschuf. Ebenso stammen die hebräischen und biblischen Namen für Gott JHWH, Jehova, Jahve und Jahwe von Iahu (erhabene Taube) ab, dem sumerischen Namen für die Große Göttin.

Über die Jahrhunderte geriet das alte Wissen um die Göttin in Vergessenheit. Die Menschen interessierten sich immer weniger für sie, männliche Götter traten an ihre Stelle, und nach und nach nahm ihre Macht ab. Was von ihr übrig blieb, war das Symbol des fruchtbarkeitsspendenden Vollweibs oder der hysterischen Gottesgattin. Diese recht beschnittenen Rollen werden ihr aber in keiner Weise gerecht, denn die Große Göttin verkörpert viel mehr. Sie ist nicht nur die selbstaufopfernde, milde und lebenspendende Muttergöttin, sondern verfügt frei über ihre eigene Sexualität. Fruchtbar ist sie sehr wohl, doch was heute bei der Göttinnenbetrachtung gerne ausgeblendet wird, ist die biologische Voraussetzung für weibliche Fertilität, sprich das Menstruationsblut.

In indischen Tempeln wird bis heute symbolisch die heilige weibliche Sekretion auf das dritte Auge der Gläubigen gestrichen.[1] Da stellt sich doch glatt die Frage, mit welcher symbolischen Flüssigkeit wir uns in katholischen Kirchen eigentlich bekreuzigen?

Damit aber nicht genug. Die Große Göttin verfügt neben ihrer fruchtbaren Seite noch über zwei weitere Gesichter. Dies ist einerseits die der Jung-Frau (ursprüngliche Bedeutung: junge unverheiratete Frau, die nicht an einen Mann gebunden, also unabhängig ist) sowie andererseits die dunkle Seite der weisen Alten, die Weisheit und Trost spendet, aber auch für Tod, Zerstörung und letztendlich Wiedergeburt zuständig ist. Die Schwarze Göttin lebt ihre Sexualität ohne Reproduktionsziel, sie hat die Macht, sich selbst und andere spirituell neu zu gebären. Ihre Stärke ist aber auch Furcht einflößend und wird deshalb bis heute nur zu gerne verdrängt.

Der Archetyp der Großen Göttin ist also nicht nur lieb, mütterlich, sanft und allzeit empfängnis- und gebärbereit, sondern beinhaltet den gesamten Lebenszyklus von Geburt über Tod bis zur Wiedergeburt oder Auferstehung, dargestellt in der Dreiteilung von Jung-Frau, Menstruierende und Alte; Schöpferin, Behüterin und Zerstörerin, der wahren Dreifaltigkeit also.

Diese dreifache Göttin wurde aber nicht wie der männliche Gott als abgehobene, mystische, im Himmel lebende Gottheit angebetet, sondern symbolisierte eine ganz reale, erdgebundene Kraft im Hier und Jetzt des weiblichen Lebens. Ganz im Ebenbild der Urgöttin sind Frauen also nicht nur passiv und empfangend, nicht nur Yin, sondern vereinen alle Facetten der Weiblichkeit in sich.

Das Bild der dreifachen Göttin findet sich ebenso in vielen Göttinnenbildern wie Hekate als dreigesichtige Göttin oder die drei Schicksalsgöttinnen (Moiren, Parzen, Nornen oder Saligen), die den Lebensfaden spinnen, messen und abschneiden.

Während ich diese Zeilen schreibe, ist die dunkelste Zeit im Jahr. In zwei Tagen feiern wir das ursprüngliche Fest der Wiederkehr des Lichtes, heute als Weih-Nacht bekannt. Mit der Wiedergeburt des Lichtes werden die Tage wieder länger, und ich freue mich auch schon auf den Segnungsspruch an der Haustüre am 6. Januar. Was ich aber normalerweise nicht dazusage, ist, dass die bekannte Buchstabenkombination für mich weder »Christus mansionem benedicat«, also »Christus segne dieses Haus«, noch die drei heiligen Könige Caspar, Melchior und Balthasar bedeutet, sondern ich mit dem zufriedenen Schmunzeln der Eingeweihten das »C-M-B« für Catharina, Margarete und Barbara mit weißer, roter und schwarzer Kreide auf meine Haustüre schreibe. Diese drei Damen stellen nichts anderes dar als die christliche Version der drei Schicksalsgöttinnen, und diese wiederum sind eine Verkörperung der Dreifaltigkeit der Urgöttin, die trotz allem in den alten Bräuchen versteckt überlebt hat.

Auch die drei Symbolfarben der Göttin Weiß, Rot und Schwarz leben bis heute weiter. Dabei steht die Weiße Göttin für den Neubeginn und Blutaufbau, die Rote Göttin für die Fülle des Blutes und die Schwarze Göttin für Tod und Wiedergeburt.

Drei Tore der Wandlung und Sieben-Jahres-Zyklen

Unser ganzes Leben ist von Zyklen bestimmt. Der Rhythmus der Uhr bestimmt unseren Tagesablauf. Die Nacht löst den Tag ab und umgekehrt, schneller als meist erwünscht kommt schon wieder der nächste Montag. Auch das Jahr teilt sich – in unseren Breitengraden in vier – unterschiedliche Jahreszeiten.

Als die Menschen noch im Einklang mit den natürlichen Zyklen lebten, zergliederte sich das Leben der Frau für sie ganz selbstverständlich in drei Lebensabschnitte, die die drei Gesichter der Großen Göttin widerspiegelten: der Abschnitt des Mädchens oder der Jungfrau, also der unverheirateten, jungen, unabhängigen Frau, die ohne Mann für sich selbst steht und ihre eigene Sexualität lebt, die Phase der fruchtbaren Frau und Mutter sowie die der Seniorin, Greisin oder alten Weisen. Getrennt werden diese Lebensphasen von den Toren der Wandlung, wie die alten Chinesen sie nannten. Diese sind Menarche (erste Regelblutung), Geburt (des eigenen Kindes) und Menopause (letzte Regelblutung), die Himmel (Mädchen), Erde (Mutter) und Unterwelt (weise Alte) repräsentieren. Aber nicht nur die Weisen östlicher Traditionen wussten um die symbolische Macht der Wandlungstore. So drückt es ein altes Sprichwort der Ureinwohnerinnen und Ureinwohner Nordamerikas ähnlich poetisch aus: »Zur Menarche tritt eine junge Frau in ihre Kraft ein, während ihrer menstruierenden Jahre praktiziert sie ihre Kraft, und zur Menopause wird sie ihre Kraft.«[2] Früher wurden diese drei Übergänge von Ritualen und magischen Handlungen begleitet. Dadurch sollte der Übertritt in die neue Lebensetappe erleichtert werden und das Mädchen oder die Frau in das jeweilige Frauen- oder Blutmysterium eingeweiht werden. Heute haben wir es mit Magie und Ritualen oft nicht mehr so am Hut. Gerade aber in Zeiten des Umbruchs (wie bei Menarche, Geburt oder Menopause) kann uns eine Rückbesinnung auf die alten Bräuche oder Neuerfindung unserer eigenen Rituale beim Übergang unterstützen.

Neben den drei Lebensabschnitten gingen die alten Chinesen davon aus, dass es im Frauenleben einen Zyklus von sieben Jahren gibt. Die Frau, die mehr Yin ist, hat demnach einen Yang-Zyklus, da eine ungerade Zahl Yang entspricht.

Yin und Yang

Yin und Yang stehen in der chinesischen Philosophie für gegensätzliche, aufeinander bezogene Kräfte, die nie ohne ihren Gegenpart bestehen können. Beispiele sind heiß, hart, Bewegung, männlich für Yang und kalt, weich, Ruhe, weiblich für Yin. Dies bedeutet natürlich nicht, dass alle Männer hart und ständig in Bewegung sind, während sich die weichen, kalten Frauen nur ausruhen. Yin und Yang sind nie absolut, sondern immer nur Tendenzen, die in Relation zueinander gesehen werden müssen.

Die einzelnen Sieben-Jahres-Abschnitte sind die folgenden:[3]

- 7 Jahre: Die Lebensessenz (Jing bzw. Nierenenergie) wird kraftvoll, die Haare wachsen stärker, und die bleibenden Zähne kommen heraus.
- 14 Jahre: Die Fruchtbarkeitsessenz reift heran, es kommt zur ersten Monatsblutung. Mit dem Beginn der Fortpflanzungsfähigkeit wird das Mädchen zur Frau.
  Bis 14 Jahre wird laut Traditioneller Chinesischer Medizin ein Teil der Essenz für das Wachstum verwendet, ab 14 wird es für das Einsetzen der Menstruation benötigt. Hat ein junges Mädchen nun nicht genügend Jing zur Verfügung (zum Beispiel durch angeborene Schwäche, Magersucht oder Leistungssport), tritt die Menarche verspätet oder gar nicht ein.
- 21 Jahre: Das Wachstum ist abgeschlossen, frau ist nun erwachsen, die Weisheitszähne kommen heraus, Haut und Haare sind besonders schön. Die Essenz hat sich im Normalfall über die letzten sieben Jahre gefestigt und der Menstruationszyklus auf seinen natürlichen Rhythmus eingependelt. Durch Hormongaben wie der Pille oder bei zu frühzeitigen Sexualkontakten kann es bereits zu einer Schwächung der Essenz gekommen sein.

- 28 Jahre: Der Gipfel von Qi und Blut ist erreicht, das heißt, frau steht in ihrer vollen Kraft, auf dem Höhepunkt ihrer Entwicklung. Körper und Jing sind am stärksten ausgeprägt, Knochen, Sehnen sowie die sekundären Geschlechtsmerkmale sind gut entwickelt. Die Traditionelle Chinesische Medizin sagt, eine Frau wird nie längere Haare haben als mit 28, da die Kopfhaare die Qualität des Jing widerspiegeln. Nach diesem Höhepunkt nimmt die Essenz bereits allmählich ab.
- 35 Jahre: Frau ist durch und durch Frau, jedoch zeigen sich die ersten Falten, die ersten Haare fallen aus, und die Muskeln nehmen an Kraft ab.
- 42 Jahre: Frau beginnt zu ergrauen, die Falten werden deutlicher.
- 49 Jahre: Die Regelblutung versiegt. Mit dem Ende des Jing-Zyklus setzen die Wechseljahre der Frau ein. Die weitere Bereitstellung von Lebensessenz für die Fortpflanzung über die Wechseljahre hinaus würde frau wortwörtlich an die Nieren gehen, also zu viel wertvolle Nierenenergie kosten, die sie nun stattdessen ganz für sich selbst nutzen kann.

Auch das Männerleben wird von einem Zyklus bestimmt, welcher nach der Traditionellen Chinesischen Medizin jedoch im Acht-Jahres-Rhythmus verläuft.

Bei Männern endet der Jing-Zyklus übrigens im Wechsel des Yang mit acht mal acht, also 64 Jahren. Dies bedeutet natürlich nicht, dass das Leben mit 49 (bzw. 64) Jahren aufhört, ganz im Gegenteil. Was zu einem Ende kommt, ist lediglich die körperliche Fruchtbarkeit, der »irdische Zyklus«. Was nun beginnt, ist der »himmlische Zyklus«, in dem geistige und spirituelle Aspekte im Vordergrund stehen.

Schwenkt man den Blick nun von der Traditionellen Chinesischen Medizin zur europäischen Volksheilkunde, findet sich eine spannende Parallele: Auch der Westen kennt Sieben-

Jahres-Zyklen. Im Gegensatz zum chinesischen Modell ist das westliche aber für Frauen und Männer gleichermaßen zutreffend und wird von den Planetenkräften bestimmt.

Neben der Drei war die Sieben schon immer eine magische Zahl, und man findet sie in vielen Mysterienschulen. Immerhin wurde laut Bibel die Welt in *sieben* Tagen erschaffen, das Judentum kennt *sieben* Lebenselemente und *drei* Existenzbereiche mit je *sieben* Untergliederungen, und die Woche hat bis heute *sieben* Tage und nicht fünf oder zehn. Wahrscheinlich ist die Bedeutung der Zahl Sieben auf Naturbeobachtungen der Mondphasen zurückzuführen (zweimal sieben Tage zunehmender und abnehmender Mond), wodurch wir bei ihrer Bedeutung für den weiblichen Zyklus angelangt wären.

Frau im Mond

Der Mond galt seit Anbeginn der Zeiten als archetypisches Symbol der Frau beziehungsweise für alles Weibliche schlechthin. Das lateinische Wort *mensis* (Monat) wird bis heute fach- sowie umgangssprachlich als Synonym für die Regelblutung verwendet und ist vom Wortursprung mit »Maß« und »messen« verwandt. Der medizinische Begriff »Menorrhö«, der vor allem bei Disharmonien wie »Amenorrhö« oder »Hypermenorrhö« vorkommt, setzt sich wiederum aus den altgriechischen Wörtern *mēn* (Monat) und *rhéō* (strömen, fließen) zusammen und bedeutet Monatsfluss.

Wie kommt nun der Mond ins Spiel? Der ursprüngliche Monat war, wie die Menstruation, am Mondrhythmus ausgerichtet. Es gibt etliche Hinweise darauf, dass der Mond(wechsel) sowie die weibliche Monatsblutung als erstes Maß der Zeiteinteilung und -berechung verwendet wurden[4], so untermauert das auch der älteste Fund eines potenziellen Mondkalenders, der »Adorant vom Geißenklösterle« aus dem Achtal in Deutschland. Er wird auf 35 000 bis 40 000 Jahre geschätzt und ist eine Elfenbeinfigur mit mondsichelförmig erhobenen Armen. Die Form der Arme ist der erste Hinweis auf den Mond. Spannend wird es, wenn man die Figur von hinten betrachtet, denn auf der Rückseite finden sich mehrere Reihen von je dreizehn Einkerbungen, die ebenfalls vermutlich auf den Mond hindeuten, also auf das Mondjahr mit 13 Mondmonaten.

Andere Figurinen weisen zwei bis drei Reihen zu jeweils 29 oder 30 Löchern auf, was einem synodischen Monat entspricht, also der Zeit von Neumond zu Neumond. Bis ins Mittelalter verwendete Menstruationssteckkalender sind diesem System so ähnlich, dass es naheliegend ist, dass die alten Figurinen bereits zur Berechnung und Aufzeichnung der Menstruation verwendet wurden. Dass alle Mondkulte eigentlich Menstruationskulte sind, zeigte auch schon 1927 Robert Briffault in seinem Grundlagenwerk »The Mothers«.

Kein Wunder also, dass der Mond in fast allen Sprachen weiblich ist und die Mondin lange vor der Erfindung vom Mann im Mond als Göttin verehrt wurde. So sehen viele Kulturen die drei Lebensabschnitte der Frau in den Wandlungsphasen des Mondes (voll, zu- und abnehmend) repräsentiert, und manche Naturvölker nennen menstruierende Frauen sogar Mondfrauen.

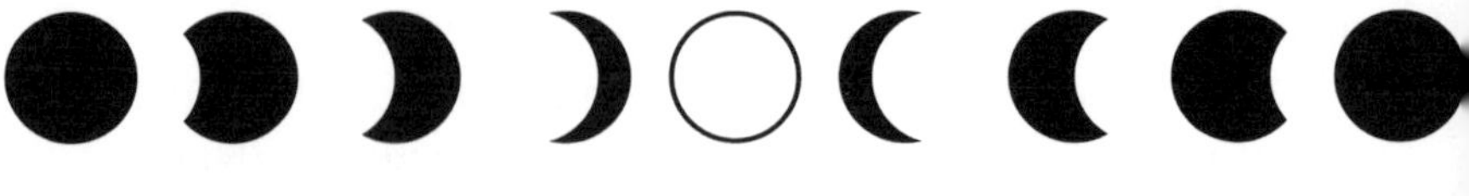

Mondphasen

Eine Schwangerschaft dauert ziemlich genau zehn Mondmonate, und auch Empfängnis und Geburt kamen zumindest früher, als die Menschen noch im Einklang mit der Natur lebten, überdurchschnittlich oft zu Voll- oder Neumond vor. In diesem Sinne bezeichnet Henry Tietze die Mondgöttin als große Hebamme.

Wirkt etwa der Mond mit einer unsichtbaren Fruchtbarkeitskraft auf uns? So sahen es auf jeden Fall viele Völker. Beispielsweise war der Mond für das Volk der Khasi im Himalaja ein männlicher Gott, der Frauen, die im Mondlicht schlafen, schwängert. Die Maori in Neuseeland bezeichneten den Mond als lebenslangen, wahren »Ehemann aller Frauen, denn sie menstruieren, wenn der Mond erscheint«.[5] Der männliche Mond der germanischen Sprachen ergibt dadurch (im Gegensatz zur sonst üblichen Mondin) durchaus Sinn.

Selbst der Katholizismus konnte den Einfluss des Mondes auf unsere Kultur nicht schmälern. So wurde er schnurstracks integriert, und Maria bekam den Namen »Mond der katholischen Kirche«. Aus dem alten Mondfest im August wurde Mariä Himmelfahrt am 15. August, und traditionelle Darstellungen von Maria zeigen sie oft gemeinsam mit einer Mondsichel. Da Maria aber eine (auch vom Menstruationsblut) unbefleckte Jungfrau war, schwand die Verbindung zwischen Mond und Menstruation mit dem Bildnis der Jungfrau als Mond der Christenheit. Spätestens jetzt waren Reinheit und Menstruation unvereinbare Gegensätze und die ursprüngliche Bedeutung von Jungfrau verloren, nämlich unverheiratete, jedoch nicht keusche Frau.

Trotzdem erkannten auch nüchterne Wissenschaftler wie Darwin die Parallele von Mond- und Menstruationszyklus. Seiner Theorie zufolge geht die Wirkung des Mondes in Bezug auf das Frauenblut auf die Zeit zurück, als jegliches Leben noch im Wasser weilte und dem Mondeinfluss auf die Gezeiten direkt ausgesetzt war. Wie Ebbe und Flut, so soll demnach der

Mond auch die inneren Flüssigkeiten lenken. Dies passiere deshalb verstärkt bei der Frau, so Darwin, weil sie entwicklungsgeschichtlich vor dem Mann da gewesen ist.

Die Vorstellung, dass der Neumond der Auslöser der Menstruation sei, findet sich zu allen Zeiten überall auf der Welt. So herrschte der frühzeitliche Glaube, die Mondin würde sich für ihre Menstruation zurückziehen, wenn sie für die drei Tage des Neumonds nicht zu sehen war. Auch im Mittelalter war es selbstverständlich, dass Frauen zu Neumond menstruierten. Dies wusste auch die mittelalterliche Universalgelehrte Hildegard von Bingen, und schon für Aristoteles war es in der Antike die »Norm«. Hildegard ergänzt noch, dass die Zeugung bei zunehmendem Mond am besten sei, da seien Samen und Blut stark. Luisa Francia erzählt im Buch »Drachenblut«, dass es für die Tuareg-Frauen in Afrika Ende des 20. Jahrhunderts immer noch normal war, ihren Eisprung zu Vollmond, also im Einklang mit dem Mondzyklus, zu haben. Gibt es in der Nacht keine andere Lichtquelle als den Mond, löst der Vollmond tatsächlich den Eisprung aus.[6] Es scheint also durchaus plausibel, dass es früher selbstverständlich war, dass alle Frauen zur selben Zeit im Rhythmus des Mondlichtes menstruierten und ovulierten. Welch Zusammenhalt im Bewusstsein der Frauen es da wohl gegeben haben mag!

Aber es gab auch die gegenteilige Auffassung, nämlich dass die Menstruation mit dem Vollmond zusammenfalle. Lange vor dem heutigen jüdischen Sabbat entsprach demnach der Vollmond in Babylon dem »Sabbatu« der Mondgöttin, was bedeutete, dass sie menstruierte. An diesem Tag des Monats wurde geruht.

Aber wann menstruieren Frauen denn nun, bei Voll- oder Neumond? 1586 ist sich der Experte Paré sicher: »Luna vetus vetulas, nova luna juvenes repurgat«[7], was soviel bedeutet wie: Bei Vollmond menstruieren die Alten, bei Neumond die Jungen. Die Begründung dafür liefert 1615 der Arzt Varandé:

»Die blut- und saftreichen jungen Mädchen werden bereits unter dem Einfluss des neuen Mondes menstruiert, während es bei den Älteren der ganzen Kraft einer Mondperiode bedarf, um ihre Gefäße zur Öffnung zu bringen.«[8]

Auch mehrere zeitgenössische Autorinnen haben Erklärungen parat. Für Elena Priarollo hat frau den »weißen Mond«, wenn sie brav zu Vollmond ovuliert, denn Vollmond und weibliche Fruchtbarkeit sind verbunden. Glaubt man an den Einfluss des Mondes, ist diese Ansicht nicht unlogisch, denn der Vollmond bringt die Säfte zum Fließen, und bei abnehmendem Mond und Neumond lässt es sich leichter Dinge – wie auch Blut – loswerden. Auch Miranda Gray kennt den weißen und roten Mondzyklus, welche jeweils für die »gute Mutter« beziehungsweise das »böse Weib« stehen. Das Wort Weib geht übrigens nach Vermutung der sprachwissenschaftlichen Forschung auf das germanische *wiba* (Schleier) oder altnordisch *vifadr* (verhüllt) zurück, und Weibsbild bezeichnete noch bis ins 17. Jahrhundert eine *edle* Frau.

Eine alte chinesische Akupunkturregel besagt, dass jene Frauen, die bei Neumond menstruieren, Yin sind, also im richtigen Gleichgewicht. Diejenigen, die bei Vollmond bluten, seien hingegen Yang, und Frauen dazwischen befänden sich im Übergang.

Diese Einteilungen können zwar ganz interessant sein, sie verstärken aber die typische Aufspaltung der Frau in Weiß und Schwarz: die Gute, gesellschaftlich Akzeptierte und die Böse, nicht Geduldete. Und was sagen diese Kategorien konkret für eine Frau aus, die zu Neumond ovuliert, aber gerade einen Kinderwunsch hat? Soll das nun bedeuten, dass sie keine gute Mutter sein oder gar nicht erst empfangen kann? Natürlich nicht! Genauso wenig ist es ausgeschlossen, dass frau während der »braven« Menstruation zu Neumond tiefe spirituelle Erfahrungen macht. Denn Spiritualität funktioniert eben auch ganz ohne Vollmond oder Hexenzirkel am Blocksberg.

»Weder mein Eisprung noch meine Tage passieren zu Vollmond«, denkt sich die eine oder andere Frau jetzt vielleicht, und auch das ist völlig in Ordnung. Trotzdem hängen Mond und Menstruation nicht nur vom Namen her miteinander zusammen. Ist der Zyklus nun nicht beschwerdefrei oder bleiben Eisprung und Blutung ganz aus, steht frau ein riesiges Heilungspotenzial zur Verfügung, das sie unter anderem aus der Mondin ziehen kann. Mehr dazu im Kapitel »Licht und Mond« (S. 193).

Synodischer Monat – Ein kleiner Nachtrag zum Mondumlauf

Allen, die schon einmal die Tage zwischen zwei Vollmonden gezählt haben, ist sicher aufgefallen, dass es sich nicht immer um die 28 Tage handelt, die wir normalerweise als Mondmonat bezeichnen. Für das Umkreisen der Erde benötigt der Mond 27,33 Tage, den sogenannten »siderischen Monat«, von dem auch die bekannten 28 Tage stammen. Da gleichzeitig aber auch die Erde die Sonne umkreist, benötigt der Mond rund zwei weitere Tage, bis er wieder die gleiche Position zur Erde und Sonne einnimmt. Dies entspricht dann dem sogenannten »synodischen Monat«, der 29 Tage, 12 Stunden und 44 Minuten oder 29,53 Tage umfasst, und ist eben genau die Zeit von einem Vollmond zum nächsten oder von Neumond zu Neumond. Betrachtet wird der synodische Monat aber nur als Mittelwert, da die synodische Mondphase in manchen Monaten etwas länger dauert als in anderen.

Warum erwähne ich das eigentlich? Nicht, um einfach nur mit Zahlen zu jonglieren, sondern um aufzuzeigen, wie sehr dies den Normwert von 28 Tagen für den perfekten Menstruationszyklus relativiert. Wenn eine Frau wirklich im Einklang mit den Mondphasen ovuliert und menstruiert, kann ihre Menstruation nämlich gar nicht punktgenau alle 28 Tage eintreten! Es war also zu früheren Zeiten wahrscheinlicher, dass die Frauen im Abstand des synodischen Monats rund alle 29,5 Tage bluteten. Dafür sprechen auch die Forschungsergebnisse von Winnifred B. Cutler: Die Auswertung von vielen Tausenden »Frauenmonaten« ergab, dass fruchtbare Zyklen im Schnitt 29,5 Tage dauern.[9]

Namen der Menstruation

Im Jahr 2015 befragten die Macher der Menstruations-App Clue 90 000 Menschen in 190 Ländern zu den Namen der Menstruation. Die Umfrage ergab um die 5000 verschiedene Ausdrücke, das sind rund 26 pro Land.[10] Namen für die Menstruation sind also so vielfältig wie die Menschen selbst.

Im deutschsprachigen Raum gibt es eine Vielzahl gebräuchlicher Namen für die Monatsblutung, einige davon sind weitestgehend neutral ausgerichtet: »Regel«, »Tage«, »Sie«, »Tante Emma«, »die Zeit«, »Fluss«, »Roter Strom«, »Roter Teppich«, »Rotbart«, »Barbarossa«, »Freund der Frau«, »sie hat Besuch«, »Erdbeerwoche« etc. Dass die Menstruation eine spezielle Zeit darstellt, die nur der Frau selbst gehört, lassen die Bezeichnungen *meine* Tage, *meine* Regel oder *meine* Zeit anklingen.

Der rote Teppich ist bis heute Symbol der Macht und wird nur für besonders wichtige Personen ausgebreitet. Der rote Strom erinnert an das Rote Meer, zu dem Lilith floh, um allein zu leben, nachdem sie Adam verlassen hatte. Friedrich Barbarossa (Rotbart) gilt als der Friedens-Kaiser des Mittelalters. Im Jiddischen wird die Menstruation noch heute nach ihm benannt.

Positiv, ja sogar poetisch klingen einige wenige Bezeichnungen: »Wohltat der Frau«, »die Rote«, »Rote Blume«, »Rosenblüte«. In Kräuterbüchern des 16. und 17. Jahrhunderts finden sich auch Namen wie »Bluom« oder »Monatsblum«.

Noch vor hundert Jahren hatten Frauen nicht ihre Tage oder Regel, sondern »bekamen ihr Unwohlsein«. Wenn frau bedenkt, wie viel Macht Worte haben, dann kann sie bei diesem Ausdruck ja gar nicht anders, als sich sofort unwohl zu fühlen!

Vor Jahrzehnten wurde der Begriff der »kritischen Tage« geprägt. Aus unerfindlichen Gründen findet sich dieser alles andere als positive Ausdruck immer noch in Frauengesundheitsbüchern des 21. Jahrhunderts.[11]

Im Englischen erschrickt man beinahe über die Wuchtigkeit des Ausdrucks »the curse« (der Fluch), welcher sich im 20. Jahrhundert hartnäckig verbreitete. Dieser Begriff bedeutet nun aber nicht unbedingt, dass alle englischsprachigen Frauen (durch Eva?) verflucht sind, sondern könnte sich eher von »the course« (Kursus, Ordnung) abgewandelt haben. Trotzdem erschütternd, wie aus Ordnung Unordnung beziehungsweise gar Fluch wurde.

Zeitgenössischer sind im Englischen Ausdrücke wie »aunt flow« (Fluss der Tante), »shark week« (Haiwoche) und »blowjob week« (benötigt wohl keine Übersetzung). International verständigen kann man sich mit »Bloody Mary«.

Auf der anderen Seite gibt es auch die Bezeichnung »blood flower«, also Blut-Blume. Sieht man sich das Wort »flower« genauer an, merkt man recht schnell, dass es mit »flow« (fließen) verwandt ist. »Flower« kann somit ebenfalls mit »das Fließende« übersetzt werden und »blood flower« mit »fließendes Blut«. Auch das englische »blessing« stammt vom altenglischen *bloedsen*, was bluten bedeutet.

Blumiger war die Sprache im alten China. Hier finden sich Begriffe wie »Mondfluss«, »Himmlisches Wasser«, »Roter Saft der Mutter Erde«, »Roter Drachen« und »Elixier der Unsterblichkeit« für das Menstrualblut.

Auch Schwangerschaft, die Zeit nach der Geburt sowie die Menopause werden liebevoll poetisch beschrieben als »die Frucht reifen lassen«, »goldener Monat« und »zweiter Frühling«. Die Tradition des goldenen Monats besteht übrigens bis heute in China. In den ersten 40 Tagen nach der Geburt wird die neue Mutter von weiblichen Familienangehörigen (meist die eigene Mutter und die Schwiegermutter) umsorgt. Sie muss weder kochen, waschen noch sonstige Arbeiten erledigen und kann sich ganz dem Kennenlernen ihres Neugeborenen sowie der eigenen Kräftesammlung widmen, um ihre Arbeiten danach wieder gestärkt und ausgeruht aufzunehmen.[12]

Die Taoisten glauben, dass ein Mensch unsterblich werden könne, wenn er »... den Roten Yin-Saft aus dem geheimnisvollen Torweg einer Frau zu sich nahm; dieser ›Torweg‹ hieß auch die Grotte des Weißen Tigers«.[13] Es ist wohl nicht schwer zu erraten, wo genau diese Grotte zu finden ist. Der »Gelbe Kaiser« soll zu einem Gott geworden sein, indem er den Roten Saft von 1200 Frauen zu sich nahm. Das moderne China hingegen hat sich anscheinend auch bezüglich der Einstellung zur Menstruation an den Westen angenähert. So herrschen laut Clue-Umfrage heute Ausdrücke wie »Unglück« vor.

Weitere poetisch anmutende Bezeichnungen rund um die Menstruation und den weiblichen Unterleib findet man in vielen anderen Sprachen und Kulturen: Wenn ein Mädchen in Indien seine erste Monatsblutung bekommt, sagt man, es habe »die Blüte hervorgebracht«, bei jeder weiteren Regelblutung, »es blüht«.

Bei den Maya wird die Monatsblutung »Blume des Mutterleibs« genannt. Sowohl bei deutschen Bauern, den Mandingo, den Susu sowie verschiedenen Kongo-Stämmen fanden sich ebenfalls die Ausdrücke »Blume« und »Mond« für die Regelblutung sowie die Verbindung der beiden: »Mondblume«. Selbst in der Bibel wird die Menstruation als Blume umschrieben.

Es zeichnet sich hier offensichtlich eine alte, kulturübergreifende Verbindung des weiblichen Zyklus nicht nur zum Mond, sondern auch zu Blume und Blüte ab. Kein Wunder, denn Blut ist etymologisch mit blühen verwandt und die Blüte ein Ursprungssymbol für Fruchtbarkeit und Neuanfang. Wie die Blüten Früchte hervorbringen, so enthält auch das Menstruationsblut die Essenz für die nächste Generation. Die machtvolle, mystische und heilige Komponente des weiblichen Monatsblutes wird anhand ihrer vielen ausdrucksstarken Namen deutlich.

Nach diesem Ausflug durch Zeit und Raum zu den Namen der Menstruation stellt sich eigentlich nur noch die Frage: Warum müssen wir unsere Menstruation überhaupt mit alternativen Ausdrücken umschreiben, auch wenn sie noch so schön klingen? Warum wird das Frauenblut selbst in unserer Sprache tabuisiert? Wieso bringen wir es nicht über die Lippen, einfach zu sagen: »Ich blute gerade«? Und falls wir zu den Mutigen gehören, die es doch schaffen, wieso wird dies dann sofort von den anderen übersetzt mit »Ach so, du hast deine Tage!« oder mit einem abschätzigen »Zu viel Information!« abgewürgt? Was ist denn eigentlich so schlimm daran, wenn jemand erfährt, dass wir Frauen bluten?

Das größte Tabu aller Zeiten

Warum ist die Menstruation nach wie vor ein so großes Tabu? Bevor wir dieser Frage nachgehen, lohnt es sich, das Wort »Tabu« genauer zu untersuchen. Im heutigen Sprachgebrauch wird es normalerweise gleichbedeutend mit verboten verwendet, jedoch nie ohne einen Hauch von Anrüchigkeit.

Ursprünglich kommt Tabu aber vom polynesischen *tapu* (unberührbar, nicht erlaubt, heilig, durch Sitte und Gesetz geschützt) und wurde erst im 19. Jahrhundert ins Deutsche übernommen. Es bezeichnete gottgeweihte Dinge, die so mächtig und dadurch gefährlich waren, dass es verboten war, sie zu berühren oder über sie zu sprechen. Und was könnte in früheren Gesellschaften als magischer gegolten haben als das Menstruationsblut? Es ist (neben dem Geburtsblut) das einzige Blut, das ohne Verletzung fließt, und stellt, wie früher geglaubt wurde, gemeinsam mit dem Samen des Mannes die Grundsubstanz für die Entstehung neuen Lebens dar. Wie wir heute wissen, ist das nicht ganz unrichtig, denn Menstruationsblut enthält die nährstoffreiche Gebärmutterschleimhaut, die als fruchtbarer Nährboden für den Embryo dient.

Frauenblut war somit heilig und – für Männer – unberührbar. Für die Frauen war es aber alles andere als unberührbar, es war monatliche Realität: die natürlichste weibliche Urerfahrung schlechthin. Aufgrund des überwältigenden Machtpotenzials, das die Menstruation in sich birgt, musste sie durch Tabugesetze geschützt werden. Diese bezogen sich aber immer auf den magischen, manahaltigen Aspekt des Blutes und hatten nie etwas mit Unreinheit oder Sündhaftigkeit zu tun. Per se war tabu weder gut noch böse.

Wenn wir also die Menstruation schon als Tabu sehen, dann sollte dies im ursprünglichen Wortgebrauch als heilig und deshalb durch Tabugesetze geschützt gesehen werden.

Früher war es Frauen untersagt, während der Menstruation am Gottesdienst teilzunehmen. Dies ist in manchen Religionen immer noch so. Auch dieses Tabu entstand ursprünglich nicht aufgrund der Unreinheit der menstruierenden Frau, sondern wegen ihrer besonderen spirituellen Macht während dieser Zeit, die nicht selten gefürchtet wurde. Sie war aber nicht schmutzig, sondern stand während ihrer Blutung außerhalb der Religion. Die Menstruation ermöglichte ihr sozusagen Zugang zu ihrer ureigenen Spiritualität.

Ähnlich doppeldeutig wie Tabu ist *sacer*, denn es bedeutet neben heilig und geweiht auch verflucht, weil »einer unterirdischen Gottheit zur Vernichtung geweiht«.[14] In manchen Gegenden wird heute noch mit dem Ausdruck »sacra« geflucht. Hier werden wir ganz schnell wieder an die Menstruation als etwas Heiliges *und* Gefürchtetes erinnert. Manche munkeln sogar, dass sich das Wort »Sakrament« von *sacer* und *mensis* ableitet, also von der heiligen Menstruation.[15] Die Menstruation, das erste Sakrament? So oder so, Frauenblut steht für das Prinzip der Unsterblichkeit. Es ist das Blut des Lebens, das ohne Verletzung vergossen wird.

Heiliges weibliches Blut

Blut heißt auf Hebräisch *dam*, und die Silben *da* und *dam* wurden für die leibliche Bluterfahrung der menstruierenden Frau verwendet. Daraus entstanden mit der Zeit die Göttinnen Danae, Daphne, Danu, Diana und viele andere. Auch die Donau geht ursprünglich auf Danu zurück, wurde aber später vermännlicht, also zur Au des »Don«. *Da* und *dam* wurden in weiterer Folge in den indogermanischen Sprachen zur Mutter und Frau allgemein. Heute sieht man den Wortstamm noch in »*Dam*e«, im englischen »*dam*sel« oder »Ma*dam*« sowie in Flüchen wie »ver*dam*mt« und »*dam*ned«. Ich komme fast nicht umhin, ein bisschen verschmitzt zu grinsen, wenn ich an den englischen Ausdruck »bloody hell« (blutige Hölle) denke. Denn die Hölle leitet sich von »Hel« beziehungsweise der Frau Holle, der Urgöttin unserer Breitengrade, ab. Somit wird aus der Verfluchung »verdammte Hölle« auf einmal ein mächtiger Zauberspruch, der uns zurück zum Schöpfungsmysterium der Weisen Alten bringt.

Als Lebenssaft ist Menstrualblut das nährstoffreichste Blut des weiblichen Körpers: reich an Vitaminen, Eiweißstoffen, Kupfer und Eisen. Denn es ist eigentlich nicht reines Blut, sondern besteht aus Gebärmutterschleimhaut, Zervixschleim, Vaginalsekret und Blut. Da es die lebensspendende Nährschicht der Gebärmutter enthält, birgt es reinstes Schöpfungspotenzial in sich, aus ihm kann Leben entstehen. Früher glaubte man tatsächlich, dass die Kinder aus dem Menstruationsblut erschaffen werden, da der Eisprung noch nicht bekannt war und nur die Blutung als offensichtliches Ereignis beobachtet werden konnte. Blieb sie aus, so der Glaube, wurde aus ihr das Baby im Mutterleib geformt.

Frauenblut ist nichts, vor dem uns ekeln müsste oder das uns beschmutzt, im Gegenteil, es ist Ausdruck gesunder weiblicher Lebenskraft, Träger der Seele und Inbegriff des Lebens. Im Unterschied zu »normalem« Blut gerinnt es nicht, da in der Gebärmutter Stoffe produziert werden, die eine Gerinnung verhindern. Immerhin soll es bei einer Befruchtung als Niststätte für den Embryo dienen. Magisch ist es obendrein und ein gewaltiges Machtsymbol, denn wo sonst im Körper kommt es vor, dass Blut ohne Verletzung oder Krankheit fließt?

In der Traditionellen Chinesischen Medizin gilt Blut als Lebenssaft und wichtiger Energieträger, denn das Menstruationsblut ist nicht wie herkömmliches Blut. Für die alten Chinesen war es wie für die Alten unserer Kultur fruchtbare Essenz und Lebenselixier.

Von der Heiligkeit zum Heilmittel

Dass Heiliges die Macht zu heilen hat, ist naheliegend. Immerhin geht der Wortursprung von »heilig« auf »heil« (ganz) zurück. Heilen bedeutet wünschen, verbinden, erlösen. Heilig heißt auch unantastbar, geweiht und Heil bringend. Der Zusammenhang zwischen heilen und heilig ist mittlerweile sogar ausführlich wissenschaftlich untersucht. Ein Beispiel ist der immer wieder bestätigte positive Einfluss des Gebets auf die schnellere Genesung.

Blut, Milch und Honig galten als die drei heiligen Substanzen in matriarchalen Gesellschaften, wobei die beiden Letzteren noch bis heute als Heilmittel eingesetzt werden. Früher wurde auch das Menstruationsblut in vielen Teilen der Welt als Heilmittel verwendet. So galt es in Europa als wirksam bei Gicht, Kropf, Wurmbefall und – nach dem homöopathischen

Grundsatz, Gleiches mit Gleichem zu heilen – auch bei Menstruationsbeschwerden. Im Mittelalter sahen Bauern das Menstrualblut als etwas Fruchtbares und Nährendes und verwendeten das Menstruationshemd einer Jungfrau zum Heilen von Pest, Epilepsie und Gicht. Noch bis ins 18. Jahrhundert wurden diese Hemden Fiebernden zur Heilung angezogen.

Auch Hildegard von Bingen zierte sich nicht, Rezepte mit Menstruationsblut zu verschriften. »Wenn ein Mensch durch Begierde und Maßlosigkeit aussätzig wird, soll er Odermennig nehmen, den dritten Teil davon Ysop und zweimal so viel Gundermann, wie diese beiden ausmachen. Er soll diese Kräuter in einer Badstube kochen und so ein Bad aus diesen bereiten und Menstruationsblut, so viel er bekommen kann, beimischen und sich so ins Bad setzen.«[16]

Als Blutzauber hielt Frauenblut am Türpfosten Dämonen und Hexen fern. Unter der Türschwelle vergraben, schützte es das Haus für immer vor Feuer. Insgesamt galt es als Gegengift gegen jegliches Unheil, und der Besitz von Menstruationsblut bedeutete einen Machtgewinn im Mittelalter.

Nicht nur symbolisch galt Frauenblut als Saft der Unsterblichkeit, denn sogar als Mittel gegen den Tod soll es eingesetzt worden sein. Wie viel Wahrheit doch auch in diesem Aberglauben enthalten ist, denn die Menstruation ist maßgeblich an der Fortpflanzung beteiligt, in unseren Nachkommen leben wir fort und werden somit unsterblich.

Schließlich wurde und wird Menstruationsblut gerne für Liebeszauber verwendet, denn es ist ein machtvolles Aphrodisiakum. So waren viele alte Völker überzeugt, dass eine Frau mit einem Elixier aus ihrem Mensisblut die Liebe eines jeden Mannes gewinnen könne. Noch 1891 soll ein deutsches Mädchen ihr Menstrualblut in den Kaffee eines jungen Mannes gemischt haben, um seine Liebe für sie zu erwecken.[17] Im neuen Millennium erlebt der Menstrualzauber nun seine Renaissance in Büchern moderner Kräuterhexen.[18]

Von Hexen und Huren

Mit der Zeit verblasste der heilige Aspekt des Tabus Menstruation, und was übrig blieb, war die Unantastbarkeit. Es ging so weit, dass Frauenblut als lebensbedrohliche Gefährdung für die Männer angesehen wurde.

Kaum ein Wesen war so gefürchtet wie die menstruierende Frau. So machtvoll sei das Blut aus dem Schoß der Frau, dass ein Tropfen davon auf dem Boden reichen würde, um ganze Viehherden zu töten, die darüber gehen. Laut den Arunta in Zentralaustralien tötet ein Schluck Menstrualblut den stärksten Mann. James Frazer berichtet von einem Aborigine, der seine Frau tötete, als er entdeckte, dass sie während ihrer Menstruation auf seiner Decke gelegen hatte. Vor lauter Angst starb er selbst innerhalb von 14 Tagen.

Sogar aktuelle Schlagzeilen warnen reißerisch: »Achtung! Frauenblut kann Männer töten.«[19] Gemeint ist hier aber nicht das verrufene Menstruationsblut, sondern venöses Blut aus Blutkonserven von Frauen. So wurde gezeigt, dass Männer, die Spenderblut erhielten, eher an einer Immunreaktion verstarben, wenn das Blut von einer Frau stammte, die bereits ein Kind geboren hatte.

In vielen Naturvölkern mussten sich menstruierende Frauen vor Jägern fernhalten, da sie deren Jagdglück zerstören könnten. Es ging so weit, dass es ihnen nicht einmal gestattet war, eine Waffe anzusehen. Beim Essen sollten die Männer ebenfalls Vorsicht walten lassen. So bestand die allgemeine Meinung, dass man durch Speisen die Eigenschaften der Köchin aufnimmt. Die weibliche Energie der Menstruation würde somit ebenfalls auf die armen Männer übertragen.

Esther Harding ging dem alten Aberglauben nach, dass man nicht unter einer Leiter durchgehen soll. In England wurde ihr mehrfach erklärt, ein Tropfen roter Farbe könne herunterfallen. Aber warum denn bitte gerade *rote* Farbe? Hat Robert

Briffault also doch recht, wenn er meint, dieser Aberglaube gehe auf die Furcht zurück, Menstruationsblut könne auf einen tropfen? Ein rotes Kreuz bedeutet bis heute auf der ganzen Welt Ausgrenzung, Tabu. Haben wir es etwa auch hier mit *dem* Tabu schlechthin zu tun?

Vieles spricht dafür, dass einige der sogenannten Hexenproben im Mittelalter aus der Tabuisierung der Menstruation entstanden sind. Eine dieser Proben war zum Beispiel, dass sich eine Frau vor eine Kanne mit frischer Milch stellen musste. Wurde die Milch sauer, war bewiesen, dass sie eine Hexe sein musste. Dies erinnert stark an die lange bestehende Behauptung, menstruierende Frauen machten die Milch sauer. Aber nicht nur das, da man glaubte, dass die Milch noch irgendwie mit der Kuh verbunden war, durfte die menstruierende Frau selbst auch keine trinken, denn das könnte der armen Kuh Schaden zufügen.

Außerdem hieß es zur Zeit des Hexenhammers trotz schlimmster Folter und Ermordungen ausdrücklich: »Du sollst nicht das Blut einer Hexe vergießen!«[20], da man überzeugt war, im Blut der Frau beziehungsweise der Hexe liege ihre gesamte Macht. Angebliche Hexen fanden den Tod auf vielerlei grausame Arten, aber nie auf eine blutige. Die letzte überlieferte Hexenhinrichtung in Mitteleuropa fand übrigens erst im Jahr 1793 in Südpreußen statt.

Besonders spannend wird es ja immer dann, wenn Wissenschaft und Aberglaube aufeinandertreffen. So scheint es, dass sich die weiblichen Pheromone während der Lutealphase dahingehend verändern, dass sie die Libido beim Mann eher dämpfen als anregen.[21] Könnte dies die wissenschaftliche Basis für die Geschichten von (prä-menstruierenden) Hexen sein, die den Männern ihre Potenz stehlen?

Da lohnt es sich, den Wortursprung von Hexe genauer zu untersuchen. Hexe geht auf althochdeutsch *hagazussa* zurück, was so viel wie »Heckensitzerin« oder »-reiterin« bedeutet.

Denn die lebenserfahrenen und weisen Großmütter der alten Gemeinschaften verbrachten viel Zeit im »Hag«, der Hecke, die nicht nur symbolisch die Innenwelt (das geschützte Dorfleben) von der gefährlichen Außen- oder Anderswelt (der Wildnis jenseits der Hecke) trennte. Sie waren die Vermittlerinnen zwischen den Welten und ihre Herrin Frau Holle. Im Englischen erinnert noch der – ebenfalls mittlerweile unglimpfliche – Ausdruck »old hag« (alte Hexe) an sie. Das englische Wort »witch« kann auf altenglisch *wiccian* (wahrsagen) sowie althochdeutsch *wīh* (heilig, geweiht) zurückgeführt werden und ist mit dem germanischen *weis(s)a* (weise) verwandt. So vieles Weibliche, das heilig war, wurde später verteufelt oder zumindest abgewertet.

Leider ist es in vielen Teilen der Welt immer noch so. In manchen Gebieten Indiens darf frau keine Hochzeit besuchen, während sie menstruiert, denn das würde einen Fluch über das Brautpaar bringen. Interviews der Autorin Anna Dahlqvist aus 2015 und 2016, die sich für die Auflösung des Menstruationstabus einsetzt, zeigen die Scham, Peinlichkeit und Verwirrung vor allem junger Mädchen in vielen Teilen Afrikas und Asiens auf. Sie schämen sich und haben große Angst, ihre Kleidung mit Blut zu beflecken. In etlichen lokalen Sprachen Südindiens ist »Ich bin nicht sauber/rein« ein Synonym für »Ich menstruiere«. In Nordindien sagen 98 Prozent, sie dürfen ihren Körper während der Menstruation nicht waschen. Kein Wunder, dass sie sich dann schmutzig fühlen! Die Menstruation muss ein Geheimnis bleiben, und vor allem Männer dürfen nichts davon mitbekommen. Würden in Uganda andere Personen die blutigen Menstruationsartikel sehen, würde die betreffende Frau unfruchtbar werden, so ein alter Mythos, der sich hartnäckig hält. Sogar Medizinstudenten in Uganda, also gebildete und aufgeschlossene junge Männer, sagen, die Menstruation sei schmutzig und man sollte deshalb erst gar nicht darüber sprechen!

Ähnlich strikt sind die häufigen Tabus rund um Geschlechtsverkehr während der Menstruation. Beischlaf während der Frauenblutung galt im frühen Christentum als sündhafte Form der Sexualität, da in dieser Zeit normalerweise keine Befruchtung stattfinden kann und damals Sex nur zur Reproduktion innerhalb einer Ehe geduldet war. Das mosaische Gesetz verbietet den geschlechtlichen Verkehr sogar eine ganze Woche nach der Blutung, da die Frau noch als unrein gilt. Eine Gesetzesverletzung wird mit der ultimativen Strafe geahndet: »Wenn ein Mann bei einer Frau schläft zur Zeit ihrer Tage und ihre Scham aufdeckt, hat er die Quelle ihres Blutes entblößt, und sie hat die Quelle ihres Blutes entblößt; sie sollen beide aus ihrem Volk ausgerottet werden.«[22] Orthodoxe Juden handhaben es noch strenger, sie verbieten Sex bis einschließlich 14 Tage nach der Menstruation. Da stellt sich nur die Frage, wie Frauen bei gewissenhafter Einhaltung dieser Regel überhaupt noch schwanger werden können ...

Das erste Blutopfer

Das schöpferische Frauenblut, das von selbst fließt und aus dem nach altem Glauben noch die gesamte Menschheit hervorging, wird nun zu etwas Schmutzigem, wohingegen nur mehr dem männlichen Blut Christi Reinigungskräfte zugeschrieben werden. Das Blut des Mannes, das unter Qualen am Kreuz »für alle vergossen« werden musste, wird ab sofort als Blutopfer verehrt. Vor allem soll es vom Schmutz des weiblichen Blutes reinigen. Das ursprünglichste Blutopfer stammt aber von den Frauen und ist ganz ohne Verletzung möglich, was ihm magische Kräfte verleiht.

Vieles spricht dafür, dass Aderlassriten und Beschneidungen bei Männern ursprünglich als Nachahmung der Menstruation und somit als Zugang zum weiblichen Blutmysterium dienten. Bruno Bettelheim war der erste Psychoanalytiker, der dem Penisneid den Gebärneid gegenüberstellte und als Grund für

Beschneidungsrituale verstand. Denn bei vielen Naturvölkern wurde die bei Pubertätsritualen entfernte Vorhaut der Mutter, Schwester oder einer anderen Frau des Stammes geschenkt. Sie diente als Opfer an die Weiblichkeit. Als Ausgleich empfing der Mann zumindest symbolisch die weibliche Gebärfähigkeit und konnte dadurch am schöpferischen Prozess teilhaben. Das Opfer seines Blutes durch Verletzung war der Preis dafür.

Auch die Bibel kennt das Penisopfer des Mannes. »Denn manche sind von Geburt an zur Ehe unfähig, manche sind von den Menschen dazu gemacht, und manche haben sich selbst dazu gemacht – um des Himmelreiches willen.«[23]

Später wurde das Blutopfer abgeschwächt. Nun reichte es, dass Priester enthaltsam lebten und sich in Frauengewänder kleideten, um an ihrer Magie teilzuhaben.

Eva, die Urhexe

Die Menstruation ist sowieso die Folge von Evas Sündenfall. So sieht es auch die sonst für ihre Zeit sehr fortschrittliche und aufgeschlossene Heilige Hildegard von Bingen: »Als der Strom der Begierde Eva befiel, wurden alle ihre Adern zum Fließen des Blutes geöffnet. Deshalb hat jede Frau Blutwirbel in sich, sodass sie in Analogie zum Zusammenhalt und Ausfließen des Mondes Tropfen ihres Blutes behält beziehungsweise ausgießt ...«[24] »Alle Adern der Frau wären jedoch unversehrt und gesund geblieben, wenn Eva im vollen Zustand des Paradieses verblieben wäre.«[25] Wäre Eva also nicht der fleischlichen Lust verfallen, müsste sie nicht bluten.

Ich kann mich noch genau erinnern, wie ich zum ersten Mal auf unsere kollektive Erbschuld in der ersten Klasse Volksschule einer katholischen Mädchenschule aufmerksam gemacht wurde. Wir waren kleine Mädchen, unschuldig und unbefleckt, und dann kommt da auf einmal die Ordensschwester mit der bösen Eva und der Erbsünde daher. Mein Kinderhirn konnte nicht verstehen, warum ich für etwas für den Rest meines Lebens

Buße tun musste, wenn ich doch gar nichts verbrochen hatte. Steckte hinter meinem Wunsch als 20-Jährige, »gleich alles rausschneiden zu lassen« etwa diese uralte Erblast?

Zur Draufgabe wird es ab Eva zur Pflicht der Frau, unter Schmerzen zu gebären und unter der Herrschaft des Mannes zu stehen. »Und zur Frau [Eva] sprach er [Gott]: Ich will dir viel Mühsal schaffen, wenn du schwanger wirst; unter Mühen sollst du Kinder gebären. Und dein Verlangen soll nach deinem Mann sein, aber er soll dein Herr sein.«[26] Dies bedeutet aber auch, dass Lilith, Adams erste Frau, noch keinen Geburtsschmerz kannte und von Männern frei und unabhängig war. Heute gebären die Frauen trotz sehr aktiven Geburtsaktes nicht einmal mehr selbst, sondern werden stattdessen passiv von Arzt oder Hebamme »entbunden«.

Menstruation und Geburtsschmerz sind somit göttliche Strafen, und der Eisprung wird geduldet, solange er im Rahmen der innerehelichen Fortpflanzungspflicht genutzt wird. Die Aufspaltung des weiblichen Zyklus in seine zwei Hälften Ovulation und Menstruation als weiß und schwarz (rot), gut und böse, rein und unrein, Reproduktion und sexuelle Lust, göttlich und teuflisch ist vollzogen, der bekannte Madonna-Hure-Komplex geboren. Maria bekommt als Heilige ein Kind ohne Geschlechtsakt, und Maria Magdalena hat als Hure viele geschlechtliche Vereinigungen, ohne ein Kind zu bekommen. Es gibt nun die Reine, Weiße, Keusche, Gute Mutter auf der einen Seite und die Schmutzige, Rote, Sexuelle, Böse Hexe und Hure auf der anderen. Der Eisprung ist akzeptiert und gewünscht, die Menstruation wird abgelehnt und bedrohlich. Wenn aber die Hälfte des Wesens der Frau als schlecht und böse abgespalten wird, meldet sich dieser Schattenanteil irgendwann zurück, beispielsweise als Menstruationsbeschwerden oder Erkrankungen des Unterleibs.

Ironisch ist es ja schon, dass in der katholischen Kirche Frauen keine Priesterinnen werden dürfen, da ihr Menstruationsblut den heiligen katholischen Altar beschmutzen könnte, während Priester bei der Zwiesprache mit Gott Frauenkleider tragen, symbolisch Blut trinken und uns ewiges Leben versprechen. Waren doch die Priester der ersten Religionen immer weiblich, das Frauenblut sakral und zyklische Wiedergeburt gelebte Realität. Der Hierarchie entsprechend tragen niedrig gestellte Priester heute *schwarze* Kleider, die Kardinäle *rote* und der Papst ein *weißes* Kleid. Die ständige zyklische Erneuerung durch das sakrale Menstruationsblut wurde für die Auferstehung, die erst am Jüngsten Tag passieren kann, eingetauscht. Aus zyklischem Lebensverständnis wurde lineares. Frauen werden also ausgeschlossen, während die männlichen Ordensträger die weibliche Urgöttin seit zwei Jahrtausenden nachzuahmen versuchen. Sogar der Lachsner der Germanen, das Pendant zum sibirischen Schamanen, zauberte mit *rotem* Ocker. Wann realisieren wir endlich, dass das Göttliche in uns allen weilt, egal ob Mann oder Frau?

Bei Naturvölkern wurden hingegen selbst die strengsten Tabus gern und regelmäßig gebrochen, und es gab auch Stämme, die gar kein Sextabu während der Menstruation kannten, ganz im Gegenteil, es sogar als etwas Positives sahen.

In der tantrischen Kaula werden Menstrualblut und Sperma als heilige Substanzen rituell verehrt. Für die Tantriker ist die höchste Erleuchtung im Sex nur während der »verbotenen Zeit« möglich, also während der Menstruation. In dieser Zeit kann die Frau den Mann durch die sexuelle Vereinigung in andere Dimensionen mitnehmen, wohin normalerweise nur sie alleine Zugang hat. Das Kosten des Frauenblutes zerstört alles Böse im Leben des Mannes, denn »wenn man das Elixier am Rande der Yoni lecken sollte, ist das Böse in seinem Körper oder seiner Wohnung sicher zerstört.«[27]

Noch vor hundert Jahren war die schulmedizinische Meinung, dass man sowieso nur ein- bis zweimal pro Monat Geschlechtsverkehr haben sollte. Dadurch bliebe »viel körperliche Kraft und alle Frische der Empfindung erhalten.«[28] Wenn man krank war, sollte man sich nicht zusätzlich durch Sex schwächen. »Aus ähnlichen Gründen ist geschlechtlicher Verkehr auch während der Menstruation verboten; der Uterus hat während dieser Zeit einer anderen Funktion zu dienen; er ist zu sexuellen Erregungen und Samenaufnahme nicht geeignet.«[29] Sollten sich »reizbare Personen« mit dem Zusammenreißen schwertun, »dann ist getrenntes Schlafen der Gatten und Vermeidung des Bier- und Weingenusses dringend anzuraten«.[30]

Hier war wenigstens nicht die Unreinheit Grund für das Sexverbot, sondern die Erholung der Gebärmutter. Ähnlich sah es Soranus in der griechischen Antike. Geschlechtsverkehr während der Menstruation sei nicht gut für die Gebärmutter, weil sie nicht gleichzeitig aufnehmen und abführen könnte.

Mit der Zeit wurde die Einstellung zum Geschlechtsverkehr während der Periode zwar offener, aber bis in die zweite Hälfte des 20. Jahrhunderts gab es immer noch Warnungen über Infektionen, die frau sich vor allem während der Menstruation zuziehen könnte. Das Blut würde als Nährboden für Bakterien dienen. Dies ist nicht ganz unrichtig, denn Krankheitserreger wie HIV, Syphilis oder Gonorrhö werden übers Blut rascher übertragen.

Merke:

Bei einer oder einem neuen oder infizierten Sexpartner oder Sexpartnerin soll aber sowieso immer zum Schutz vor Infektionen mit Kondom verhütet werden, nicht nur während der Mondblutung. Sind beide Partner gesund, ist die sexuelle Vereinigung während der Regel aus heutiger westlicher Sicht gesundheitlich ungefährlich.

Die Traditionelle Chinesische Medizin sieht dies nach wie vor strenger. Laut ihren Lehren kann Sex während der Menstruation eine Blutflussumkehr bedingen, die wiederum Infektionen begünstigt. Die Gebärmutter sowie der gesamte Frauenkörper sind während der Menstruation offener und verletzlicher gegenüber äußeren Einflüssen wie Hitze, Kälte und Feuchtigkeit. Deshalb wäre beispielsweise ein Sprung ins kalte Wasser während der Tage ein Schock für die Gebärmutter. Ebenso soll frau laut Traditioneller Chinesischer Medizin nichts Kaltes essen oder trinken, Zug nach dem Haarewaschen vermeiden und so weiter.

In der Praxis ist es sinnvoll, weder den Regeln der einen noch der anderen Tradition blind zu folgen, sondern in den eigenen Körper hineinzuspüren, um herauszufinden, was die einzelne Frau verträgt, was ihr guttut und was nicht. Wenn einer beispielsweise an einem warmen Sommertag während ihrer Tage schon beim reinen Gedanken ans Baden im kalten See übel wird, sollte sie wohl besser ihrem Gefühl vertrauen und im Trockenen bleiben.

Menarche – das Erblühen der Weiblichkeit

Einige der größten Tabus haben sich seit jeher um die Menarche, also die erste Regelblutung eines Mädchens gedreht. Menarche setzt sich aus dem altgriechischen *mên* (Monat) und *archê* (Anfang) zusammen und stellt neben Schwangerschaft, Geburt und Menopause einen der wichtigsten Übergangsriten im Leben einer Frau dar. Früher wurde die Menarche nicht so klinisch-praktisch wie heute definiert, sondern sie verstand sich als erster Ausdruck des Lebensblutes und der Menstrualmacht einer Frau.

Immer schon wurden diesem ersten Frauenblut besondere magische Kräfte zugesprochen. Bei der Menarche zeigt sich also die Kraft des Mädchens zum ersten Mal, es kommt zu geistiger Öffnung und Prophezeiungen für ihr zukünftiges Leben sowie für den gesamten Stamm, so die Vorstellung.

Ähnlich wie das erste Badewasser eines Neugeborenen, so sollte auch das erste Menstruationsblut unter einen Rosenstock gegossen werden. Dies führe zu einem schönen roten Gesicht und garantiere eine regelmäßige Menstruation, so besagt ein alter Aberglaube. In manchen Kulturen brachten die Menarchemädchen als Fruchtbarkeitsbringerinnen einige Tropfen Menstruationsblut auf die Felder des Dorfes, um deren Fruchtbarkeit zu sichern. Hier wirkte das Menarchenblut je nach Tradition als Dünger oder Insektizid gegen Schädlinge.

Der böse Blick

Manche Stämme glaubten, die Berührung oder der Blick eines Mädchens während ihrer Menarche könne alte Menschen lähmen und Neugeborene töten, gleichzeitig habe es aber auch die Macht, andere und alles zu heilen. Hier wird der Mythos der menstruierenden Göttin deutlich, die sowohl Todesbringerin, also Frau Tödin, als auch als Lebensspenderin zuständig für die Wiedergeburt ist, sowie die verblüffende Ähnlichkeit mit den bis heute verbreiteten Vorstellungen vom bösen Blick.

Die Königin des bösen Blickes ist Medusa, deren Anblick jeden zu Stein erstarren lässt. Der Blick einer menstruierenden Frau jedoch war weitaus gefürchteter als der Blick der Medusa. Mussten Frauen deshalb in vielen Gegenden Augen und Gesicht verhüllen, um die Gesellschaft vor ihrem bösen (menstruellen) Blick zu schützen?

Passageriten und Initiationsfeste

In vielen Kulturen und Ländern wurde und wird die Menarche als Initiation gefeiert. Denn sie bedeutet einen – zumindest körperlichen – Grenzübertritt von der Kindheit ins Frausein. In Kambodscha wird dies durch den Ausdruck »die Schattenwelt betreten« deutlich. Im Stamm der Agni in Ghana wurden die Mädchen ab ihrer Menarche für acht Monate bei einer Medizinfrau in die Kräuterheilkunde eingewiesen. Bei Abschluss ihrer Ausbildung tanzten sie mit ihren Lehrerinnen ihren Initiationstanz und waren dabei am ganzen Körper mit Asche eingerieben. Ach wie gern hätte ich nach meiner Abschlussprüfung zur Kräuterexpertin nur mit Asche oder Erde »bekleidet« meinen eigenen Tanz getanzt! Im Kloster, wo die Prüfung stattfand, wäre ich wohl Gefahr gelaufen, als wilde, verrückte Frau zum Teufel gejagt zu werden.

Übrigens:

Die ursprüngliche Bedeutung des Wortes wild ist nicht »außer Kontrolle geraten«, sondern »ungezähmt« und »frei lebend«. Verrückt kommt von ver-rücken (verschieben) und heißt eigentlich nichts weiter als »anders als die anderen«. Die Worte Teufel, Deibel und das englische »devil« stammen vom Sanskrit *devi* (Göttin) ab. Und der Sitz des Teufels ist ja bekanntlich die Hölle, das Reich der Holle. Wenn es also Rückkehr zur Urgöttin Holle bedeutet, lasse ich mich gerne jederzeit zum Teufel jagen. Man sieht, wie viel mystisches Kulturgut in zeitgemäßen Ausdrücken noch immer verborgen ist.
In der Hölle erwarten uns übrigens nicht nur unsere Schatten und Dämonen, es liegen auch viele unbekannte Schätze für uns dort vergraben. Denn wo Schatten ist, ist immer auch Licht.

Bei manchen indigenen Völkern wurden die Haare bei der Menarche kurz geschnitten, das Mädchen anschließend eingesperrt, und es durfte erst wieder heraus, wenn die Haare über die Ohren gewachsen waren. Versteckt sich hinter diesem Brauch des Haareabschneidens etwa die alte Legende, dass in den Haaren der Hexe auch ihre Macht liege? Haben die Menschen derartige Angst vor der Kraft des Menarchemädchens, dass sie es wie Rapunzel im Märchen wegsperren müssen?

In vielen Kulturen glaubt man bis heute, dass die Kopfhaare wie eine Antenne wirken, mit der man feine Schwingungen und Energien der Umwelt wahrnehmen kann. In manchen Gegenden muss das Menarchemädchen ab sofort die Haare zusammenbinden oder flechten, sie darf sie nicht mehr offen tragen. Sollen dadurch etwa ihre neu erworbenen energetischen Fähigkeiten unter Kontrolle gehalten werden? Im Englischen wird der Bezug deutlich: »let your hair down« bedeutet soviel wie »mach dich locker«, vor allem in sexueller Hinsicht. Eine Bekannte von mir galt noch Ende des 20. Jahrhunderts in Nepal als ver-rückte Frau, weil sie ihre Locken ungezähmt über ihre Schultern fallen ließ. Im Haupthaar steckt also Macht, vor allem sexuelle und spirituelle.

Einige Völker zelebrierten die Menarche als Aneignung der Kraft des Blutes, indem die Mädchen am ganzen Körper oder rund um den Mund rot bemalt wurden. Sind die im Westen nach wie vor modernen rot bemalten Lippen und Fingernägel etwa uralte Symbole weiblicher Blutmacht? Auch in Ägypten sowie im Mittleren Osten wurde Blut symbolisch verehrt. So wurden die Füße junger Mädchen auf der Schwelle zur Erwachsenenwelt in speziellen Einweihungszeremonien mit Henna rot eingefärbt. Dies sollte das Blut und die Fähigkeit der jungen Frau, neues Leben zu empfangen und auszutragen, symbolisieren. Eine interessante Parallele ist das häufige Vorkommen von roten Schuhen in den Märchen unserer Kultur.[31]

Nicht immer ging es bei den Initiationsriten so locker und lustig zu, doch die Wiedergeburtssymbolik stand meist im Vordergrund. Das Leben als Mädchen war vorbei, nun begann die Phase der fruchtbaren Frau. Um diesen machtvollen Übertritt unbeschadet zu überstehen, war nun ein längeres Verweilen in der Isolation, in einer symbolischen Zwischenwelt, nötig.

Diese Abschottung vom Rest des Stammes war einer der häufigsten Menarcheriten. Sie konnte Tage, Monate oder sogar Jahre andauern. Während dieser Zeit hatte das Mädchen bestimmte Ge- und Verbote einzuhalten, die je nach Brauch unterschiedlich streng ausfielen. So kam es vor, dass das Mädchen genaue Fastenregeln einhalten musste und bestimmte Speisen nicht zubereiten durfte. In anderen Fällen wurden ihm die Zähne gefeilt, geschwärzt oder gar ausgeschlagen, und es durfte sich am Kopf nicht mit den Händen kratzen beziehungsweise gar nicht selbst berühren.

Bei einigen Stämmen wurden die Mädchen zur Menarche für bis zu *sieben* Jahre in einen Käfig oder ein kleines Kellerloch gesperrt. Hier traten die Menarchemädchen also nicht nur symbolisch »in den Schatten ein«. Das Einsperren an sich ist grausam und unsinnig, ursprünglich war es jedoch sehr wohl sinnvoll, dass die jungen Mädchen zur Vorbereitung auf ihre neue Lebensphase vom restlichen Stamm abgeschottet bei einer alten Frau für einige Monate oder Jahre »in die Lehre« gingen.

In abgeschwächter Form wurden die Mädchen zwar nicht eingesperrt, durften aber während einer unterschiedlich langen Zeit (von der Dauer der ersten Regelblutung bis zu mehreren Jahren) weder in den Himmel schauen noch einen Fuß auf die Erde setzen, denn die Erde könne die Kraft des Blutes aufsaugen, so glaubte man. Die junge Frau durfte die Sonne nicht sehen oder direkt dem Sonnenlicht ausgesetzt werden, denn würde die Sonne dabei zusehen, wie Mond und Frau bluten, würde sie dem Blut die Manahaltigkeit nehmen.

Auch dies hatte ursprünglich einen tieferen Sinn, nämlich als Schutz der Gesellschaft, spekuliert James Frazer. Das Mädchen kann mit der magischen Kraft der Menstruation noch nicht umgehen und ist deshalb in einem Schwebezustand zwischen Himmel und Erde am sichersten, um die anderen nicht durch einen Missbrauch ihrer göttlichen Macht zu gefährden. In dieser Übergangszeit ist es weder Kind noch Erwachsene, jenseits von gut und böse. Die Grenze zwischen den Welten löst sich für sie auf, und dadurch wird sie anfälliger für die Energien und Wesen anderer Welten, was sich im Poltergeist-Phänomen pubertierender Mädchen noch heute (zumindest in gleichnamigen Horrorfilmen) ausdrückt. Das Eintauchen in diese Zwischenwelt wird sich nun für die nächsten rund 40 Jahre allmonatlich während ihrer Blutung wiederholen.

Im Anschluss an die Isolation erhält die junge Frau rituelle Tätowierungen, der Kopf wird ihr geschoren, sie erhält einen neuen Namen oder wird mit heiligem Öl eingerieben, auf einen Thron gesetzt und beschenkt. Oftmals gibt es Tänze, die zur sexuellen Aufklärung dienen. Nach der rituellen Wiedergeburt ist sie eine andere als zuvor, sie ist jetzt eine erwachsene, fruchtbare Frau. Sind die heute vor allem bei Jugendlichen beliebten Tätowierungen etwa ein versteckter Wunsch nach Wiederbelebung alter Initiationsriten?

Männliche Herrscher unterlagen denselben Tabus wie Menarchemädchen. Königen und Heiligen wurde nachgesagt, dass sie eine geheimnisvolle Kraft besäßen, die sich bei jeglicher Berührung mit dem Profanen auflösen oder gar explodieren würde. Sie wurden also wie Menstruierende zu Unberührbaren. Königliches Blut (und Menstrualblut?) durfte nicht auf den Boden vergossen werden, denn die Erde sei es nicht wert, davon zu trinken. Die Seele, so glaubte man, befindet sich im Blut, deshalb wird die Erde, auf die es fällt, tabu oder heilig. Berührt ein König den Boden oder scheint die Sonne auf ihn, verliert er sofort all seine Heiligkeit.

Überhaupt galten alle Menschen, die in irgendeiner Form mit dem Tod in Berührung gekommen waren (Mörder, Krieger, Jäger, Fischer, Leichenbestatter, Trauernde) als tabu, denn von Göttern und Toten geht dieselbe Kraft aus, so der Glaube. Somit war auch das Frauenblut schon jeher mit Tod, Wiedergeburt *und* göttlicher Heiligkeit assoziiert.

Herrscher thronen zum Teil bis heute unter einem Baldachin oder in einer Sänfte, schwebend zwischen Himmel und Erde, und anstatt beim Gehen den Boden zu berühren, schreiten sie auf einem *roten* Teppich und halten den Reichs*apfel* in der Hand, alles Riten und Symbole für die menstruierende Frau.

Ursprünglich sinnvolle Einweihungsrituale und Menstruationsrückzugsorte existieren heute leider in vielen Teilen der Welt in verzerrter und pervertierter Form. Viele Mädchen stehen Todesängste bei ihrer Menarche aus. Weil sie nicht aufgeklärt werden, glauben sie, sie müssten verbluten. Immer wieder gehen Nachrichten von Mädchen und Frauen durch die Presse, die in ihrer Menstruationshütte erstickt oder erfroren sind, vergewaltigt wurden, von Schlangen tödlich gebissen oder von anderen wilden Tieren verletzt wurden. Wie erschütternd, dass die Frau zuerst als Unreine in die Isolation weggeschickt wird, diese angebliche Unreinheit sie dann aber nicht einmal vor einer Vergewaltigung schützt.

Wie steht es nun um die Menarche in der westlichen Welt? Es scheint, dass auch hier den Mädchen recht wenig zu feiern zumute ist. Laut einer Befragung Ende des 20. Jahrhunderts lehnten 50 Prozent aller Mädchen die Menarche ab, 40 Prozent waren unsicher oder schämten sich, und nur 10 Prozent freuten sich darüber.[32] Bis heute hat sich leider nicht viel geändert, so lieferte eine repräsentative Umfrage der Initiative Erdbeerwoche 2017 die Grundeinstellung österreichischer Jugendlicher: »Menstruation ist peinlich!«[33] Die Erdbeerwoche ist das erste österreichische auf Menstruation spezialisierte Sozialunternehmen mit dem Ziel, die Menstruation in der Gesellschaft als etwas Natürliches und Positives zu verankern und nachhaltige Menstruationsartikel anzubieten.

Auch in meiner Praxis höre ich immer wieder Sätze wie: »Leider habe ich meine Menstruation schon mit zwölf Jahren bekommen. Andere hatten sie erst mit sechzehn, da hätte ich mir vier Jahre erspart!« Na klar, wenn »Frausein« nur bedeutet, ab sofort ein paar Tage im Monat bluten zu müssen, und das womöglich auch noch (brav der Familientradition folgend) unter starken Schmerzen, dann würde wohl jeder das Feiern vergehen.

Wie wir aber bereits gesehen haben, wird die Einstellung zu Menstruation, Menarche und Menopause kulturell geprägt. Schätzt eine Kultur diese Übergangsphasen und feiert sie, so ist auch die allgemeine Einstellung ihnen gegenüber eine positivere.

Wo wird nun in der modernen Welt noch gefeiert? Das Einzige, das flächendeckend vorhanden ist, sind letzte Überbleibsel der Initiationen ins Frausein wie Debütantenball, Firmung oder Konfirmation, Quinceañera in Lateinamerika und seit Neuestem die Sweet-Sixteen-Feiern in den USA.

Bei der Firmung geht es jedoch um die Aufnahme als vollwertiges Mitglied in die Glaubensgemeinschaft, und beim Debütantenball um die Einführung der jungen Frau in die Gesellschaft und nicht ins Frausein an sich. Und was trägt die junge Dame dabei zur Vorstellung? Ein *weißes* Kleid als Symbol der Reinheit und Unschuld des jungfräulichen Mädchens. Als Menarchemädchen sollte sie eigentlich als Zeichen ihrer Initiation in die Welt der fruchtbaren Frauen in Blutrot gekleidet sein. Man sieht, wie stark auch hier immer noch Tabus wirksam sind, dass das brave, gesellschaftsfähige Weibchen nach wie vor schön zahm in jungfräuliches Weiß gehüllt wird.

»Quinceañeras« werden in einigen Teilen Lateinamerikas, wie beispielsweise Mexiko, 15-jährige Mädchen genannt, für die ein riesiges Fest ausgerichtet wird, um ihren Übergang vom Kind zur Frau zu symbolisieren. Die Familie lässt sich dieses Fest sehr viel kosten. Meine Freunde in Mexiko sagten mir, meist sei das Budget sogar größer als jenes der Hochzeit, und ärmere Familien nehmen hierfür sogar einen Kredit auf. Nach dem Fest werden die Fotos der hübsch herausgeputzten jungen Frau stolz im ganzen Haus aufgehängt. Bei den Quinceañeras in Mexiko sehen die Kleider meist wie Ball- oder Hochzeitskleider aus, sind aber im Gegensatz zu diesen niemals weiß, sondern immer farbig. Das Mädchen wählt die Farbe ihres Kleides selbst, wenn es will also auch rot.

Der relativ neue Trend der Sweet-Sixteen-Feiern aus den USA erinnert sofort an Realityshows aus dem Fernsehen, in denen verwöhnte junge Gören ihre Eltern beschimpfen, wenn diese ihnen nicht das richtige Auto schenken oder wenn Justin Timberlake doch nicht als musikalische Untermalung der Feier engagiert werden konnte. Hier wird, anders als in Mexiko, erst mit sechzehn gefeiert und anhand weniger kulturell vorgegebenen Regeln als im Nachbarland. Der Anlass ist aber derselbe, nämlich wieder der Übergang vom Mädchen zur Frau. Auch hier putzen sich die junge Frau und ihre Freundinnen heraus, die Farbe Rot kommt aber wenn, dann nur zufällig vor. Der ursprüngliche Sinn der Initiation ist überdeckt von viel Glitzer und Schein, die wahre Bedeutung ist verkommen, totgeschwiegen oder – wie im Fall der weißen Debütantinnenkleider – reingewaschen.

Ähnlich verschleiert und ins Negative verzerrt zeigt sich das Machtsymbol der Menarche in Filmen wie »Carrie«, »Poltergeist« oder »Der Exorzist«. Hier pervertieren die wilden Kräfte des Menarche-Mädchens zur Besessenheit oder zum Blutbad einer Rachesüchtigen. Von der positiven Einweihung bleibt nichts übrig. In moderneren Varianten, wie der Serie »I am not ok with this«, menstruiert die Hauptdarstellerin zwar schon länger, die blutigen Superkräfte bleiben jedoch dieselben.

Neben der kulturellen Komponente prägt die Erfahrung, die wir bei der eigenen Menarche machen, unser restliches Menstruationsleben, ob wir nun wollen oder nicht. War sie negativ, haben wir dennoch jederzeit die Möglichkeit, unsere Einstellung zu reflektieren und gegebenenfalls zum Positiven hin zu verändern.

Wäre es nicht schön, wenn die Mädchen bezüglich ihrer Menarche nicht nur über Menstruationsprodukte aufgeklärt würden, sondern ihnen auch wieder ein Grund zum Feiern gegeben würde? Im Rahmen der Initiation könnten ihnen Körperempfinden, -bewusstsein und eine gesunde Einstellung zur

Menstruation näher gebracht werden sowie Hausmittel, Körper-, Atemübungen und Heilkräuter gegen Regelbeschwerden, damit sie selbst gut für sich und ihren Körper sorgen können. Auch wenn sie heutzutage nicht mehr für mehrere Jahre zu einer Kräuterfrau im Wald in die Lehre gehen können, so könnten ihnen erfahrene Frauen doch recht einfach eine kleine Menstruations-Hausapotheke mit auf den Weg geben.

Tipp:

Mittlerweile richten viele Mütter ja bereits wieder Menarchefeste für ihre Töchter aus. Das ist wunderbar, nur leider ist das vielen jungen Mädchen peinlich. Es ist ein Schritt in die richtige Richtung, aber es gibt immer noch viel zu tun, bis wir Frauen endlich wieder voller Stolz unsere ganze Weiblichkeit annehmen!

Fakt ist, dass das Mädchen durch die Menstruation zur Frau wird. Ob sie nun will oder nicht, sie muss nichts dafür tun, es passiert (im Normalfall) von selbst. Im Gegensatz dazu gibt es im Leben eines Jungen kein direktes körperliches Ereignis, dass ihn zum Mann macht. Erst durch ein rituelles Ereignis wird der Übergang zum Mann festgemacht, nicht selten geschieht dies durch die Beihilfe einer Frau, als sexuelle Initiation. Eine Frau macht demnach einen Mann erst zum Mann. Aber trotz immer früherem Geschlechtsverkehr der Jugendlichen werden die Jungen heutzutage nicht schneller zu Männern, ganz im Gegenteil. Ein klar definiertes Ritual scheint in der heutigen Zeit oft zu fehlen, bis auf wenige Ausnahmen engagierter Eltern und Jugendarbeiterinnen und -arbeiter, die diese wieder langsam einführen. Vielleicht tun sich deshalb so viele jungen Menschen – und eben vor allem die Jungs – schwer mit dem Erwachsenwerden, sodass 30-Jährige heutzutage oft immer noch mit dem Erwachsensein hadern?!

Selbstreflexion:

- ☾ Wie habe ich meine Menarche erlebt?
- ☾ Wie habe ich reagiert, wie habe ich mich gefühlt?
- ☾ Habe ich mich gefreut oder geschämt?
- ☾ Wie hat meine Mutter/Schwester/Freundin reagiert?
- ☾ Welche Informationen habe ich über die Menstruation bekommen? War es eine Initiation ins Frausein, oder bekam ich nur Informationen rund um die Hygiene?
- ☾ Habe ich gefeiert und mich dabei wohlgefühlt?

Du glaubst jetzt, ich habe leicht reden? Tatsächlich ist es so, dass auch ich lange Zeit beschämt war, und meine Menstruation zutiefst abgelehnt habe. Ich habe lernen dürfen, einen natürlichen Umgang mit meiner Regel und meinem Körper zu entwickeln.

Meine Menarche war bilderbuchpeinlich. Nie trug ich weiße Kleidung, aber just an *dem* Tag hatte ich eine neue weiße Hose an. Ich war mit einer Freundin mit dem Rad unterwegs, und bei einer Pause setzte ich mich unter meinen Lieblingsbaum und sehe plötzlich *rot*. Als ob mein Unbewusstes den Übergang von der weißen zur roten Phase besonders deutlich im Schritt meiner Hose markieren wollte. Mein erster Impuls war: »Hoffentlich habe ich mich beim Radfahren verletzt!« Das wäre mir lieber gewesen, als zur »Frau zu werden«. Natürlich war ich aufgeklärt und wusste um die Menstruation. Ich wollte sie einfach nur (noch) nicht haben. Die Behauptung, dass viele Mädchen die Regel sehnlichst herbeiwünschen, traf auf mich so gar nicht zu. Ganz im Gegenteil, ich dachte sogar, dass (die meisten) Tiere weiterentwickelt sein müssten als Menschen, da ihnen die lästige Menstruation erspart blieb.

Ich glaube, die Hose habe ich nie wieder getragen. Sicherlich zum Großteil aus Angst, ich könnte sie wieder schmutzig machen und jeder könnte es sehen.

Beinahe 25 Jahre später, es ist ja schon richtig ironisch, beflecke ich meine weiße Arbeitshose im Unterricht. Welches Thema unterrichtete ich? Shiatsu bei Menstruationsbeschwerden. Niemand der sechs Studenten und Studentinnen sagt etwas, ich bemerke es erst beim nächsten Toilettengang und halte im Schock kurz die Luft an. Wahrscheinlich genauso wie die Studentinnen und Studenten vorher auch. »Oh Gott, wie peinlich«, schießt es mir durch den Kopf. Ausatmen. »Jetzt liegt es an dir, wie du reagierst«, ist der nächste Gedanke. Die Scham ist real. Aber die Ironie auch. Ich beginne zu schmunzeln. »Die Energie folgt der Aufmerksamkeit. Wenn ich über die Menstruation spreche, wird sie sich auch zeigen.« Nur noch halb beschämt kehre ich in den Kursraum zurück, ziehe mich aus Rücksicht auf die anderen aber um. Als es mir ein paar Monate später ein zweites Mal passiert, lache ich meinem Blut zu und bleibe so, wie ich bin, eine befleckte, aber glückliche Frau. Denn will ich wirklich, dass Scham und Versteckspiel bestehen bleiben, oder will ich, dass sich etwas ändert? Wenn wir eine Veränderung wollen, müssen wir selbst damit anfangen. Und der erste Schritt ist die Annäherung mit unserer Menstruation als Zeichen unserer Weiblichkeit.

Sinn und Zweck von Tabus und Aberglauben

Wie kam es also überhaupt so weit, dass aus etwas Heiligem ein so großes Tabu wurde? Liegt es daran, dass – wie viele Autorinnen meinen – aus sakrosankt und heilig unrein und beschmutzt wurde, weil Männern die Macht der Frau gefährlich wurde?[34]

Ich bin der Meinung, dass uns Schuldzuweisungen und das Verharren in der Opferrolle nicht weiterbringen. Viel wichtiger finde ich, Alternativen zur teilweise recht negativen Einstellung zur Menstruation aufzuzeigen. Spannenderweise sind diese Alternativen eben nicht neu oder modern, sondern uralt. Sie finden sich verschlüsselt in den alten Bräuchen und sind in unserer Urerinnerung als Frau abgespeichert und mit etwas Wille und Hingabe jederzeit von jeder Einzelnen aufruf- und lesbar. Um uns also wieder mit der Menstruation anzufreunden, lohnt es sich, die (für den westlichen Menschen) seltsam anmutenden Sitten noch einmal genauer unter die Lupe zu nehmen und ihren tieferen Sinn zu ergründen.

Bedenken wir doch einmal, wie früher der Alltag der Frau aussah. Sie war die Hüterin des Heims, was eine Unmenge an Hausarbeit bedeutete. War es denn da nicht von Vorteil, wenn sie wenigstens für ein paar Tage pro Monat vom Kochen und Putzen losgesagt war? Da wird aus dem Verbot, keine Tiere melken zu dürfen, weil die Milch schlecht werden würde, oder aus der Anordnung, nicht kochen oder backen zu dürfen, weil alles verderben oder nicht gelingen würde, auf einmal eine Befreiung, eine erfreuliche Ruhepause von den alltäglichen – unbezahlten – Pflichten und Aufgaben der (Haus)-Frau. Aus Verbot wird also Privileg.

Oder kochte frau vielleicht deshalb während ihrer Blutung nicht, weil sie ihre Menstruationsenergie für Wichtigeres als die Zubereitung des Essens einsetzen musste? Nämlich für die Reflexion über den vergangenen Monat, die Reise in andere Dimensionen, um Visionen und Ratschläge aus der Ahnenwelt zu erhalten, zum Fällen von Entscheidungen und zur Neuausrichtung für den kommenden Monat.

Hand aufs Herz, würdest du nicht lieber auch mal während deiner Tage von den täglichen Pflichten entbunden werden, um diese Zeit ganz für dich und in Kontakt mit deiner Urkraft zu verbringen? Ich schließe mich gerne Barbara Tedlock an, wenn sie die Abgeschiedenheit in Menstruationshütten oder Mondhütten, wie sie auch heißen, als Privileg und nicht als Strafe ansieht. Es waren männliche Forscher, die die Naturvölker und ihre Bräuche zuallererst studiert und interpretiert haben. Da zu dieser Zeit die Menstruation im Westen als unrein galt, verwundert es nicht, dass auch die Menstruationshütten von den Forschern nicht als gewollter Rückzug für die Frauen, sondern als forcierte Absonderung aufgrund ihrer »Unreinheit« interpretiert wurden.

Fragt man aber nun die betroffenen Frauen selbst anstelle der männlichen Wissenschaftler, zeichnet sich schnell ein anderes Bild ab: Auf Hawaii gibt es immer noch Menstruationshütten, in die die Frauen während ihrer Tage ziehen. Und wer kocht während dieser Zeit für sie? Die eigenen Männer und Söhne, die diese Aufgaben sonst nicht machen.

Ruby Modesto, eine Cahuilla-Medizinfrau, erzählt, dass die Frauen ihres Stammes auch noch im 20. Jahrhundert freiwillig für drei bis vier Tage in die Menstruationshütte gingen, um mit ihrer eigenen Kraft in Berührung zu kommen. Dies sei die Zeit für Träume und Visionen. Männer hatten übrigens auch ihre eigenen Visionsplätze – beide Geschlechter nutzten ihre Träume zur Weiterentwicklung. Auch der orientalische Harem war im Übrigen ursprünglich ein unverletzlicher, sakraler Ort für Frauen, ein Heiligtum fern von einem Gefängnis.

In der modernen Welt wird unsere Sehnsucht nach der Abgeschiedenheit und Ruhe eines eigenen Menstruationsraumes oder nach der Geborgenheit des Zusammenseins mit unseren Schwestern jäh durch die Realität des »Ständig-verfügbar-sein-Müssens« und »Arbeite-bis-du-umfällst-wenn-du-etwas-erreichen-willst« der heutigen Berufswelt unterbrochen. Der Preis für die geforderte Gleichberechtigung ist nicht selten die Aufgabe unserer zyklischen Natur.

Wie wäre es da für uns Frauen von heute, wenn wir uns wieder bewusst von den täglichen Arbeiten lossagen könnten, um in Ruhe und ganz ohne Alltagsstress lebensbedeutende Entscheidungen zu treffen? Wenn wir uns die Zeit geben würden, in unser Innerstes hineinzulauschen und unsere innere Wahrheit zu uns sprechen ließen? Oder wenn wir unsere

Blutung einfach nur als wohlverdienten Kurzurlaub, als Privileg in der Hektik des Alltags sehen und nutzen könnten? Wenn wir gerade im Smartphone-Zeitalter nicht ständig verfügbar sein müssten?

Tipp:

Wir müssen jetzt natürlich nicht alle in den Wald und dort zum Ärger von Förster und Jägerin unsere eigenen Menstruationshütten bauen. Aber vielleicht können wir doch für uns im Kleinen einen (Menstruations-)Raum schaffen, entweder äußerlich sichtbar als eigenes Zimmer oder bei Platzmangel vielleicht ein kleines Eckchen als persönlich eingerichteter Hausaltar. Oder wir reservieren in unserem Inneren ein Plätzchen ganz für uns allein und unsere Anbindung an die Urweiblichkeit.

Auch die anderen Tabus und Vorschriften rund um Ernährung und Tätigkeiten dienten ursprünglich einem sinnvollen Zweck. Was wir heute als Aberglaube belächeln, beinhaltet ja meist ein Fünkchen Wahrheit.

Etliche Studien haben gezeigt, dass sich viele prä- und menstruelle Beschwerden sowie Schmerzen durch eine bestimmte Kost positiv beeinflussen und lindern lassen.[35] Näheres dazu im Kapitel »Ernährung« (S. 230).

Vonseiten der westlichen Expertinnen und Experten wird zwar immer wieder betont, dass ein Bad, Haarewaschen, Sport oder Geschlechtsverkehr nicht schädlich für Menstruierende sind. In kalten, zügigen Räumen können, laut Traditioneller Chinesischer Medizin, die nach dem Waschen lange nass bleibenden Haare aber wirklich dazu führen, dass frau sich beziehungsweise ihren Unterleib erkältet.

Wollen wir vielleicht gar nicht ins kalte Nass springen oder barfüßig den (kalten) Boden berühren, weil wir instinktiv spüren, dass die Kälte des Wassers und des Bodens unserem energetisch wie körperlich offen stehenden Unterleib doch schaden könnte, selbst wenn uns von westlicher Sicht erklärt wird, dies sei alles nur Einbildung? Kann ein Strandbesuch oder eine Meeresfahrt vielleicht doch wirklich eine außertourliche Blutung auslösen oder eine bestehende verstärken, da Gleiches (Wasserfluss) auf Gleiches (Blutfluss) wirkt?

Sowohl das Nichthalten der Dauerwelle als auch das schnellere Nachfetten der Haare können tatsächlich hormonell bedingt sein. Manchmal kann eben auch Aberglaube plausibel erklärt werden.

Haben vielleicht auch die vielen alten Vorschriften rund um das Verstecken der Menarchemädchen vor dem Sonnenlicht einen tieferen Hintergrund als Unterdrückung? Verträgt das für die anderen Welten empfänglichere Mädchen vielleicht einfach die Sonne nicht so gut wie an ihren lichteren Tagen im Zyklus? Im Hellen lässt sich die Göttin der Dunkelheit halt nicht blicken.

Ebenso erscheint es durchaus vernünftig, dass menstruierende Frauen bei der Jagd Vorsicht walten lassen. Denn es könnte schon gefährlich werden, wenn Raubtiere das Menstrualblut riechen. Selbst die männlichen Jäger räucherten sich vor der Jagd mit Kräutern, um ihren Menschengeruch völlig zu überdecken. Andererseits hätten menstruierende Frauen auf der Jagd den Vorteil gehabt, Blutköder gezielt auszulegen. Damit könnte man Tiere anlocken, verwirren oder andere verschrecken. Wie hat wohl Artemis, die Schutzgöttin der Jagd, ihr Menstruationsblut genutzt?

Archetypen der Weiblichkeit

Ein alternativer Weg, der uns wieder in Verbindung mit der weiblichen Urnatur bringt, führt über Symbole und Archetypen. Die folgenden Bilder der Menstruation und Weiblichkeit sollen dich darin unterstützen, dich wieder zu er-innern, also nach innen zu gehen. Er-innern wir uns, suchen wir in unserem Inneren den Ort und die Zeit jenseits von Scham, Ekel und Unreinheit. Gehen wir zurück zu unserem Urgrund, zur Großen Mutter, die in uns allen zu Hause ist.

Schlangensymbolik

In vielen alten Mythen zum Menstruationsblut zeigen sich Schlange, Eidechse oder Drache als Symbol. Die Schlange symbolisiert die Sexualenergie, die unsere grundlegende Lebenskraft ausmacht und sowohl körperliche, sexuelle als auch geistige Aspekte umfasst und sich bis heute, zumindest im Tantra, als Kundalini-Schlange erhalten hat.

Die Schlange findet sich natürlich auch im Paradies wieder, als Verführerin Evas. Jutta Voss, Autorin des Menstruationsklassikers »Das Schwarzmond-Tabu«, meint, Eva gab Adam den Apfel, um ihn an ihrem Blutmysterium teilhaben zu lassen. Dies entspricht dem Symbol für genau jenen Vorgang, der bis heute im Tantra als höchstmögliche Form der Erleuchtung für den Mann gilt, nämlich die fleischliche Vereinigung mit einer menstruierenden Frau. Durch den symbolischen Apfel nahm also Eva den Lebenszyklus an und reichte ihn anschließend an ihren männlichen Gefährten weiter.

Schlangen stehen für Transformation und Loslösung von Altem. Gleich dem Mond ist die Schlange ein Symbol für die Unsterblichkeit, denn durch ihre Häutung kann sie sich scheinbar ewig verjüngen. Beim Schlangenbild kommt einer auch sofort der Uroboros als Urschlange in den Sinn. Hierbei handelt es sich um eine Schlange, die sich selbst in den Schwanz beißt und dadurch mit ihrem Körper einen Kreis bildet. Wofür könnte dieser Archetypus besser geschaffen sein als für den nie endenden weiblichen Menstruationszyklus?

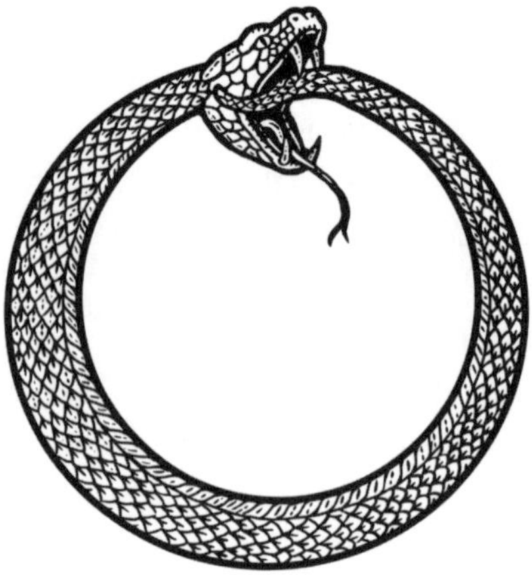

Uroboros

Im Nibelungenlied kostet Siegfried das Blut des Drachen und als er merkt, dass es ihn unbesiegbar macht, badet er darin. Es benötigt nicht besonders viel Fantasie, um hier wieder Drache mit menstruierender Frau gleichzusetzen. Beim nordischen Donnergott Thor wird dies noch offensichtlicher. Er soll in einem Fluss aus Menstruationsblut der Riesinnen gebadet haben, um ewiges Leben zu erhalten. Derselbe Mythos wiederholt sich, als Achilles in den Fluss Styx, der die Ober- von der Unterwelt trennt, getaucht und damit bis auf seine Ferse unverwundbar gemacht wird. Welch Zufall, dass es eine gleichnamige Göttin gibt, das Wasser des Flusses also auch wieder Sinnbild ihres Menstruationsblutes gewesen sein kann. Heutzutage gelten Drachen- und Schlangentöter als Metapher für die Glaubenskriege zwischen den alten Göttinnenkulten und der neueren Verehrung des männlichen Gottes.

Hekate, die griechische Göttin der Magie und Torwächterin zwischen den Welten, wird häufig mit Schlangen dargestellt, ebenso viele andere Göttinnen. Das verwundert nicht, denn die Schlange zeigt uns den Weg in die Unterwelt, ihre Heimat, wo wir unsere alte Haut abstreifen und aus der wir anschließend als neuer Mensch wiedergeboren werden. Dieses Privileg wird

Frauen in jedem einzelnen Zyklus geschenkt. Die Kontaktaufnahme mit dem Drachen oder der (Kundalini-)Schlange in uns ist ein Weg zum eigenen Machtpotenzial. Da werden beleidigende Ausdrücke wie (Haus-)Drachen oder Schlange auf einmal zu Komplimenten.

Weitere Symbole

Neben den bereits erwähnten Symbolen für die blutige Weiblichkeit wie Mond, Blume und Schlange bestehen noch viele andere. So gilt das *Rote* Elixier in der Alchemie als das ganz Besondere, als Stein der Weisen. Sogar der Heilige Gral, von dem man sagte, er könne *weißen* und *roten* Wein spenden, also Leben und Tod, erinnert stark an das Blutmysterium der Frau.

Der Inbegriff für Menstruation und Fruchtbarkeit ist der blutrote Granatapfel. Dies ist er nicht nur symbolisch, denn seine Kerne enthalten Phytoöstrogene. Evas berühmt-berüchtigter Apfel könnte auch ein Granatapfel gewesen sein. Schon ironisch, dass einige Ordensgemeinschaften den Granatapfel als Symbol gewählt haben. Wollen etwa auch sie am Blutmysterium zumindest symbolisch teilhaben? Aus dem Apfel vom Baum der Erkenntnis und den Frauenmysterien wurden ein Fruchtbarkeitssymbol und später der Reichsapfel der (männlichen) Herrscher.

Auch im Märchen Schneewittchen kommt der schicksalhafte Apfel vor. Durch den Biss in den Apfel fällt das arme Schneewittchen, ähnlich der Initiationsriten alter Völker, in einen Schwebezustand zwischen Leben und Tod. Es muss erst die Wandlung zur menstruierenden Frau vollziehen, in die Mysterien der Sexualität eingeweiht werden, bevor es durch einen Kuss als Frau, die nicht nur körperlich, sondern auch seelisch bereit für die geschlechtliche Liebe ist, erwachen kann.[36]

Apropos Schneewittchen, gleich zu Beginn des Märchens kommen die drei Farben der Großen Göttin vor, denn Schneewittchens Haut ist weiß wie Schnee, ihre Lippen rot wie Blut und ihr Haar schwarz wie Ebenholz.

In vielen der anderen von den Gebrüdern Grimm gesammelten Volksmärchen finden sich ebenfalls Hinweise auf alte Einweihungsriten. So erinnert die häufig auftretende Figur der in einen Turm gesperrten Jungfrau oder des jungen Mädchens, das einige Zeit bei einer alten Frau verbringt, an die Isolationsrituale der Naturvölker. Leider ist die weise Alte durch die Adaptierung der fromm-katholischen Grimms zur bösen alten Hexe verunglimpft worden. Von ihrer einst so wichtigen Rolle als Mentorin des Mädchens und Hüterin der Mysterien blieb nur die hässliche, hinterhältige Kinderfresserin übrig. Bei genauerem Hinsehen findet sich aber auch im Symbol der Kindermörderin eine tiefere Bedeutung verborgen. Denn da sie das Mädchen bei ihrem Übertritt von der Kindheit zum Frausein hinübergeleitet, tötet sie im übertragenen Sinne auch dessen kindlichen Anteil. Somit lesen sich die alten Volksmärchen auf einmal als Richtlinien für den Eintritt ins Erwachsenenalter!

Es liegt nun an uns Frauen, all die abgespaltenen oder verkümmerten Aspekte unserer Urweiblichkeit wieder für uns zu beanspruchen und zu integrieren. Ein wichtiger Bestandteil davon ist die positive Einstellung dem eigenen weiblichen Körper mit seinem monatlichen Zyklus und Menstruationsblut gegenüber. Wenn wir uns also mit unserer Weiblichkeit versöhnen und wieder anfreunden wollen, führt der Weg über und durch unseren weiblichen Unterleib.

Anatomie und Hormone

Die weibliche Anatomie

Hand aufs Herz, kannst du die weiblichen Organe malen? Ich war schon sehr erstaunt, als ich von den Ergebnissen von Mithu Sanyals Versuchsreihe las, bei der sie Wissenschaftlerinnen bat, äußere männliche und weibliche Geschlechtsorgane zu zeichnen: Alle von ihnen konnten Penisse zeichnen, aber keiner gelang eine wiedererkennbare Vulva.

Eine mögliche Erklärung hierfür habe ich in meinen Biologie-Schulbüchern und Humanbiologie-Uniskripten gefunden. »Nun weißt du die richtigen Namen: die männlichen Geschlechtsorgane heißen Glied und Hoden, die weiblichen Scheide, Gebärmutter, Eileiter und Eierstöcke«[37], wird in meinem Schulbuch der ersten Klasse Gymnasium erklärt. Auch am dazugehörenden Bild beginnen die Bezeichnungen erst bei der Scheide, der Rest wird nicht benannt. Die äußeren weiblichen Geschlechtsteile blieben für uns Zehnjährige also ohne Namen, ganz in der Tradition der »Da-unten«-Generationen vor uns.

In der vierten Klasse tauchten dann immerhin die primären Geschlechtsmerkmale mit »Eingang der Scheide«, »Kitzler und »kleinen Schamlippen« auf.[38] Große Schamlippen und Schambehaarung werden zwar nicht im Text, aber mittlerweile zumindest bildlich gewürdigt.

Zur Schulzeit meiner knapp 20 Jahre jüngeren Patentochter war die Zeit wohl schon etwas aufgeklärter, im Biologiebuch der ersten Klasse Gymnasium wird hier zumindest schon der Kitzler erwähnt.[39] Von der Vulva fehlt jedoch bis zur Matura jegliche Spur. Somit haben es anscheinend Generationen über Generationen von Frauen bis zu den heute 20-Jährigen geschafft, völlig Vulva-los aufzuwachsen.

An der Universität ging es nicht viel besser weiter. Im Humanbiologieunterricht für Psychologinnen und Psychologen wurden um das Jahr 2000 die äußeren Geschlechtsteile der Frau mit dem Satz »Für unser Thema [der weibliche Zyklus] ist in erster Linie das innere Genitale von Bedeutung«[40] abgewürgt. Obwohl die Klitoris zum größten Teil im Inneren des Körpers liegt, wurde sie auch in der Universitätsvorlesung nicht zu den inneren Geschlechtsteilen gezählt. Und das Ganze lernten wir dann unter der Prämisse des Professors, dass die weibliche Anatomie sowieso nichts Besonderes und Mann zu werden weitaus komplexer sei. Aus diesem Grund ist er dann wahrscheinlich auch Jahr für Jahr genau an dem Tag, wo er die weibliche Anatomie unterrichten sollte, erkrankt und musste durch eine weibliche Kollegin vertreten werden. Bei der Vorstellung des männlichen Geschlechtsapparats wurde hingegen jeglicher Körperteil, ob innerlich oder äußerlich, als relevant erachtet.

Hätten wir einen anderen Zugang zu unserem weiblichen Körper bekommen, wenn wir in der Schule oder zumindest auf der Uni gelernt hätten, wie ein Spekulum benutzt wird, um die eigene Anatomie vor Ort kennenzulernen, Veränderungen kontrollieren und für unsere Gesunderhaltung selbst sorgen zu können? Davon bin ich überzeugt, denn je mehr wir über den Aufbau des eigenen Körpers Bescheid wissen, umso besser können wir ihn verstehen und mit ihm umgehen.

Da viele Frauen nie korrekt über die eigene Anatomie unterrichtet wurden und es im Alltag immer wieder zu Begriffsverwirrungen beziehungsweise dem Fehlen von Benennungen überhaupt kommt, möchte ich hier einen kurzen anatomischen Überblick des weiblichen Unterleibs geben.

Äußere Sexualorgane

VULVA – BLUME DER WEIBLICHKEIT · Wie bereits erwähnt, werden die äußeren weiblichen Sexualorgane im Alltag meist nicht richtig beziehungsweise gar nicht benannt. Als Kind lernt der Junge stolz auf sein »Spatzi«, »Schniedelwutzi« oder seinen »Pipimaxi« zu sein, während für die Mädchen höchstens ein beschämtes »da unten« übrig bleibt, und das meist auch nur dann, wenn eben dort unten etwas nicht stimmt oder gesäubert werden soll. Falls ein Name vergeben wird, ist es nicht selten »Lulu«. Kein Wunder, dass nach wie vor etliche Menschen nicht wissen, dass Harnröhre und Vagina zwei verschiedene, voneinander getrennte Eingänge haben!

Werden wir älter, geht es meist auch nicht viel besser weiter – die meisten alltagsdeutschen Begriffe wie »Muschi«, »Fotze« oder »Möse« sind negativ besetzt und großteils Synonyme für die schlimmsten Schimpfwörter. Positive umgangssprachliche Ausdrücke sind meist schnell an einer Hand abgezählt, und für die Klitoris gibt es außer dem schrecklichen Wort »Kitzler« bis heute keine gängige Bezeichnung.

Da bleibt uns oft nur noch der lateinische Fachbegriff, aber welcher wird verwendet? Meist sprechen wir dann von »Vagina«, was natürlich anatomisch inkorrekt ist, denn diese ist ein innerliches Organ, das von außen gar nicht sichtbar ist. Unsere äußerlich sichtbaren »Teile« bleiben ganz im Sinne der kindlichen Erziehung weiterhin unbenannt und unerkannt. Denn »wofür es kein Wort gibt, das existiert auch nicht«.[41] Und wenn nur eine unsichtbare Vulva eine schöne Vulva ist, wird auch klar, warum der Markt für Schönheits- und »Verjüngungsoperationen« der Vulva mittlerweile so groß geworden ist.

Erinnert frau sich dann an den Aufklärungsunterricht in der Schule, fallen ihr Begriffe wie Schamlippen, Schamhaare, Schamhügel, Schamspalte oder Schamdreieck ein. 1913 liest man in einem medizinischen Laienbuch noch »das Begattungsorgan, die nach außen liegende weibliche Scham«.[42]

Da stellt sich doch irgendwann die Frage: Warum gibt es am weiblichen Körper eigentlich so viel zu schämen? Der Mann hat sich heutzutage, der Mode entsprechend, ja anscheinend nur noch seiner Schamhaare zu schämen. Die lateinischen Fachbegriffe bieten leider keine neutrale Alternative, auch hier wurzeln viele Begriffe in *pudere* (sich schämen): *Labium pudendum, Pubes, Mons pubis, Pudendum* etc. Orientieren wir uns stattdessen doch lieber an positiven Ausführungen, wie jener von Angelika Aliti, die die Vulva als »Tor zum Paradies, als fleischlicher Eingang zum inneren Labyrinth« beschreibt.[43]

Als positive Alternativen für »Scham« möchte ich im Folgenden die Begriffe »Venushügel«, »Venuslippen« und »Knospe der Klitoris« verwenden, wie von einigen Autorinnen schon in den 1980er-Jahren vorgeschlagen.[44] Ein weiterer Vorschlag jenseits der Scham ist beispielsweise »Lustlippen«, ganz im Stil, ein Organ nach seiner Funktion zu benennen.[45] Die inneren Venuslippen können nämlich auf dem Lusthöhepunkt bis auf das Doppelte ihres unerregten Volumens anschwellen. Dies erkannte auch die sonst sehr sittsame Dr. Anna Fischer-Dückelmann schon 1913, indem sie die Schwellkörper als die »sogenannten ›Wollustorgane‹, zu beiden Seiten der angeführten Öffnungen gelagert«[46] benennt. Lange Zeit wurden die kleinen Venuslippen *Nymphae* genannt, nach den Quellnymphen oder Wassergöttinnen – vielleicht als ein Verweis auf die Ströme, die bei weiblicher Lust fließen?!

Zu den äußeren Genitalien der Frau gehören also der Venushügel (*Mons pubis*), die kleinen und großen Venuslippen (*Labia minora, Labia majora*), die Bartholin-Drüse (*Glandula vestibularis major*), die Harnröhrenöffnung (*Ostium urethrae*), der Scheidenvorhof (*Vestibulum vaginae*) sowie last but not least die Vorhaut (*Praeputium clitoridis*) sowie die Eichel (*Glans*) oder Knospe der weitaus größeren, im Verborgenen liegenden Klitoris.

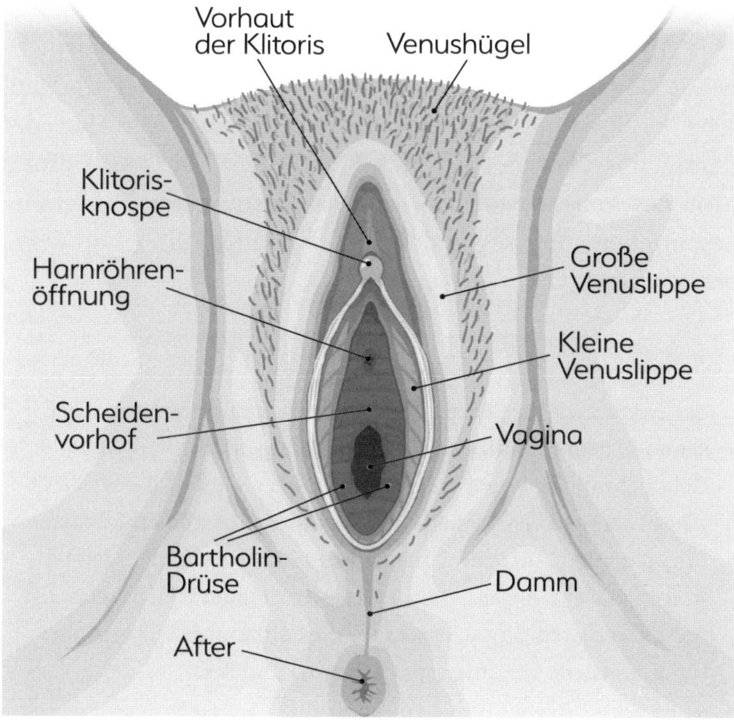

Weibliche Genitalien

All diese Teile werden zusammen Vulva (lat.: *volva* = Hülle, Verpackung) genannt, was wiederum auf die indoeuropäische Wurzel *vélu, vel* (umrunden, wickeln) zurückgehen soll. Andere Erklärungen sind *valvae* (Falttüren) oder *velle* (wollen). Vielleicht ist hier die Umhüllung durch Hautfalten gemeint.

Wenn wie im Dokumentarfilm »Viva la vulva« Frauen ihr Genital selbst benennen, fallen Ausdrücke wie »Lustgrotte«, »Papaya«, »honey pod« (Honigtopf), »secret garden« (geheimer Garten) oder »love taco« (Liebestaco). Ganz im Sinne einer positiveren Wortbesetzung schlägt Dr. Heide Fischer »Brustknospen« anstelle von Brustwarzen vor.

Tantrische und taoistische Traditionen verwenden poetische Ausdrücke für die weiblichen Genitalien wie beispielsweise »Jadekammer«, »Lotus« oder »Phönix«. Der tibetanische Buddhismus bezeichnet Vulva und Uterus als »Haus der flammenden Freude«. In alten Mythen wird die Vulva oft als »Tor des Lebens« oder »Pforte zu kosmischen Mysterien« beschrieben, und sogar der Teufel konnte mit einer Vulva besiegt werden.

Übrigens:

Backwaren wie die Semmel (vor allem die steirische Langsemmel) oder das Salzstangerl waren übrigens ursprünglich Gebildebrote für Vulva und Penis. Auch das Symbol, das wir heutzutage als Herz bezeichnen, war eigentlich eine bildliche Darstellung der Vulva. Im Mittelalter galt es deshalb auf Mariendarstellungen als sehr gewagt. Das Herz, das von einem Pfeil durchbohrt wird, stand ursprünglich nicht für die entflammte Liebe, sondern für die sexuelle Vereinigung von Vagina und Penis.

KLITORIS – SCHLÜSSEL DER LUST · Einem kleinen, aber feinen Teil der Vulva möchte ich ein eigenes Kapitel widmen, der Klitoris (*Clitoris*). Sie ist wohl nach wie vor der am wenigsten be- und erkannte Teil der Weiblichkeit. Meine Unentschlossenheit, wo ich denn nun dieses Kapitel zur Klitoris platzieren soll – bei den inneren oder äußeren Sexualorganen – zeigt die Grundproblematik deutlich auf.

Zur Recherche dieses Buches habe ich mir etliche Lehrbücher für Schule und Universität aus diesem und dem letzten Jahrhundert zur weiblichen Anatomie zu Gemüte geführt. Das Erschreckende war, dass ich in den wenigsten eine vollständige Beschreibung der Klitoris gefunden habe. In einem Universitätslehrbuch von 2007 wird nicht einmal der äußerlich sichtbare Bereich (*Glans*) beschrieben, sondern nur in einem Bild der äußeren Geschlechtsorgane ein kleiner Teil mit »Klitoris« markiert.[47]

Aber die Klitoris umfasst nicht nur, wie wir in der Schule (und Uni) gelernt haben, die kleine sichtbare Knospe, welche aus Klitorisvorhaut und -eichel besteht. Über dieses Knöpfchen wissen wir im Normalfall ja doch einiges. Zum Beispiel, dass es das einzige Organ im menschlichen Körper ist, das ausschließlich dem Lustempfinden dient, denn im männlichen Körper gibt es nichts Entsprechendes. Oder dass die Klitorisknospe mit 6000 bis 8000 circa viermal so viele Nervenendungen hat wie die Peniseichel. Sie ist also nicht einfach nur eine Miniaturausgabe des Penis. Trotzdem stellt dieses Köpfchen buchstäblich nur die Spitze des Eisberges dar, denn der größte Teil des weiblichen Lustorgans liegt im Verborgenen.

Darauf weist eigentlich schon die Bedeutung des lateinischen *clitoris* hin, nämlich »das Verschlossene« sowie der altgriechische Name »Schlüssel«.

Bis heute verhält sich die Klitoris auch in wissenschaftlichen Kreisen verschlossen, denn die weibliche Sexualität ist immer noch wenig erforscht und wurde vor allem die letzten 100 Jahre in wissenschaftlichen Fragen so gut wie nicht beachtet.

So verwundert es auch nicht, dass ältere Untersuchungen nicht mehr in aktuellen Sachbüchern zu finden sind. Die australische Ärztin und Forscherin Helen O'Connell beschreibt in der Arte Doku »Klitoris, die schöne Unbekannte« den Werdegang des Lustorgans. Schon 1559 untersuchte der italienische Anatom und Chirurg Matteo Realdo Colombo, Schüler von Andreas Vesalius, zum ersten Mal in der Neuzeit die Klitoris. Sein Lehrer Vesalius wird durch seine Untersuchungen der inneren Fortpflanzungsorgane berühmt, Colombo gerät in Vergessenheit. Sein Berufskollege Gabriele Falloppio soll ebenfalls die Klitorisschenkel entdeckt, aber ignoriert haben.

Ein Jahrhundert nach Colombo ist Reinier de Graaf wiederum der Meinung, er sei der Erste, der die Klitoris entdeckte.

Aber auch seine Entdeckung gerät für weitere 200 Jahre in Vergessenheit, und er wird (nur) für die Entdeckung der Ovarialfollikel berühmt.

1844 fertigt der deutsche Anatom Georg Ludwig Kobelt sehr ausführliche Zeichnungen und anatomische Beschreibungen der Klitoris an, welche im Anatomiebuch »Gray's Anatomy«, der sogenannten »Bibel der Chirurgen«, um 1900 enthalten sind. In der Ausgabe von 1948 ist jedoch die Klitoris wieder spurlos verschwunden! O'Connell beschreibt die Gray's-Anatomy-Bücher aus ihrer Universitätszeit in den 1980er-Jahren als voll von Informationen zu Erektionen und deren Störungen. Zur Klitoris war jedoch nichts mehr zu finden. Das erinnert ein bisschen an den Hexenprozess von 1593, den Eve Ensler in ihren »Vagina Monologues« zitiert. Als der Anklagende offensichtlich zum ersten Mal eine Klitoris entdeckt, nennt er sie »Zitze des Teufels« und hält sie für einen sicheren Schuldbeweis der Hexe. In der Version des »Gray's Atlas der Anatomie« aus 2016 taucht die Klitoris in ihrer Gesamtheit zumindest auf einem Bild wieder auf.

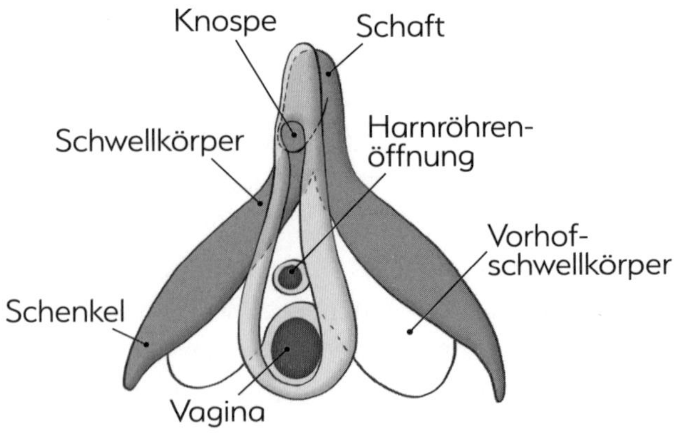

Klitoris

Wie sieht die Klitoris denn nun wirklich aus? Anhand ausführlicher Untersuchungen an Leichen konnte Helen

O'Connell 1998 erneut beweisen, dass die Klitoris mehr ist, als es auf den ersten Blick erscheint. Sie ist ein acht bis neun Zentimeter langer Schwellkörper, der aus zwei Schenkeln (*Crura clitoridis*) besteht. Die Schenkel vereinen sich mittig zum Schaft (*Corpus clitoridis*). Was wir normalerweise als Klitoris bezeichnen, ist eigentlich nur die von der Klitorisvorhaut (*Praeputium clitoridis*) umgebene Klitoriseichel (*Glans clitoridis*) oder Klitorisknospe. Dies relativ aktuelle Datum von 1998 erklärt, warum diese Information noch nicht Eingang in die Schulbücher gefunden hat. Warum es aber in Fachbüchern der Universität nicht auftaucht, bleibt ein Rätsel. Immerhin Wikipedia ist up to date und beschreibt die Klitoris in ihrer gesamten Pracht.[48]

G-Punkt:

Es spricht übrigens sehr viel dafür, dass der sagenumwobene G-Punkt Teil des klitoridalen Schwellkörpers ist. Da es sich nicht um einen abgrenzbaren Punkt, sondern vielmehr um eine Fläche unterschiedlicher Größe handelt, wird der G-Punkt mittlerweile als G-Fläche oder G-Zone bezeichnet. Anatomische Untersuchungen haben gezeigt, dass sich dieser Bereich aus bis zu 31 paraurethralen, also weiblichen prostatischen Drüsen zusammensetzt.

Aufgrund des Wissens um die inneren Teile der Klitoris wird auch endlich die Freud'sche Unterscheidung von klitoridalem (infantilem) und vaginalem (reifem) Orgasmus hinfällig. Egal ob innerlich oder äußerlich stimulierter Orgasmus, immer sind Teile der Klitoris daran beteiligt.

Ebenso wichtig für die Lust sind übrigens auch Venuslippen, Scheidenvorhof und Harnröhrenwulst (*Carina*), Damm (*Perineum*) sowie natürlich die inneren Organe Vagina, Gebärmutterhals, Eierstöcke und die Gebärmutter selbst – also am Ende jeder Teil der weiblichen Sexualorgane. An den Damm als

Lustbereich denkt frau vielleicht nicht sofort. Da ist es hilfreich, bei den alten Griechen nachzulesen. Sie bezeichnen ihn nämlich auch als Ejakulationsmuskel der Frau. Ein starker Dammmuskel (beziehungsweise Beckenboden, *Musculus pubococcygeus*) soll somit die weibliche Ejakulation erst ermöglichen. Das erklärt nun auch, warum das Perineum übersetzt »um etwas herumschwimmen« bedeutet und warum Dammschnitte oder -risse Einfluss auf das weibliche Lustempfinden haben können.

Apropos Lustempfinden, laut einiger Forscher besteht ein positiver Zusammenhang zwischen dem Ausmaß des Bewusstseins für ihre Vagina und Brüste und der Orgasmusfähigkeit einer Frau.[49] Also zahlt es sich schon alleine für die Lust aus, über den Aufbau des eigenen Körpers Bescheid zu wissen!

Die (restlichen) inneren Sexualorgane bestehen aus Scheide *(Vagina)*, Gebärmutter *(Uterus)*, Eileiter *(Tuben)* und Eierstöcken *(Ovarien)*.

Innere Sexualorgane

VAGINA – DER HEILIGE ORT · Das heute so verunglimpfte englische Schimpfwort »cunt« (Fotze) geht auf den Titel »Kunda« oder »Cunti« der indischen Göttin Kali zurück. In seiner ursprünglichen Bedeutung entsprach es somit einem heiligen Ort der Göttin. Ein bisschen von dieser würdigen Herkunft zeugt noch die Wortverwandtheit mit »queen« (Königin), »kin« (Verwandtschaft) und »country« (Land). Das Symbol für die Vagina beziehungsweise für den weiblichen Unterleib ist noch heute die (rote) Lotusblüte. Bei den Taoisten wird sogar noch eines draufgesetzt, hier ist es der goldene Lotus.

Realdo Colombo, von dem wir schon bei der Klitoris gehört haben, ist auch für die wenig kreative Wortschöpfung »Vagina« aus 1599 verantwortlich. Aus der offensichtlich rein männlichen Sichtweise benannte er es als denjenigen Teil, »in den der Spieß eingeführt wird wie in eine Scheide«.[50] Frauen konnten

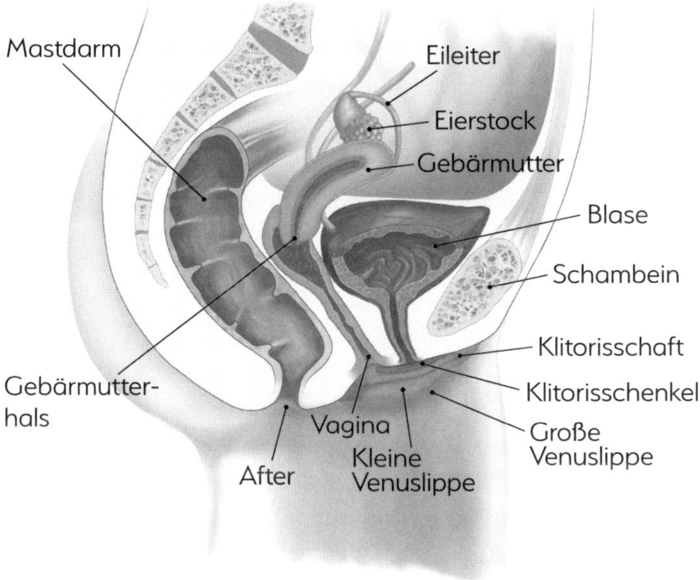

Weibliche Unterleibsorgane

also ab sofort wählen zwischen einem Nichts »da unten« oder einer Scheide oder Hülle für das Schwert des Mannes. Vor Colombo machten die Anatomen noch gar keine Unterscheidung zwischen Vagina und Uterus.

Später kamen Bilder der *Vagina dentata*, der »gezahnten Vagina«, die dem Mann den Penis abbeißt, auf. Aus dem Tor des Lebens wurde ein Todestor beziehungsweise eine Höllenpforte. Wenn frau bedenkt, dass Hölle auf die Frau Holle (S. 32), also die Urmutter unseres Kulturkreises zurückgeht, wird »Tor zur Hölle« auf einmal in ein ganz anderes, positives, ja mystisches Licht gerückt.

Aber nun zur Anatomie. Die Vagina ist ein acht bis zwölf Zentimeter langer und zwei bis drei Zentimeter breiter, stark dehnbarer und zugleich sehr leistungsfähiger Muskelschlauch, der im Winkel von circa 45 Grad von der Vulva hinauf zum Muttermund führt. An eingeführte Gegenstände ist sie extrem anpassungsfähig, und obwohl frau natürlich in der Vagina Lust empfinden kann, verfügt diese über deutlich weniger Nervenendigungen als die Klitoris. Dies ist gerade beim Geburtsvorgang ein Segen für die werdende Mutter. Vor allem im mittleren Scheidenbereich befinden sich kaum Nervenenden, das ist auch der Grund, warum frau Tampon und Menstruationstasse nicht spürt.

Die »guten« Bewohner in der Vagina sind die Döderlein-Bakterien, die abgestorbene Zellen in Milchsäure umwandeln und so für ein saures Scheidenmilieu (pH-Wert ~ 4) sorgen, welches die Scheidenhaut vor Bakterien und Keimen schützt. Medikamenteneinnahme (Antibiotika, Antibabypille etc.) kann die Vaginalflora genauso stören wie Scheidenduschen, Intimsprays, Seifen, ständiges Tragen von Slipeinlagen und prophylaktischen Tampons. Übertriebene Hygieneartikel sind also unnötig, da die gesunde Vagina sauberer als der Mund ist. Auch Menstruationsblut und Samenflüssigkeit verändern vorübergehend den pH-Wert der Vagina, was eine erhöhte Anfälligkeit gegenüber Krankheitserregern mit sich bringen kann. Im Schnitt dauert es vier Tage, bis sich der pH-Wert der Vagina nach dem Sex wieder normalisiert hat.

Übrigens:

Es ist einer der sexistischsten Mythen, dass die Vagina (grundsätzlich) nach Fisch riecht. Die gesunde Vagina riecht mild, eventuell aufgrund der Milchsäurebakterien leicht säuerlich, aber niemals nach Fisch! Jede Frau sollte die eigene Duftnote ihres Intimbereichs gut kennen, um Veränderungen ausmachen zu können. Riechen Vagina und Vulva dann wirklich einmal fischartig oder beißend, ist dies ein Hinweis auf eine bakterielle Infektion, die unbedingt medizinisch abgeklärt und behandelt werden sollte.

Die Vaginalhaut ist nicht, wie oft angegeben, eine Schleimhaut, da sie keine Drüsen aufweist. Feucht wird sie durch Transsudation und durch Sekretion der Bartholinischen Drüsen, die den Vaginalvorhof befeuchten. Außerdem nimmt die Scheidenhaut am weiblichen Zyklus teil, das heißt, sie verändert sich unter dem Einfluss der weiblichen Hormone.

Die Vagina ist keineswegs das passive Sexualorgan, das sich Realdo Colombo als Behältnis für sein Schwert erdacht hatte, denn sie ist wie auch die Gebärmutter zu Eigenbewegungen fähig und, wie wir schon wissen, Teil unserer Lust-Einheit. Diese Betrachtungsweise der Vagina verlangt eigentlich nach einer neuen, wertneutralen Benennung, die unabhängig von ihrem Bezug zum »männlichen Schwert« für sich alleine steht. Wäre es nicht an der Zeit, Vulva und Vagina als eine Einheit zu verstehen und nicht nur als einzelne unzusammengehörige Teile, über die sowieso nur andauernd Begriffsverwirrung herrscht?

Genau das tat die Sexualpädagogin Ella Berlin, als sie 2012 das neue, wertneutrale Wort »Vulvina« schuf, »welches sich aus Vulva und Vagina zusammensetzt«.[51] Bewusst wird hier auf »die diskriminierenden Aspekte des Wortes Vagina in der Urbedeutung ›Scheide‹ beziehungsweise ›Schwerttasche‹ verzichtet«.[52]

Eine Alternative stellt das im Tantra gängige Sanskrit-Wort »Yoni« dar, welches für die gesamte geschlechtliche Weiblichkeit steht und symbolisch als blumenähnliche Figur, Dreieck oder zugespitztes Oval dargestellt wird. Es gibt sogar ein eigenes Mudra für die Yoni, das »Yoni-Mudra«. Diese symbolische Handgeste, die auch Siegel der Göttin genannt wird, steht für die weibliche Energie im Universum und soll zur Innenschau verhelfen. Durch Ausübung des Yoni-Mudras soll man sich geborgen wie im Mutterschoß fühlen und den eigenen Geist besser beruhigen können.

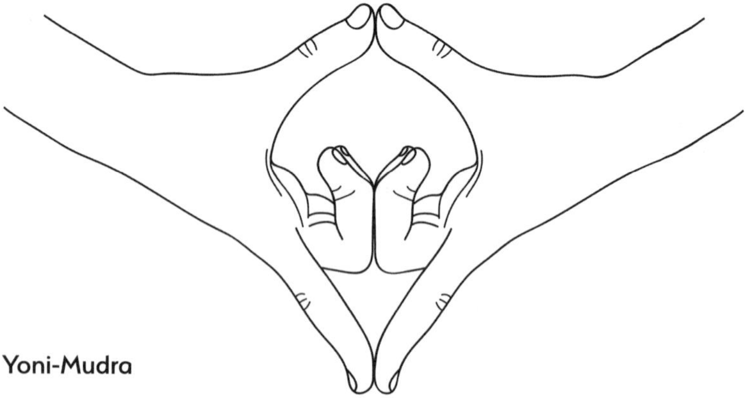

Yoni-Mudra

***HYMEN* – JUNGFERNBEWEIS ODER MYTHOS?** · Ich komme nicht umhin, kurz auf das Jungfernhäutchen *(Hymen)* einzugehen. Denn um kaum einen Körperteil ranken sich mehr Mythen und Unwahrheiten als um diesen. Allein schon der Begriff »Jungfernhäutchen« ist aus zwei Gründen inkorrekt. Erstens handelt es sich nicht um ein Häutchen, das über die Vagina gespannt ist – wäre dem so, könnte kein Menstruationsblut oder anderer Ausfluss abfließen –, sondern um ringförmig angeordnete Hautfalten, die wie ein Kranz oder eine Krone (lat. *corona*) anmuten. Dies hat in Schweden bereits 2009 zur Wortschöpfung »Vaginalkorona« (*slidkrans*, wortwörtlich »Scheidenkranz«) geführt. Man könnte auch sagen, die Vaginalkorona habe ein blumenartiges Aussehen, was wiederum unterstreichen würde, warum das weibliche Genital in alten Zeiten sowie in Naturvölkern so oft mit Blumen assoziiert wurde und wird.

Zweitens sagt ein intaktes »Häutchen« nichts darüber aus, ob eine Frau eine Jungfrau, also eine *Virgo intacta*, ist oder nicht. Die Vaginalkorona sieht bei jedem Mädchen anders aus, einige werden sogar ohne geboren. Manche frühere Anatomen haben das Vorhandensein der Korona überhaupt bezweifelt, da sie bei manchen Frauen so wenig ausgeprägt war. Wenn sie den Scheideneingang wirklich einmal ganz verschließt – was sehr selten vorkommt –, muss sie operativ geöffnet werden. Normalerweise handelt es sich aber um ziemlich dehnbare Hautfalten, denen ein Tampon nichts anhaben kann und die ein Leben lang bestehen bleiben und nur teilweise einreißen. Dabei blutet weniger als die Hälfte der Frauen. Meistens bedeutet Blut in Bezug auf die Vaginalkorona genau das, was es sonst auch darstellt, nämlich eine Verletzung! Wie tragisch, dass mittlerweile gesunde Vaginas operativ verengt werden, damit sie dann beim Sex verletzt werden und es zur Blutung als Jungfernbeweis kommt. Wie unterscheiden sich solche Operationen eigentlich von den grausamen Beschneidungen von Frauen? Natürlich, die Operationen passieren unter Vollnarkose und im sterilen Umfeld. Eine Verletzung der sensibelsten weiblichen Organe stellen sie dennoch dar.

GEBÄRMUTTER – SITZ DER SCHÖPFUNGSKRAFT · Die Gebärmutter *(Uterus)* ist hühnereigroß, sieben bis neun Zentimeter lang, birnenförmig und wiegt 40 bis 60 Gramm bei jungen Mädchen und 50 bis 120 Gramm bei der erwachsenen, nicht schwangeren Frau. In der Schwangerschaft vervielfacht sich ihr Gewicht und beträgt kurz vor der Geburt circa ein Kilogramm. Aber auch sexuelle Lust lässt die Gebärmutter nicht kalt, denn sie vergrößert sich bei Erregung und wird stärker durchblutet.

Der Uterus mit den Eileitern und Eierstöcken zeigt eine gewisse Ähnlichkeit zum Stierkopf. Wahrscheinlich diente deshalb der Stier in der Antike als Symbol für die Große Göttin beziehungsweise die Hörner als Symbol für den Mondzyklus.

Die Gebärmutter besteht aus mehreren Schichten, der Hautschicht *(Perimetrium)*, glatten Muskulatur *(Myometrium)* und Gebärmutterschleimhaut *(Endometrium)*, welche wiederum aus einer Basal- und Funktionalschicht besteht. Letztere verändert sich im Laufe eines Menstruationszyklus. Insgesamt machen den Uterus zu einem Drittel kräftige Muskelzellen und zu zwei Dritteln Bindegewebe, Blutgefäße und Nerven aus. Im Beckengürtel wird er von sechs Bändern gehalten.

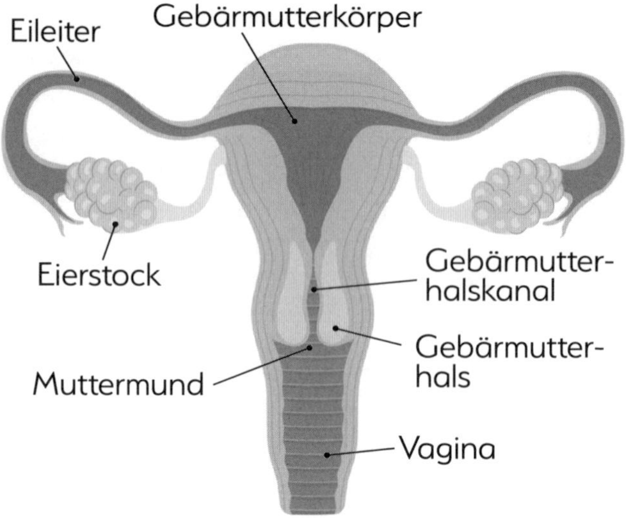

Gebärmutter

Als kräftiger Hohlmuskel ist die Gebärmutter in gewisser Weise dem Herzen verwandt. Beide dehnen sich aus und ziehen sich zusammen. Diese Urrhythmen zeugen vom Prinzip und Ursprung des Lebens. Auch produzieren beide Hormone und neben dem Herzen ist die Gebärmutter der stärkste Muskel im weiblichen Körper.

Kaum einer Frau wird die starke psychische Verbindung zwischen den beiden Organen entgehen. In der Traditionellen Chinesischen Medizin sind beide über ein Sondergefäß, den Bao Mai, miteinander verbunden, und die Gebärmutter gilt als kleines Herz. Im fruchtbaren Lebensabschnitt der Frau fließt demnach die Energie vom Herzen zur Gebärmutter. Nach der Menopause dreht sich der Energiefluss um, wodurch nun das Herz verstärkt versorgt und genährt wird.

Ursprünglich bedeutete der Begriff Uterus »lederner Wassersack« und wurde vermutlich bereits im 1. Jahrhundert v. Chr. verwendet. Auch die Bezeichnung »Fruchthalter«, die sich noch Anfang des letzten Jahrhunderts in einem Sachbuch für Laien findet, zeigt auf, dass dem Uterus lediglich eine Gebärfunktion zugesprochen wurde.[53]

In der Antike herrschte die gängige medizinische Meinung, dass weiblicher und männlicher Körper identisch seien, die Frau sei nur weniger entwickelt, deshalb liegen ihre Genitalien umgestülpt in ihrem Inneren. Der Mann hingegen besitze inneres Feuer, wodurch sich seine Geschlechtsteile nach außen gewendet haben. Diese Vorstellung hielt sich bis Ende des 18. Jahrhunderts. Altgriechisch wurde die Gebärmutter *hystéra* genannt, wovon sich die Hysterie ableitet. *Hysteria* bezeichnete das »Leiden am wandernden Uterus«, was bis auf Platon zurückging. Hippokrates war der Meinung, dass die Gebärmutter *sieben* Kammern habe und mit Tentakeln oder Saugnäpfen ausgekleidet sei. Auf der anderen Seite wurde Delphi, das älteste Orakel Griechenlands, nach *delphys* (Gebärmutter) benannt und *monatlich* verkündet.

Die Symptome einer Hysterie, die definitionsgetreu nur Frauen bekommen konnten, wurden durch eine im Körper wandernde Gebärmutter ausgelöst, so glaubte man. Sie konnte sich an die Leber, Lunge oder das Herz krallen oder gar den hilflosen Frauen zu Kopfe steigen. Zu wandern begann die Gebärmutter, wenn sie trocken wurde und nicht regelmäßig mit Samen, also Sperma, gefüttert wurde und sich auf die Suche danach machte. Jegliche Stimmung der Frau nahm also in der Gebärmutter ihren Ursprung. Wie praktisch, konnte ab sofort jedes sozial unerwünschte Verhalten der Frauen als angeborene Krankheit umgedeutet werden.

Andererseits steckt sogar in der absurden Vorstellung von der Gebärmutter als Auslöser der Hysterie ein Fünkchen Wahrheit, denn es ist mittlerweile bekannt, dass die Emotionen von den hormonellen Änderungen im Zyklus mitbeeinflusst werden. Auch wandert die Gebärmutter zwar nicht bis ins Gehirn, aber sie bewegt sich wirklich. Im Verlauf des Monatszyklus verlagert sie ihre Position immer ein Stückchen nach oben und unten, was frau an der Lage ihrer Zervix ertasten kann. Was heutzutage leider tatsächlich manchmal wandert, ist nicht der gesamte Uterus, sondern ein Teil von ihm, die Gebärmutterschleimhaut. Beim immer häufiger auftretenden Krankheitsbild der Endometriose kommt es zu Gebärmutterschleimhautversprengungen in andere Körperteile. Meist finden sie sich im Bauchraum oder an den Eierstöcken, es sind aber tatsächlich auch schon Herde in der Lunge, am Herzen sowie im Gehirn entdeckt worden.

Bei den alten Chinesen sah es ein wenig anders aus. Hier hieß die Gebärmutter »See des Blutes« und wurde als die größte Kraftquelle der Frau angesehen. »Roter, Schützender oder Himmlischer Palast«, »Kammer, die die Blutessenz speichert« und »Palast des Kindes« sind weitere Namen. Weil sie anders als die restlichen Organe Yin und Yang in sich vereint, gilt sie als Wunderorgan schlechthin. In ihrer Doppelfunktion speichert und sammelt sie Essenzen und Blut (Yin) und hält und entlässt als Hohlorgan den Fötus in die Welt (Yang). Erwärmt wird der Uterus durch das Feuer der Nieren, und die Achse Herz, Gebärmutter und Nieren kontrolliert primär unsere Fortpflanzungsfähigkeit.

Aufgrund ihrer Funktionen wird auch deutlich, dass die Gebärmutter genauso wenig wie die Vagina ein passives Organ ist. Sie ist ständig in Bewegung. Durch rhythmische Kontraktionen bringt sie es zustande, die Samen in wenigen Minuten vom Muttermund in denjenigen Eileiter zu saugen, auf dessen Seite der Eisprung stattfinden wird. Am stärksten sind diese Bewegungen normalerweise kurz vor dem Eisprung und nehmen während der Mensis ab, damit es zu keiner Verletzung der bloß liegenden Basalschicht kommt.

Wie oft ist frau sich eigentlich ihrer Gebärmutter bewusst? Meist nur dann, wenn sie schwanger ist oder während der Menstruation Schmerzen hat. In den USA hat jede zweite Frau über 45 Jahre keine Gebärmutter mehr[54], und die Forschung arbeitet bereits fleißig an einer künstlichen Version. Wird der Unterleib der Frau in der Zukunft völlig abgeschafft?

Nach dem Kaiserschnitt ist die Gebärmutterentfernung leider auch in Deutschland immer noch die zweithäufigste gynäkologische Operation und wird zu 90 Prozent aufgrund gutartiger Erkrankungen (z. B. Myome) durchgeführt.[55] »Die brauchen Sie ja nicht mehr« ist wohl einer der von Frauen am häufigsten gehörten Sätze in Bezug auf ihre Gebärmutter. »Es wird immer noch zu häufig operiert. Krankenhäuser müssen operieren, um zu überleben. Krankenhäuser sind Wirtschaftsbetriebe«[56], sagt die Gynäkologin und ehemalige Chefärztin Katharina Lüdemann. Sie ist – wie viele andere Experten und Expertinnen auch – überzeugt, dass die Hysterektomie heutzutage nur mehr in wenigen Fällen unvermeidbar ist.

Selbst wenn die Familienplanung bereits abgeschlossen ist, ist die Gebärmutter der Frau alles andere als überflüssig. Sie produziert Hormone und kann sogar das Schilddrüsenhormon T4 eigenständig in seine aktive Form T3 umwandeln. So hat sie eine tragende Rolle am Stoffwechsel. Wird die Gebärmutter entfernt, kann es vorkommen, dass die Eierstöcke schlechter durchblutet werden und deshalb ihre Hormonproduktion einstellen, was zu einem verfrühten Auftreten der Wechseljahre führt. Darüber hinaus kann der gesamte Energiehaushalt ins Schwanken geraten und der Beckenboden durch das entstandene »Loch« im Bauch instabil werden. Inkontinenz ist häufig die Folge. Des Weiteren konnte gezeigt werden, dass Rhesusaffen nach einer Entfernung der Gebärmutter ihr Sexualverhalten völlig einstellten.[57] Da verwundert es nicht, wenn etliche Frauen eine Lustverminderung nach einer Hysterektomie beklagen.

Tipp:

Vor der Gebärmutterentfernung eine Zweitmeinung einzuholen, schadet also nicht. Die Zahl der Eingriffe hat in den letzten 15 Jahren zwar um 30 Prozent abgenommen, trotzdem wird noch immer jeder sechsten Frau die Gebärmutter herausgeschnitten.[58] Es gibt nicht die eine Lösung für alle. Wichtig ist vor allem, dass die jeweilige Frau sich mit der Entscheidung wohlfühlt, ob diese nun für eine Hysterektomie fällt oder dagegen.

Im Uterus schlummert zu jeder Zeit das Potenzial der Schöpfungskraft. In unserem weiblichen Schoß können wir ganz zu Hause sein, Zuflucht finden, neue Ideen und Visionen sowie uns selbst gebären und unsere ureigene Kreativität entdecken. In schamanischen Traditionen gilt die Gebärmutter seit jeher als Sitz des Wissens und der Weisheit. Sie dient als Symbol im Mikrokosmos für die göttliche Schöpfung im Makrokosmos. Früher galt sie als die Mitte des weiblichen Seins, wie eine Art Garten, der während der Menstruation in Blüte steht. Deshalb galten die Tage direkt vor und nach der Regelblutung als die fruchtbaren. Diese Vorstellung hat sich in einigen Regionen Afrikas bis in die Neuzeit gehalten, wo die Menstruation als eine Art Bewässerung des Gartens angesehen wird und die Empfängnis möglichst nahe an der Regenzeit stattfinden soll.

GEBÄRMUTTERHALS – TOR ZUM INNERSTEN HEILIGTUM · Der Gebärmutterhals (*Cervix* oder *Zervix*) ist die Verbindung von Vagina und Gebärmutter und besteht aus Drüsengewebe, welches als *Arbor vitae*, also Lebensbaum, bezeichnet wird.

Die Teile der Zervix, die sich in die Vagina beziehungsweise in die Gebärmutterhöhle öffnen, werden äußerer beziehungsweise innerer Muttermund genannt. Ersterer ist auch der einzige Teil der Gebärmutter, den frau, ihr Partner oder ihre Partnerin ertasten und einsehen können.

Im Drüsengewebe wird der Zervixschleim produziert, der sich im Laufe des Zyklus verändert. Während der fruchtbaren Tage wird er durch den hohen Östrogenanteil flüssiger und spinnbar.

Selbstuntersuchung:

Weißt du eigentlich, wie deine Zervix aussieht? Nein? Hast du sie schon mal mit deinen Fingern ertastet? Auch nicht? Na dann wird es Zeit! Schneide dir deine Fingernägel, schnapp dir Spekulum und Spiegel, und los geht die Entdeckungsreise ...

EILEITER – ORT DER VEREINIGUNG · Die Eileiter *(Tuben)* sind zehn bis 18 Zentimeter lange Schläuche in Bleistiftdicke, die tief im Bauchraum liegen und bogenförmig zu beiden Seiten der Gebärmutter Richtung Eierstöcke verlaufen. Sie werden auch Falloppische Röhren genannt, nach dem italienischen Anatomen und Chirurgen Gabriele Falloppio, der im 16. Jahrhundert lebte. Die Eileiter bestehen aus einer Muskelschicht sowie einer Schleimhaut mit Flimmerhärchen. Am Ende jedes Eileiters befindet sich der frei bewegliche Fimbrientrichter, der mit seinen Fransen das gesprungene Ei aus dem Eierstock aufnimmt. Natalie Angier liefert uns ein ästhetisches Bild der Eileiter, für sie sind sie »Seeanemonen, Blumen aus Fleisch, deren Blütenblätter im Rhythmus des Blutes pulsieren.«[59]

EIERSTÖCKE – SPEICHER DER ERINNERUNG · Bereits im vierten Schwangerschaftsmonat bilden sich beim weiblichen Fötus die beiden Eierstöcke *(Ovarien)*. Mit fünf Jahren erreichen sie ihre volle Größe – die einer Walnuss. Sie sind endokrine Drüsen, die über die Menopause hinaus Hormone produzieren, wenn auch in weit geringerem Ausmaß als davor. Insgesamt unterliegt kein anderes Organ einem so komplexen Monatszyklus wie die Eierstöcke. Ihre Größe und ihr Aufbau ändern sich täglich mit den hormonellen Schwankungen. Mit ein bisschen Übung kann man sie gut ertasten, teilweise kann man auch die Temperaturunterschiede zwischen linkem und rechtem Eierstock rund um den Eisprung wahrnehmen. Als hormonproduzierende Organe werden sie in der Traditionellen Chinesischen Medizin den Nieren beziehungsweise der Gebärmutter zugeordnet. Energetisch gesehen kann man die Eierstöcke mit ihren Eizellen auch als Erinnerungsspeicher definieren. So lässt Susun Weed die weisen Frauen sprechen: »Hier in deinen Eierstöcken liegen Erinnerungen. Im Schoß deiner Mutter sammelten wir diese Erinnerungen; Erinnerungen, die von Mutterei zu Tochterei über Hunderttausende von Jahren weitergegeben wurden.«[60]

EIZELLE – TRÄGERIN DES LEBENS · Die Eizelle *(Ovum)* ist die größte natürliche, aber auch die kurzlebigste Zelle (12 bis 24 Stunden) im menschlichen Körper. Sie ist sogar mit dem bloßen Auge gerade noch erkennbar, nämlich voll ausgereift im sprungreifen Follikel (lat.: kleine Tasche) circa nadelspitzengroß. Der ausgereifte Follikel erreicht sogar die Größe einer Heidelbeere. Im Vergleich bräuchte man um die 2500 Spermien, um einen Punkt zu bedecken.

Als Fötus bilden sich sämtliche Eizellen, nach 20 Wochen bereits sechs bis sieben Millionen Primordialfollikel. Der Großteil von ihnen stirbt aber in den nächsten 20 intrauterinen Wochen wieder ab, wodurch bei der Geburt eine bis zwei Millionen übrig bleiben. Zum Eintritt der Pubertät sind es rund 400 000, um das 30. Lebensjahr noch circa 100 000, mit 40 weniger als 10 000 und mit 45 nur mehr 2000 bis 3000 Eizellen. Im Leben einer Frau springen jedoch nur 450 bis 500 davon.

Die menschliche Eizelle wurde erst 150 Jahre nach den Spermien entdeckt, und es dauerte bis Mitte des 19. Jahrhunderts, bis klar wurde, dass das Ei nicht als Nahrungsquelle für den Embryo dient, sondern eben die weibliche Geschlechtszelle darstellt.

Der Tanz der Hormone

Das Wort Hormon kommt vom griechischen *hormân* und heißt so viel wie antreiben, anregen. Der Begriff wurde 1905 von Ernest Starling für die geheimnisvollen Botenstoffe eingeführt, die von den endokrinen Drüsen im menschlichen Körper gebildet und über den Blutkreislauf zu den jeweiligen Zielorganen transportiert werden. Neben den Drüsen werden aber so gut wie in jeder Zelle des Körpers Hormone oder andere Botenstoffe produziert. Sie sind höchst potent, denn sie kommen in Mengen vor, die kleiner als ein Millionstel Gramm sind. 1929 isolierte und fotografierte der Biochemiker Edward Doisy das allererste Sexualhormon Östron aus den Eierstöcken von Schweinen. Seit den 1970er-Jahren kann die Hormonkonzentration im Blut gemessen werden.

Hormone sind also erst etwas mehr als ein Jahrhundert bekannt, und vieles über ihre Wirkweisen und Zusammenhänge ist noch ungewiss. Trotzdem stützen wir uns oft auf Hormonwerte, als wären sie der Stein der Weisen. Dass sie sehr starken zeitlichen und persönlichen Schwankungen unterliegen, wird oft vergessen. Wer aus der Norm fällt, ist krank und wird mit externen, künstlichen Hormonen behandelt. Dabei wird leider auch vielfach das komplexe, sensible körpereigene Hormonsystem durcheinandergebracht, was nicht selten weitere Hormonbehandlungen zur Folge hat.

Übrigens:

Psychologische Faktoren haben einen großen Einfluss auf das Hormonsystem und sollten nicht unterschätzt werden. Außerdem verändern Glutamat, Aspartam, Zitronensäure und andere Zusatzstoffe den Gehirn- und Hormonstoffwechsel sowie das Immunsystem.

Sexualhormone zählen zu den Steroidhormonen, die aus Cholesterin gebildet werden. Wenn der Cholesterinspiegel einmal erhöht ist, kann das somit einen vorübergehenden erhöhten Bedarf für die Hormonproduktion anzeigen. Bei einem ständig erhöhten Stresslevel kann das zum Problem werden, denn die Cortisolproduktion der Nebennierenrinde hat immer Vorrang gegenüber den Sexualhormonen, die ebenfalls dort produziert werden. Ist der Körper nun vor lauter Stress dauernd mit der Adrenalin- und Cortisolausschüttung beschäftigt, kommt die Sexualhormonproduktion zu kurz. In solchen Zeiten dann auch noch den Cholesterinspiegel künstlich zu senken, kann den Weg zu Hormonstörungen und ins Burn-out beschleunigen.

Vereinfacht ausgedrückt könnte man sagen, dass Hormone spezialisierte Formen von Fett sind. Deshalb ist es hilfreich, bei einem Hormonungleichgewicht wie beispielsweise während der Wechseljahre und in der Pubertät mehr essenzielle Fette zu sich zu nehmen (z.B. Olivenöl, Nachtkerzenöl, fetten Fisch, Leinsamen, Portulak etc.). Denn ein gut eingespieltes Drüsensystem ist die Grundvoraussetzung für gesunde weibliche Geschlechtsorgane.

Für den weiblichen Zyklus sind vor allem Eierstöcke, Hypothalamus und die erbsensgroße Hirnanhangsdrüse *(Hypophyse)* sowie im weiteren Sinn auch die Schilddrüse und Nebennieren als Hormonproduzenten wichtig. Der Fötus beginnt schon mit circa sechs Wochen Hormone zu produzieren, die die Geschlechtsorgane ausbilden und bei der Gehirnentwicklung mitwirken.

Der Hypothalamus regt die Hypophyse an, die Gonadotropine follikelstimulierendes Hormon (FSH) und luteinisierendes Hormon (LH) auszuschütten, welche wiederum aktivierend auf die Eierstöcke wirken. Diese produzieren daraufhin Östradiol und Progesteron, die wichtigsten Hormone für den weiblichen Zyklus. Über eine Rückkopplungsschleife kommunizieren die Eierstöcke wieder zurück ans Gehirn, ob mehr oder weniger Hormone ausgeschüttet werden sollen, und der Kreis schließt sich. Wenn wir von einer Verbindung zwischen weiblichem Unterleib und Gehirn sprechen, ist das also nicht nur bildlich gemeint, denn der Hypothalamus fungiert unter anderem als Zyklus-Kontrollzentrum.

Östrogene

Der Begriff Östrogen oder Estrogen leitet sich vom altgriechischen *oistros* oder lateinischen *oestrus* (Leidenschaft, Begehren) sowie *gennein* (zeugen) ab. Ursprünglich bedeutete es soviel wie von der Tarantel gestochen, was eben auf die wilde, ungebremste weibliche Leidenschaft anspielte, die Männer früherer Zeiten so fürchteten. Der Großteil der Östrogene wird in den Eierstöcken produziert, ein Teil auch in der Nebennierenrinde und im Binde- und Fettgewebe. Es sind circa 30 körpereigene Östrogene bekannt, die drei wichtigsten sind Östradiol, Östriol und Östron.

Östrogene werden auch gerne Weiblichkeitshormone genannt, denn ihre Hauptaufgaben umfassen Wachstum und Reifung von Gebärmutter, Eierstöcken und Brust in der Pubertät, Ausbildung der weiblichen Körperform sowie den allmonatlichen Schleimhautaufbau. Außerdem sind sie wichtig für die Eireifung und Auslösung des Eisprungs und beeinflussen den Knochenaufbau sowie Fett- und Insulinstoffwechsel. Rund um den Eisprung sind Frauen statistisch gesehen um circa 25 Prozent mehr sexuell aktiv und haben doppelt so viele Orgasmen.[61] Dies wird vor allem durch den erhöhten Östrogenspiegel erklärt.

Spannend ist, dass das Östrogen der Mutter schon auf den weiblichen Fötus im Mutterbauch Einfluss nimmt. Es bewirkt eine Verdickung der Gebärmutterschleimhaut beim Fötus ab dem sechsten Schwangerschaftsmonat. Bei der Geburt entspricht der Schleimhautaufbau dann bereits dem einer erwachsenen Frau vor ihrem Eisprung! Da nun der Einfluss der mütterlichen Östrogene abrupt wegfällt, kommt es bei drei Prozent aller neugeborenen Mädchen zu einer leichten Blutung nach der Geburt. Bei jedem zweiten weiblichen Neugeborenen ist diese erste Blutung unter dem Mikroskop nachweisbar. Ähnlich kann es zur Schwellung der Brustdrüsen und Absonderung der sogenannten Hexenmilch kommen, welche auch bei Jungen durch einen Anstieg der Gonadotropine und Östrogene vorkommen kann. Es handelt sich um die postnatale Mini-Pubertät.

Zwischen Menarche und Menopause ist das Östradiol das wichtigste und am stärksten wirksame Östrogen. Es regt vor allem in der ersten Zyklushälfte das Wachstum der Gebärmutterschleimhaut an und wirkt als Vermittler zwischen Hypothalamus und Follikel. In dieser Zeit haben Frauen einen drei- bis zehnmal so hohen Östrogenspiegel wie Männer, ab den Wechseljahren nähern sich die Geschlechter einander an. Die Ausschüttung von Östradiol ändert sich im Laufe des Zyklus. Will frau also den Östradiolspiegel bestimmen, sollte dies zwischen dem fünften und achten Zyklustag passieren. Ein sensibleres Geruchsempfinden kann übrigens auf einen erhöhten Östrogenspiegel hindeuten.

Die Produktion der Östrogene hört auch nach den Wechseljahren nicht ganz auf, wobei nun das Östron das dominierende Östrogen darstellt. Der Begriff des Östrogenmangels in den Wechseljahren und nach der Menopause ist eigentlich völlig falsch. Denn das Nachlassen der Östradiolproduktion in dieser Zeit entspricht einem ganz natürlichen und normalen Körperprozess und hat nichts mit einem behandlungsbedürftigen Mangelsyndrom zu tun.

Progesteron

Unser zweites wichtiges Hormon und der Gegenspieler zum Östradiol ist das Progesteron. Es wurde 1928 von amerikanischen Wissenschaftlern entdeckt, die herausfanden, dass nach dem Eisprung ein Hormon gebildet wird, welches bei ausreichend hoher Konzentration das Heranreifen weiterer Eizellen unterdrückt.

Der Name Progesteron setzt sich aus *pro* (für) und *gestation* (Schwangerschaft) zusammen. Es handelt es also um ein schwangerschaftsbeschützendes oder -erhaltendes Hormon. Deshalb wird es auch manchmal Mütterlichkeitshormon genannt. Hier verwundert nicht, dass nicht nur zu wenig Progesteron, sondern auch zu viel zu Brustspannung führen kann, da es als Schwangerschaftshormon die Brust wachsen lässt und die Brustdrüsen auf die Milchbildung vorbereitet. Außerdem ist es an Wachstumsprozessen vom Fötus beteiligt.

Aber auch für Nichtschwangere ist das Progesteron ein bedeutsames Hormon, denn es bestimmt die gesamte zweite Zyklushälfte der Frau. Der nach dem Eisprung zum Gelbkörper umfunktionierte Follikel produziert nun Progesteron aus Cholesterin. Seine Hauptaufgabe ist hier die Umwandlung der Gebärmutterschleimhaut, damit sich ein befruchtetes Ei einnisten kann. Darüber hinaus steigert es die Körpertemperatur sowie Atem- und Herzfrequenz. Stress wirkt sich besonders negativ auf den Gelbkörper aus und kann dazu führen, dass sich die Gelbkörperphase verkürzt.

Tipp:

Soll das Progesteron im Blut oder Speichel gemessen werden, sollte dies in der zweiten Zyklushälfte passieren. Der empfohlene 22. Tag kann aber zu früh angesetzt sein, wenn der Eisprung erst recht spät im Zyklus auftritt. Idealerweise kennt frau ihren Zyklus und lässt circa sieben Tage nach ihrem Eisprung den Progesteronspiegel bestimmen.

Insgesamt ist das Östradiol für den Aufbau der Gebärmutterschleimhaut, also Wachstum und Quantität, zuständig und das Progesteron für deren Umbau, also für Umwandlung und Qualität. Beide sind Gegenspieler, die einander brauchen und bedingen und immer relativ zueinander zu betrachten sind wie Yin und Yang.

Gestagene

Wenn es um die Gestagene geht, besteht leider oft große Verwirrung. Es gibt nur ein körpereigenes Gestagen im menschlichen Körper, nämlich das Progesteron. Umgangssprachlich werden aber synthetisch hergestellte Hormone als Gestagene bezeichnet, die richtigerweise eigentlich »Progestine« oder »Progestagene« heißen, um sie eben vom natürlichen Progesteron unterscheiden zu können. Von den künstlichen Gestagenen gibt es eine Vielzahl, vom körpereigenen Progesteron nur eines.

Die synthetischen Progestagene werden seit den 1960er-Jahren als Progesteronersatz hergestellt. Das körpereigene Progesteron zu verwenden, ist weniger lukrativ, da in der Natur vorkommende Stoffe nicht patentiert werden können. So unterscheiden sich die Progestagene auf molekularer Ebene geringfügig vom Progesteron, damit für jedes künstliche Gestagen ein Patent angemeldet und gewinnbringend vermarktet werden kann. Mit dem körpereigenen Progesteron haben sie aber nichts mehr zu tun und wirken auch im Körper nicht immer ausschließlich progesteronähnlich.

Da die künstlichen Gestagene teilweise aus Testosteron synthetisiert werden, sind einige von ihnen dem männlichen Hormon chemisch ähnlicher als dem Progesteron. Bereits Dosen, die mehrere Tausendstel niedriger sind als Progesterongaben, können schon zu Blutungen führen. Sie wirken somit als wahre Hormonbomben. Im letzten Jahrhundert entwickelten zum Beispiel weibliche Föten männliche Merkmale durch ein synthetisches Gestagen, welches den Müttern zur Frühgeburtprophylaxe verabreicht wurde.[62]

Seit einiger Zeit macht auch das sogenannte bio- oder naturidentische Progesteron Schlagzeilen. Das »Bio« bedeutet hier aber nicht, dass das Hormon naturbelassen oder in einer biologisch angebauten Pflanze zu finden ist. Es heißt nur, dass es in seiner chemischen Struktur eins zu eins dem körpereigenen Progesteron entspricht. Es gibt keine Pflanze, die Progesteron enthält, nur Progesteronvorstufen finden sich in ihnen, die dann im Labor in mehreren Syntheseschritten zu Progesteron, Testosteron, Östrogen und anderen Hormonen umgebaut werden. Der Ausgangsstoff ist dazu meist das Diosgenin, ein progesteronähnlicher Wirkstoff aus der Yamswurzel (*Dioscorea villosa*). Behandlungen mit naturidentischem Progesteron bedeuten also niemals eine rein pflanzliche Therapie!

Weitere Hormone

GONADOTROPINE FSH UND LH · Die beiden Hormone follikelstimulierendes Hormon (FSH) und luteinisierendes Hormon (LH) werden im Vorderlappen der Hirnanhangsdrüse aus Protein gebildet. Das follikelstimulierende Hormon führt – wie sein Name bereits verrät – bei der Frau zum Follikelwachstum, also der Reifung des Eibläschens, und zum Eisprung. Das luteinisierende Hormon fördert den Eisprung und die Bildung des Gelbkörpers, also die Luteinisierung (lat. *luteus* = gelb). Ihre Produktion erhöht sich ab den Wechseljahren.

PROLAKTIN · Auch das Prolaktin (*pro* = für, *lactatio* = Milchbildung) wird im Hypophysenvorderlappen gebildet und wirkt vor allem auf das Wachstum der Brustdrüse während der Schwangerschaft sowie die Milchbildung in der Stillzeit. Wie eine Art »physiologische Telepathie«[63] kann es die Schlafzyklen von Mutter und Kind angleichen. Es unterdrückt den Eisprung, was bei Kinderwunsch problematisch werden kann.

Übrigens:

Gerade bei Stress saust der Prolaktinspiegel gerne gemeinsam mit dem Noradrenalin in die Höhe und kann an Eizellreifungs-, Zyklusstörungen und am Ausbleiben der Menstruation beteiligt sein. Dauerbelastung und Langzeitstress können also Unfruchtbarkeit begünstigen, indem der Stress zu mehr Prolaktin- und weniger Progesteronausschüttung führt.

Aber auch nach dem Orgasmus kommt es zu einer vermehrten Produktion von Prolaktin, und zwar umso mehr, je größer die Befriedigung und Entspannung danach sind. Darüber hinaus löst Prolaktin Verspannungen und Schmerzen und verbessert die Leitfähigkeit der Nerven. Schließlich führen auch bestimmte Medikamente wie Antihistamine, Blutdrucksenker und Beruhigungsmittel zu einem Anstieg. Auch nach Absetzen der Antibabypille kann der Prolaktinspiegel erhöht sein.

Außer in der Brust und den Eierstöcken finden sich Prolaktinrezeptoren in fast allen anderen Organen, ihre Wirkung dort ist aber noch unbekannt. Die gute Nachricht ist, dass es nicht immer gleich Prolaktinsenkern bedarf, auch regelmäßige Entspannungstechniken, Meditation, Qigong, Yoga und dergleichen senken nachweislich einen erhöhten Prolaktinspiegel.

GEBÄRMUTTERHORMONE · Die Gebärmutter produziert selbst ein Hormon, nämlich das Prostaglandin F2Alpha. Es regt die rhythmischen Kontraktionen des Uterus an und wird deshalb oft mit schmerzhaften Regelblutungen in Verbindung gebracht. Prostaglandine kommen fast überall im Körper vor – unter anderem mobilisieren sie den Fettstoffwechsel und entspannen die glatte Muskulatur. Sie heißen übrigens so, weil sie vor allem in der Prostata und Samenflüssigkeit gefunden wurden.

Darüber hinaus werden im Uterus sogar Beta-Endorphine gebildet, die der Schmerzlinderung und dem Glücksempfinden dienen, das allgemeine Wohlbefinden beeinflussen und mit den Östrogenspiegeln auf und ab schwanken. Diese morphinähnliche körpereigene Droge wird hier viel mehr als in allen anderen Organen und mindestens genauso viel wie im Gehirn produziert.

TESTOSTERON · Auch Frauen haben Testosteron, welches in den Nebennieren produziert wird. Sie stellen Ausgangshormone für die Östrogenbildung dar und werden mit Lust auf Sex, Durchsetzungskraft, Selbstbewusstsein und Muskelaufbau in Verbindung gebracht. Das bedeutet aber nicht, dass Frauen mit höheren Testosteronwerten automatisch selbstbewusster oder aggressiver sind.

OXYTOCIN · Oxytocin kommt aus dem Altgriechischen und bedeutet so viel wie »schnelle Geburt« oder »leicht gebärend«, da es wehenfördernd auf die Gebärmutter wirkt. Es erhöht die Bewegung der Eileiter und fördert den Milcheinschuss der Brust. Außerdem verringert es den Blutdruck, wirkt beruhigend und angstlösend. Da es auch nach dem Sex ausgeschüttet wird und die Verbundenheit zwischen Partnern und Partnerinnen fördern soll, wird es gerne als Liebes- oder Kuschelhormon bezeichnet. Wird es Männern als Nasenspray verabreicht, erhöht es die Spermienproduktion. Bei Versuchstieren konnte es Depressionssymptome reduzieren, also als Glückshormon wirken.[64]

SEROTONIN · Serotonin ist der Inbegriff eines Gute-Laune-Hormons und steht in enger Verbindung zu den Sexualhormonen. Neben vielen anderen Wirkungen ist seine bekannteste wohl die, die Stimmung zu heben. In Untersuchungen wurde bei Frauen mit Prämenstruellem Syndrom ein zu niedriger

Serotoninspiegel gefunden, aber dieser beginnt sowieso bereits nach dem Eisprung zu sinken.[65] Dass Schokolade, Fett und Zucker den Serotoninspiegel anheben, erklärt vermutlich zum Teil den Heißhunger auf Schokolade vor der Regel. Aber auch andere Methoden wie Meditation, Entspannungstechniken oder Sex erhöhen diesen. Zu behaupten, dass nur das fehlende Serotonin Schuld am Prämenstruellen Syndrom habe, wäre natürlich viel zu kurz gegriffen. Weiteres zum PMS findet sich im Kapitel »Prämenstruelles Syndrom« (S. 133).

Menstruation und Zyklus

Der Mythos von der Menstruationsnorm

Im Schnitt bekommt eine Frau während einer Zeitspanne von 40 Jahren rund 450 bis 500 Mal ihre Regel, blutet insgesamt also circa 1800 bis 2400 Tage beziehungsweise fünf bis sechs Jahre.

Was ist nun die »offizielle« Norm für die Menstruation? Als Eumenorrhö bezeichnet man die regelmäßige und beschwerdefreie Menstruation, dies wäre also die »gesunde« Menstruation. Dies ist ja erst einmal eine sehr allgemeine Definition. Vergleicht man nun die Aussagen der Experten und Expertinnen, zeigt sich wenig Einigkeit.

So findet man zum Beispiel hinsichtlich der Zyklusdauer in fast jeder Quelle andere Spannbreiten, die als »normale« Zyklusdauer angegeben werden. Meist liegen sie zwischen 21 und 36 Tagen. In ein und demselben Universitätslehrbuch werden sogar zwei verschiedene Werte angegeben, einmal der Mittelwert mit 25 bis 35 Tagen mit Schwankungen von +/- 3 Tagen und dann die Eumenorrhö mit 25 bis 31 Tagen.[66] Ein anderes Unibuch erwähnt sogar, dass diese Norm beliebig festgesetzt wurde: »Eine normale Blutung ... tritt durchschnittlich alle 28 Tage auf, wobei das – allerdings willkürlich festgelegte – Normintervall von 25 bis 35 Tage reicht.«[67]

Auch der so berühmte durchschnittliche Wert von angeblichen 28 Tagen soll nur bei einer von 100 Frauen vorkommen.[68] Elisabeth Raith-Paula gibt eine Statistik aus 10 000 Zyklen an, wobei 27-Tage-Längen am häufigsten vorkamen, und Angelika Blume sowie Winnifred Cutler sprechen von 29,5 Tagen als Durchschnittswert aus einer Vielzahl von Zyklen. Die Spezialisten für Zyklusbeobachtungen Dr. Josef und Elisabeth Rötzer kamen schon im letzten Jahrtausend aufgrund ihrer langjährigen Erfahrung zu dem Schluss, »... daß die weit verbreitete Meinung von dem ›alleinig normalen 28-Tage-Zyklus mit dem Eisprung in der Mitte des Zyklus ein bedauerlicher Mythos‹ ist«.[69] Aus diesem Grund sprachen sie sich dagegen aus, die »normale« Zyklusdauer mit einer bestimmten Anzahl von Tagen festzusetzen.

Merke:

Die Abweichung von der Norm ist also die Regel, wie schon Angelika Blume und Sylvia Schneider 1984 knackig zusammenfassten.[70]

Ausgenommen sind hier selbstverständlich hormonell induzierte Zyklen wie unter Einnahme der Pille. Die unter hormoneller Verhütung stattfindenden Blutungen haben übrigens gar nichts mit der Menstruation zu tun, sondern sind künstlich ausgelöste Abbruchblutungen. Sie gaukeln lediglich einen regelmäßigen Zyklus vor, in Wirklichkeit stellen sie den natürlichen Rhythmus aber vollkommen ruhig und unterdrücken die Wellenbewegungen der Hormone sowie des gesamten Wesens einer Frau. Sie ist nicht mehr sie selbst und erlebt nicht selten eine Persönlichkeitsveränderung aufgrund des stillgelegten weiblichen Lebensrhythmus.

Jede Frau hat ihren eigenen Menstruationszyklus, und wir sollten uns hüten, ihn in ein Schema zu zwängen und wenn er dann nicht hineinpasst, sofort zu pathologisieren. Außerdem handelt es sich bei Normen immer um Mittelwerte, die wenig über die inter- und intraindividuellen Schwankungen verraten. Dass ein und dieselbe Frau nicht immer gleich lange Zyklen hat, ist ganz normal und kommt sehr häufig vor. So schwankt die Zykluslänge bei 60 von 100 Frauen in einem Jahr um mehr als eine ganze Woche.[71] Laut meinen Humanbiologie-Unterlagen von der Uni aus dem Jahr 2000 variiert die

Zyklusdauer auch mit dem Alter. Von 13 bis 17 Jahre ist sie demnach rund 34,7 Tage (± 9 Tage) lang und von 20 bis 40 Jahren 28,4 Tage (± 4 Tage).

Auch die Normen zum Eisprungzeitpunkt führen sich schnell ad absurdum. Es beginnt damit, dass wir im Biologieunterricht der Schule lernen, dass sich Eisprung und Menstruation alle 14 Tage abwechseln.[72] Was vermittelt das den jungen Mädchen? Dass sie abnormal sind, wenn sie nicht dieser Norm entsprechen? An der Uni lernte ich, dass die zweite Zyklushälfte mit 14 Tagen relativ konstant ist, wäre sie kürzer, spräche dies für einen unfruchtbaren Zyklus. Es stimmt schon, dass beim fruchtbaren Zyklus im Schnitt etwa 12 bis 16 Tage nach Ende der »Zervixschleimphase« die nächste Menstruation eintritt. Aber auch im Erwachsenenalter gibt es so viele, ganz natürliche Abweichungen davon, die einen gesunden, ja sogar fruchtbaren Zyklus darstellen können. So werden Frauen auch immer wieder schwanger, obwohl die zweite Zyklushälfte laut Norm viel zu spät einsetzt und/oder kurz ist. Die Statistik sagt eben nichts über den Einzelfall aus!

Bei der Blutungsmenge sieht es nicht viel anders aus. Manche meinen, bei einer normalen Menstruation handle es sich um 30 Milliliter[73], andere geben einen Spielraum von 80 bis 100 Milliliter[74] an, laut Wikipedia sind sogar 200 Milliliter[75] in Ordnung, andere gehen bereits bei 80 Milliliter von einer Hypermenorrhö (verstärkte Menstruation) aus.[76] Dies ist nur so zu erklären, dass einmal von der reinen Blutmenge und einmal von der gesamten Flüssigkeitsmenge (also inklusive Schleimhaut) die Rede ist. Vor etwas mehr als 100 Jahren wurden sogar Angaben einer normalen Blutmenge von 200 bis 300 Gramm gemacht.[77]

Der Blutfluss ist im Idealfall ununterbrochen, klumpenfrei und ohne lange Schmierblutungen zu Beginn und am Ende. »Verstärkter Schleimabgang vor und nach der Periode ist nicht notwendig und ist immer krankhaft, wenn er unangenehm empfunden wird«, erklärt Fischer-Dückelmann vor 100 Jahren noch ganz pragmatisch.[78] Die größte Menge des Menstruationsblutes (zwei Drittel) gehen meist in den ersten zwei Tagen ab.

Merke:

Woher soll frau nun wissen, wie viel Milliliter sie monatlich verliert? Im Normalfall hat sie ja gar keine Möglichkeit, die Blutungsmenge abzumessen, wenn die Flüssigkeit in Tampons oder Binden aufgesaugt wird. Deshalb geht man von drei bis fünf Binden oder Tampons als Normalwert während der ersten beiden Tage aus, wobei der zweite Tag meist den Blutungshöhepunkt darstellt. In ein bis zwei weiteren Tagen soll die Menstruation dann langsam ausklingen.

Die Benutzung von Menstruationstassen ermöglicht es einer Frau nun, die Blutungsmenge besser abzuschätzen. Genau kann frau es aber auch dann nicht sagen, da beim Wechseln ebenfalls immer Blut abgehen kann. Wo liegt nun das Problem, wenn eine Frau mehr Blut als von den Fachleuten als normal deklariert verliert, ohne Beschwerden wie Schwächesymptome oder Eisenmangel aufzuweisen? Normen sind gut und wichtig, aber weit wichtiger ist es, die eigene Blutungsmenge zu beobachten und zur eigenen Norm zu gelangen. Es geht also weniger darum, wie viel Blut eine Frau objektiv betrachtet verliert, sondern wie ihr individueller Organismus darauf reagiert.

Lediglich über die »normale« Blutungsdauer scheint relative Einigkeit in der Fachwelt zu herrschen, – hier sind ein bis sieben Tage die Norm. Das medizinische Wörterbuch Pschyrembel fasst für uns zusammen: Unter Eumenorrhö versteht man eine »Menstruation von normaler Stärke und 3- bis 7-tägiger Dauer mit einem Blutverlust < 80 ml, ohne wesentliche Beschwerden und mit einer Zyklusdauer von 24–35 Tagen.«[79]

Was machen wir aber nun, wenn wir in dieses Schema nicht hineinpassen? Haben wir dann einen pathologischen Zyklus, auch wenn wir uns gesund fühlen? Nein, keine Sorge. Am allerwichtigsten ist die Regelmäßigkeit des Zyklus. Und jede Frau, die ein bisschen in Kontakt mit ihrem Körper steht, weiß recht genau, was ihre eigene, persönliche Menstruationsnorm ist und welche Abweichungen nicht ihrem ureigenen, für sie normalen Zyklus entsprechen. Insgesamt ist die »normale« Menstruation so fiktiv wie der »normale« Mensch.

Andererseits kann man sagen, dass der Menstruationszyklus sehr verlässlich ist, denn er reagiert meist recht exakt auf die jeweiligen Lebensumstände beziehungsweise eine Veränderung dieser. Deshalb gehören eben auch Schwankungen zu einem natürlichen Zyklus dazu.

Für den anthroposophischen Arzt Dr. Bartholomeus Maris zeichnet sich der Menstruationszyklus durch drei wesentliche Merkmale aus: ein beweglicher, individuell variabler Rhythmus, zwei polare Zyklushälften und eine Blutungsstärke, die mal stärker und mal schwächer ausfällt. Laut dieser Definition ist somit so gut wie alles relativ.

Trotzdem können uns Menstruationsnormen wichtige Hinweise über unsere Gesundheit liefern. In der Traditionellen Chinesischen Medizin spielen beispielsweise die Farbe und Beschaffenheit des Blutes eine große Rolle. Sie liefern wichtige diagnostische Hinweise über die energetische Situation des Gesamtorganismus. Klumpiges Blut, sogenannte Blutkoageln, sind ein deutliches Zeichen einer Blut-Stagnation. Dunkles, schwarzes Blut lässt auf Kälte, also einen Mangel an Yang, schließen. Leuchtend rotes Blut spricht für Blut-Hitze.

In hormonelle Zusammenhänge übersetzt, spricht eine dunkle, dickflüssige Blutung für einen erhöhten Östrogenspiegel, während hellrotes oder rosafarbenes Blut ein Zeichen für einen zu niedrigen Östrogenspiegel ist. Ersteres kommt meist bei einem übermäßigen Schleimhautaufbau vor, und Letzteres geht oft mit zu wenig Regeneration, Schlaf, ungesunder Ernährung sowie Genuss- und Suchtmittelkonsum einher.

Gesundes Menstruationsblut ist laut Traditioneller Chinesischer Medizin von einem kräftigen Mittel- bis Dunkelrot geprägt, das zum Ende der Blutung etwas heller oder dunkler werden kann. Es ist klumpenfrei, geruchlos, weder zu wässrig noch zu schleimig und frei von Schmierblutungen zu Beginn oder zum Ende.

Merke:

Eine natürliche Menstruation ist schmerzfrei. Fakt ist, dass Schmerzen rund um die Menstruation, die über ein leichtes Ziehen oder Zwicken hinausgehen, weder normal noch natürlich sind, auch wenn uns von klein auf oft etwas anderes suggeriert wird. Schmerz jeglicher Art ist ein Alarmsignal, dass etwas nicht in Ordnung ist.

Dass Regelschmerzen zum großen Teil kulturell bedingt sind, zeigt Margret Mead in ihren Studien von Naturvölkern. So kennen die in Polynesien lebenden Samoaner (nur) einen leichten Schmerz als normale Erscheinung der Menstruation, was von vielen jungen Mädchen bestätigt wird. Die Arapesh auf Papua-Neuguinea kennen hingegen überhaupt keine Menstruationsschmerzen.

Andererseits hat sich in Untersuchungen in Amerika gezeigt, dass die einzige beständige Gemeinsamkeit, die Frauen mit starken Regelbeschwerden hatten, war, dass alle in der Kindheit mit Frauen zusammen waren, die ihnen von eben jenen Beschwerden rund um die Menstruation erzählt hatten.[80] Ähnlich verhält es sich übrigens mit der Menopause. So sollen Frauen, die ihr ganzes Leben hören, wie schlimm die Wechseljahrsbeschwerden sind, diese im eigenen Klimakterium auch eher entwickeln als Frauen in Gesellschaften, in denen es nicht pathologisiert wird beziehungsweise welche nicht einmal ein Wort dafür kennen. Bedauerlicherweise wird viel zu viel über Wechseljahrsbeschwerden gesprochen, die angeblich auftreten müssten, meint Dr. Rötzer schon 1990 dazu, was sich leicht um »Menstruationsbeschwerden« ergänzen lässt.

Die soziale Umwelt trägt also zu einem beträchtlichen Teil zu unseren Menstruations- und Wechseljahrsbeschwerden bei. Dies passiert großteils über unsere weiblichen Bezugspersonen, die es uns vorleben, aber auch die Schule tut ihr Übriges. So hieß es beispielsweise in meinem Biologiebuch der vierten Klasse Gymnasium: »Vor einigen Tagen bekam Annas jüngere Schwester Petra ihre erste Menstruation. Anna konnte ihr erklären, dass die leichten Schmerzen und das Unwohlsein harmlos sind.«[81] Es war sicherlich nicht böse gemeint, aber man hätte auch schreiben können, dass dies ein ganz natürlicher körperlicher Vorgang ist, der im Normalfall genau wie andere körperliche Vorgänge schmerzfrei passiert. Oder dass es eine Zeit für Ruhe, Erholung und Reinigung bedeutet. Was wäre wohl alles anders, wenn nicht Schmerzen, sondern eine gewünschte und aktiv genommene Auszeit aus dem Alltag vermittelt werden würden?

Also noch mal, Regelschmerzen sind nicht normal und müssen auch nicht erduldet oder totgeschwiegen werden! Im Gegenteil, sie sind immer Warnsignale des Körpers, dass gesundheitlich etwas nicht in Ordnung ist, und sollten unbedingt ernst genommen werden.

Die Biologie von Beginn und Ende der Menstruationsjahre

Mit dem Einsetzen der Geschlechtshormonproduktion stellt sich meist Weißfluss bei den jungen Mädchen ein. Dies ist völlig normal und kein Hinweis auf eine krankhafte Erscheinung.

Im Gegenteil, der Weißfluss zeigt an, dass die Eierstöcke ihre Funktion aufgenommen haben. Die Studien von Dr. Rötzer und seinem Team haben gezeigt, dass die Mädchen durch die Schleimbeobachtung das Einsetzen der ersten Blutung beinahe voraussagen können und die Zyklen allein durch die Selbstbeobachtung schneller regelmäßig werden.[82]

Merke:

Die Menarche setzt circa ein bis drei Jahre nach Beginn der Hormonproduktion und nach dem Beginn des Brustwachstums in der Pubertät ein. Das Körpergewicht des Mädchens muss 35 bis 40 Kilogramm beziehungsweise der Körperfettanteil mindestens 17 Prozent betragen, damit es zur Blutung kommen kann. Ein leichtes Übergewicht kann für das raschere Einpendeln des Zyklus übrigens von Vorteil sein.

Streng medizinisch gesehen kann man bei der ersten Blutung oft noch gar nicht von einer echten Menstruation sprechen, da ihr in den meisten Fällen noch kein Eisprung und somit auch keine Gelbkörperphase vorausgegangen sind. Man spricht dann von Abbruchblutungen oder Pseudomenstruation. Es ist somit völlig normal und natürlich, dass nach der ersten Blutung für längere Zeit gar kein oder nur selten ein Eisprung auftritt. Im Schnitt dauert es ein bis eineinhalb Jahre, bis sich Eisprünge überhaupt erst einstellen und das Mädchen fruchtbar wird. So kommt es oft zu dem Phänomen, dass die ersten Jahre der Menstruation schmerzlos verlaufen, weil hier die Zyklen noch anovulatorisch sind. Mit den ersten Eisprüngen gesellen sich dann nicht selten die Regelschmerzen dazu.

Bis die Menstruation wirklich regelmäßig kommt, kann es aber um die *sieben* Jahre dauern. Dr. Treloar kam 1967 zum Schluss, dass es völlig normal ist, wenn der Menstruationszyklus in den ersten sowie letzten *sieben* Jahren schwankt und das

Präklimakterium im Schnitt *sieben* Jahre vor der Menopause beginnt.[83] Wir werden also nicht durch den plötzlichen Eintritt der Menarche von heute auf morgen vom Mädchen zur Frau (und auch nicht vom fruchtbaren Vollweib über Nacht zur grauhaarigen Greisin). Genau wie unsere Eierstöcke sich erst einspielen müssen, so braucht auch unsere Psyche eine Übergangszeit, um zur Frau zu reifen. Hier ist es sinnvoll, die Mädchen nicht abrupt mit neuen Ge- und Verboten und Rollenbildern zu überfordern, sondern sie langsam in ihr neues Ich hineinwachsen zu lassen. Es ist völlig normal, sich mit 11 oder 12 Jahren noch nicht als Frau zu fühlen!

Oft hört man ja, dass die Menarche tendenziell immer früher eintritt. So sprechen aktuelle Quellen von einem Durchschnittsalter von 11 bis 12 Jahren in Mitteleuropa, während es um 1900 noch bei rund 15 bis 17 Jahren gelegen ist.[84] Laut Wikipedia liegt das Durchschnittsalter in Europa und den USA zwischen 11,5 und 14,5 Jahren.[85]

Der Schriftsteller Edmond de Goncourt ließ sich für seinen dokumentarischen Roman »Cherie« 1884 die Tagebücher von Mädchen schicken, in denen sie über ihre Menarche schrieben. Damals lag die Menarche laut Meinung der Schulmedizin bei 13 bis 14 Jahren. Die Mädchen, die ihre Tagebücher schickten, hatten jedoch ihre Tage bereits mit 9 bis 11 Jahren bekommen.[86] Es gab somit auch schon vor fast 150 Jahren Frühreife.

Auch in der Antike scheint das Durchschnittsalter nicht recht anders gelegen zu haben. Die alten Griechen gaben an, dass die Menarche im 14. Lebensjahr auftritt, die Blutung zwei bis sieben Tage dauert und alle Frauen zur selben Zeit – abhängig vom Mond – bluten.

Dennoch lässt sich nicht abstreiten, dass durch die heutige üppige Ernährung auch bei Kindern und Jugendlichen verstärkt Übergewicht vorkommt und dadurch die Menarche sowie der erste Samenerguss bei Jungen sich tendenziell nach vorne verlegen.

Dr. Ellison bringt sogar die im Vergleich zu anderen Ländern hohen Östrogenspiegel von Frauen aus Industrienationen mit ihrer erhöhten Kalorienaufnahme in Verbindung.[87] Da es in den Wechseljahren zu einem Östrogenabfall kommt, fallen die Beschwerden demnach umso stärker aus, je höher der Hormonspiegel vor den Wechseljahren lag. Darüber hinaus finden sich bereits in Lebensmitteln und Trinkwasser Hormonrückstände, und auch viele Schadstoffe und Weichmacher wirken im menschlichen Körper östrogenartig.

Gerade in der Prämenopause spielt aber auch das Progesteron eine wichtige Rolle. Denn bevor der berühmt-berüchtigte Östrogenabfall eintritt, nimmt zuerst dieses Hormon nach und nach ab. Auch wenn wir das oft nicht so gerne hören, ist dies ein ganz normaler Alterungsprozess, keine Mangelsituation und per se (außer bei Kinderwunsch) nicht behandlungsbedürftig. Denn nach den Wechseljahren wird logischerweise ein schwangerschaftsförderndes Hormon nicht mehr benötigt. Niedrige Spiegel von Progesteron sind somit postmenopausal völlig natürlich und müssen auch nicht gemessen werden. Wenn das Allgemeinbefinden aber darunter leiden muss, gibt es viele gesunde Regulatoren aus der Pflanzenwelt, die uns auch in dieser Übergangszeit begleiten und stützen können.[88]

Eine weitere allgemein vertretene Meinung ist, dass Frauen heutzutage in ihrem Leben länger menstruieren als je zuvor. Die Theorie besagt, dass Frauen aufgrund der neuzeitlichen Verhütungsmittel nicht mehr so oft schwanger werden wie in früheren Zeiten, als sie während ihrer fruchtbaren Jahre quasi von einer Schwangerschaft in die nächste glitten. Geburtsstatistiken aus dem Mittelalter sowie Belege über Verhütungsmethoden lange vor Pille und Co sprechen aber gegen diese Hypothese.

Laut Gunnar Heinsohn und Otto Steiger war es ein großer Fehler, dass man aus den sehr hohen Kinderzahlen des 17. bis 19. Jahrhunderts einfach auf die gesamte Geschichte davor geschlossen hat. Nachweisbar sind demnach das angebliche Säuglingsmassensterben und die »permanente Trächtigkeit« der Frauen bis zum 17. Jahrhundert keineswegs. Im Gegenteil, viele Stämme zeichneten sich durch sehr niedrige Geburtenzahlen aus, und allein bei den nordamerikanischen Ureinwohnerinnen und Ureinwohnern waren um die 210 Kräuter für Empfängnisverhütung und Abtreibung bekannt. Auch John Riddle liefert zwei Bücher voller Beweise, dass die Menschen im alten Ägypten, in der Antike sowie im Mittelalter effektive Mittel zur Bevölkerungskontrolle nicht nur kannten, sondern auch benutzten.

Von zwei, drei und vier Phasen des Zyklus

Der Menstruationszyklus lässt sich in unterschiedliche Phasen einteilen, je nachdem, welches der weiblichen Organe – Eierstöcke oder Gebärmutter – gerade betrachtet wird.

Beiden gemeinsam ist die einfachste Einteilung, nämlich das Zweiphasenmodell, gleichsam der dualen Mondgöttin, deren zwei Gesichter von hell und dunkel, materiell und nicht materiell noch jenseits von gut und böse, Madonna oder Hure existieren. Hierbei wird die Proliferations- oder Follikelphase von der Sekretions- oder Lutealphase unterschieden. Die Einteilung orientiert sich an den sich ergänzenden Höhepunkten von Yin und Yang, also Ovulation und Menstruation.

Genau wie bei Yin und Yang kann das eine nicht ohne das andere existieren, und im Höhepunkt des einen ist bereits die Anlage des anderen enthalten. Ebenso beginnt während der Menstruation bereits das nächste Ei heranzureifen, und rund um den Eisprung startet der Vorbereitungsprozess für die nächste Regelblutung.

Fischer-Dückelmann spricht von der poetisch klingenden Theorie der Monatswelle, die mit einer Beschleunigung beziehungsweise Verlangsamung des Stoffwechsels einhergeht, während Bartholomeus Maris die zwei Hälften des weiblichen

Zyklus mit dem Ein- und Ausatmen, dem Wechsel von Geben und Nehmen vergleicht.

Rein biologisch bestehen in der Follikelphase eine höhere Hautdurchblutung sowie mehr weiße Blutkörperchen, wohingegen in der Lutealphase die Körpertemperatur höher ist und Wassereinlagerungen vermehrt auftreten.

Die drei Phasen der Großen Göttin zeigen sich in den eigentlichen drei Phasen des Gebärmutterzyklus: Proliferations- (Aufbau der Schleimhaut), Sekretions- (Umbau der Schleimhaut) und Desquamationsphase (Abstoßung der Schleimhaut). Dies wird auch durch die drei sichtbaren Phasen des Mondes (zunehmend, voll, abnehmend) repräsentiert.

Ergänzen wir nun die Schwarzmondphase, gelangen wir zur Vier. So zeigen sich auch aus Sicht der Eierstöcke vier Phasen: Follikelphase, Ovulation, Lutealphase und Menstruation.

Wann beginnt nun der Zyklus? Wir beginnen am ersten Tag der Menstruation zu zählen, weil der erste Tag der Blutung leichter erkennbar ist als zum Beispiel der Tag der Ovulation oder der erste Tag nach der Blutung. Letzterer ist oft durch postmenstruelle Schmierblutungen nicht exakt bestimmbar. Aber da während der Menstruation auch schon wieder die Eizelle heranzureifen beginnt, stellt die Menstruation sowohl Anfang als auch Ende eines Zyklus dar. Im größten Yang steckt auch schon wieder das kleine Yin und umgekehrt. Somit ist der weibliche Zyklus ein perfekter Ausdruck des Wechselspiels von Yin und Yang.

Die vier Phasen des Zyklus

FOLLIKELPHASE (EIREIFUNGSPHASE) · Während der Menstruation beginnen bereits einige Follikel (Eibläschen) zu wachsen, was sich in der anschließenden Follikelphase fortsetzt. Gesteuert wird dieser Vorgang vom Hypothalamus im Gehirn, welcher über das Gonadotropin-Releasing-Hormon (GnRH) die Hypophyse anregt, das follikelstimulierende Hormon (FSH) auszuschütten. Dieses wiederum stimuliert das Eibläschenwachstum. Meist reifen um die 15 bis 20 Primärfollikel heran, von denen relativ viele über mehrere Zyklen zum Sekundär- und dann zum Tertiärfollikel heranwachsen. Von diesen wird aber nur einer der Auserwählte sein, während die anderen den Tod finden. Aufgrund welcher Kriterien gerade dieser eine Follikel ausgesucht wird und nicht ein anderer, ist bis heute ein Mysterium.

Während des gesamten Zyklus bestehen fast alle Follikelstadien nebeneinander. Der Graafsche Follikel, wie der dominante Tertiärfollikel auch genannt wird, muss mindestens 20 Millimeter Durchmesser vor dem Sprung haben, um eine befruchtungsfähige Eizelle freigeben zu können.

Der Graaf-Follikel produziert nun vermehrt Östradiol, was die Heilung und den Wiederaufbau der Gebärmutterschleimhaut bewirkt. Erreicht der Östradiolspiegel einen bestimmten Wert, wird die Hypophyse über einen Rückkoppelungsprozess zur verstärkten Ausschüttung des luteinisierenden Hormons (LH) angeregt, die Produktion des follikelstimulierenden Hormons wird hingegen über einen negativen Rückkopplungsmechanismus gedrosselt. Das luteinisierende Hormon steigt, bis es sein Maximum erreicht, den Eisprung auslöst und zur Bildung des Gelbkörpers führt.

Vom Höhepunkt der Ausschüttung des luteinisierenden Hormons bis zur Ovulation vergehen normalerweise 36 bis 40 Stunden. Dies machen sich Ovulationstests zunutze, indem sie den LH-Wert im Urin messen. Trotzdem bedeutet ein positiver LH-Test nicht, dass auf jeden Fall ein Eisprung stattfinden wird. Dieser lässt sich nur per Ultraschall oder regelmäßiger Basaltemperaturmessung mit Sicherheit feststellen.

OVULATIONSPHASE (EISPRUNG) · Das Östradiol erreicht sein Maximum kurz vor dem Eisprung, das Progesteron steigt ebenfalls an. Wenn das luteinisierende Hormon seinen Höhepunkt erreicht, bringt es den Follikel zum Platzen. Es handelt sich also streng genommen nicht um einen Eisprung, sondern um einen Eibläschen- oder Follikelsprung. Gleichzeitig wird das Östradiol wieder gedrosselt.

Die Eizelle wird aus dem Eileiter in den Bauchraum geschwemmt, wie ein Küken, das aus dem Nest geschubst wird. Damit das Ei nicht in den Untiefen der Bauchhöhle (im Douglas-Raum) verschwindet, informiert der Follikel über Botenstoffe den Eileiter, und so wird das Ei sogleich liebevoll vom Fimbrientrichter der Eileiter aufgefangen. Befruchtungsfähig ist die Eizelle nun für die nächsten 12 bis 18 Stunden, während sie von den feinen Flimmerhärchen des Eileiters sanft Richtung Gebärmutter weitergetragen wird. Relevant für die Fruchtbarkeit der Eizelle ist, dass sie vor dem Eisprung genügend Zeit zum Ausreifen hatte, da sonst keine Befruchtung möglich ist.

Am Isthmus, der engsten Stelle des Eileiters, wartet die Eizelle einige Stunden geduldig auf eine eventuelle Befruchtung. Wird sie befruchtet, braucht sie insgesamt circa vier bis sieben Tage, bis sie in der Gebärmutter ankommt. Die Samenzellen werden übrigens auf ihrem Weg in den Eileiter durch rhythmische Bewegungen der Gebärmutter unterstützt, ihre Eigenbewegung würde nicht ausreichen. Davor müssen sie durch einen vom Östrogen gesteuerten Reifungsprozess, der sie überhaupt erst fruchtbar macht. Die Gebärmutter ist also ein sehr aktives Organ.

Die unbefruchtete Eizelle wird nicht – wie nach wie vor oft fälschlicherweise angenommen – mit der Menstruation ausgeschieden, sondern stirbt sehr schnell ab und wird vom Körper resorbiert.

Übrigens:

... ist es ein Ammenmärchen, dass der Eisprung immer abwechselnd im linken und rechten Eierstock passiert.

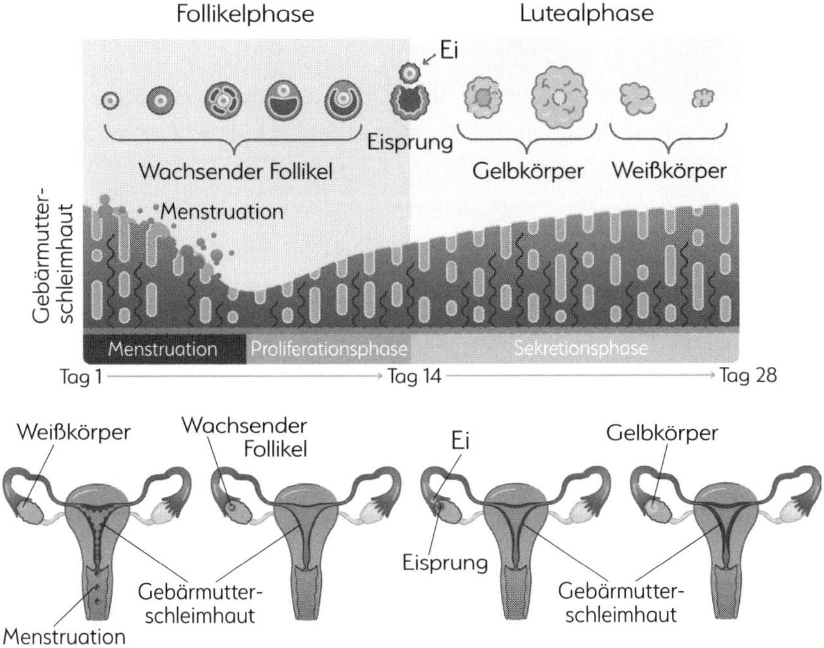

Eireifungsphasen

LUTEALPHASE (GELBKÖRPERPHASE) · Der nun leere Follikel schließt sich wieder, wächst und ändert seine Farbe – er wird unter Einfluss des luteinisierenden Hormons zum Gelbkörper (*Corpus luteum*). Dies ist eine hormonproduzierende Drüse, die vor allem Progesteron sowie etwas Östradiol herstellt. Das Progesteron führt zum Umbau der Gebärmutterschleimhaut, um sie auf eine mögliche Einnistung vorzubereiten. Sie wird nun besser durchblutet, verdickt sich und wird mit Nährstoffen versorgt. Ein bestimmter Level an Progesteron hemmt wiederum in der Hypophyse die Produktion von luteinisierendem Hormon. Im Falle einer Befruchtung bleibt der Gelbkörper bis zum Ende der Schwangerschaft bestehen. Kommt es zu keiner Befruchtung, stirbt der Gelbkörper circa 10 bis 16 Tage nach dem Eisprung ab.

Frühere Anatomen nannten die volle Ausprägung des Gelbkörpers sein Blütestadium, schon wieder findet sich also eine Blumenallegorie in der weiblichen Anatomie. Was nach circa vier Wochen übrig bleibt, ist der »Weißkörper« *(Corpus albicans)*, der wie Narbengewebe aussieht.

MENSTRUATIONSPHASE (BLUTUNG) · Die Östradiol- und Progesteronspiegel sausen in die Tiefe, worauf die Gebärmutterschleimhaut sehr empfindlich reagiert. Sie wird nicht mehr versorgt, und die Menstruation setzt ein. Aus kleinsten Blutgefäßen tritt so lange Blut aus, bis sich an der Wundstelle neue Zellen gebildet haben. Da mit dem Progesteron auch die Körpertemperatur fällt, kann es nun verstärkt zu kalten Händen und Füßen kommen. Die Prostaglandine bewirken rhythmische Wellenbewegungen des Myometriums (Muskelschicht der Gebärmutter), wodurch die Funktionalschicht der Gebärmutterschleimhaut, welche auf das Vierzigfache ihrer Größe angewachsen ist, ausgeschwemmt wird.

Übrigens:

Es ist interessant, sich einmal anzuschauen, was denn da genau »abgestoßen« wird. Es handelt sich um eine Nährschicht, die reich an Spurenelementen, Vitaminen und Nährstoffen ist, die das befruchtete Ei aufgenommen hätte. Vielleicht ist dies ein interessanter Ansatz für alle, die ihr Menstruationsblut eklig finden.

Die Basalschicht der Schleimhaut bleibt währenddessen bestehen. Außerdem wird durch die Bewegung der Muttermund leicht geöffnet. Spätestens jetzt sollte eigentlich der Mythos des passiven weiblichen Geschlechts endgültig widerlegt sein. Wie sich die Gebärmutter ihrer Schleimhaut entledigt, erinnert an das ebenfalls rhythmische Abstreifen der Haut von Schlangen.

Der höchste Prostaglandinspiegel findet sich in den ersten beiden Blutungstagen. Währenddessen beginnen schon wieder die Vorbereitungen für den nächsten Zyklus. Der Abfall von Östradiol und Progesteron signalisiert der Hypophyse, erneut follikelstimulierendes Hormon auszuschütten. Der Kreis schließt sich.

Darüber hinaus unterliegen auch die Eileiter, die Vagina und der Gebärmutterhals zyklischen Veränderungen im Menstruationsrhythmus. Besonders deutlich zeigt sich das am Zervixschleim. Während der fruchtbaren Tage wird dieser unter dem verstärkten Östradioleinfluss stärker, flüssiger, klar und spinnbar, das heißt, es lassen sich Fäden von bis zu 20 Zentimetern Länge ziehen. Insgesamt fühlt frau sich feuchter an als zu Beginn des Zyklus, wo eher trockene Tage herrschen. Auch der pH-Wert ändert sich, das normalerweise saure Milieu wird basischer, gleicht sich also den Spermien an, um ihnen bessere Überlebenschancen einzubringen. Durch den während der fruchtbaren Zeit leicht geöffneten und weicheren Muttermund können sie quasi im Zervixschleim in die Gebärmutter hinaufgleiten.

Unter Einfluss von Progesteron oder künstlichen Gestagenen wird der Zervixschleim trüb, nicht spinnbar und für Spermien undurchlässig. Er wirkt nun wie ein Wächter der Gebärmutter, während sich der Muttermund bis zur Mensis wie ein Tor schließt. Betrachtet man den Zervixschleim (und Speichel) rund um den Eisprung unter dem Mikroskop, zeigt sich ein schönes farnkrautartiges Muster, das durch einen erhöhten Salzgehalt entsteht. Während der restlichen Zeit des Zyklus weisen Zervixsekret sowie Speichel eine undefinierbare oder körnige Struktur auf.

Auch die Befeuchtung der Vaginalwände unterliegt den Östradiolschwankungen, deshalb ist es ganz normal, wenn frau sich in der zweiten Zyklushälfte oder nach den Wechseljahren trockener anfühlt und etwas länger braucht, um feucht zu werden. Andererseits ähnelt der fruchtbare Zervixschleim sehr dem Vaginalsekret, das bei sexueller Erregung produziert wird.

Durch den Einfluss der Hormone Östrogen, Progesteron beziehungsweise Prolaktin kann sich auch das Brustgewebe vor der Menstruation leicht vergrößern. Ebenso kann die Schilddrüse in dieser Zeit etwas wachsen, ihre Hormone mit dem Zyklus schwanken, Blutdruck und Puls können ansteigen, ohne dass eine Störung vorliegt. Selbst das Nervensystem unterliegt einem monatlichen Rhythmus. Schließlich ist auch unser Immunsystem an den Menstruationszyklus gekoppelt. Während des Eisprungs läuft es auf Hochtouren, um dann in der Lutealphase empfindlicher zu werden.

Synchronisation – Die Abstimmung der weiblichen Rhythmen

Viel zitiert ist das Phänomen der Synchronisation der Regelblutung, welches bei Frauen, die zusammenleben oder viel Zeit miteinander verbringen, auftritt.

Auch mir ist es auf einer einmonatigen Reise passiert, dass meine Blutung nach zwei Wochen bereits wieder einsetzte, da zwei andere Frauen unserer Gruppe menstruierten. Auf Nachfragen erfuhr ich, dass beide die Pille nahmen und zufällig zur selben Zeit ihre Abbruchblutung hatten. Leider hatte sich mein natürlicher Zyklus dem hormonell vorgegebenen der beiden anderen untergeordnet.

Martha McClintock zeigte 1971, dass sich die Menstruationszyklen von Frauen, die sich im College einen Schlafraum teilten, einander angleichen.[89] Die Theorie der menstruellen Synchronisation war geboren. Spannend ist, dass die räumliche Nähe nicht der alleinige ausschlaggebende Faktor ist, denn es hat sich gezeigt, dass Zimmerkolleginnen weniger synchronisiert waren als beste Freundinnen. Je mehr Zeit die Freundinnen miteinander verbringen, umso synchroner wird ihr Zyklus. Voraussetzung ist natürlich, dass keine der beiden hormonell verhütet.

Das Phänomen der Synchronisation spricht also auch für die Annahme, dass es früher normal war, dass Frauen alle zur selben Zeit menstruierten. Noch 1979 zogen sich menstruierende Frauen in einem Dorf in Pakistan jeden Monat zu Neumond für die Zeit der Menstruation aus dem allgemeinen Dorfleben zurück. Nach drei Tagen wurden sie gemeinsam mit dem Auftauchen des neuen Lichts, also dem zunehmenden Mond, mit Tänzen und Feierlichkeiten zurück im Dorf begrüßt. Dena Taylor erwähnt eine Therapeutin, deren Zyklus sich mit dem ihrer Klientinnen nach rund sechs Monaten einschwingt. Auch wenn manche Forscherinnen und Forscher bis heute die Existenz der Synchronisation bezweifeln und andere streiten, ob sich nun Menstruation oder Eisprung der Frauen miteinander einpendeln, sprechen die vielen Praxisfälle für die Existenz der synchronen weiblichen Rhythmen.

Tipp:

Aber nicht nur andere Frauen haben Einfluss auf den weiblichen Zyklus, auch die Pheromone von Männern können ihn steuern. Die Ko-Entdeckerin der menschlichen Pheromone Winnifred Cutler fand heraus, dass schon eine geringe Menge der Pheromone, die aus Schweißproben von Männern gewonnen wurde, unter die Nasen der Frauen gestrichen genügte, dass 70 Prozent aller sehr unregelmäßigen Zyklen nach wenigen Monaten regelmäßig wurden.[90] Ein Heilmittel bei unregelmäßigem Zyklus könnte es also sein, sich unter die Achsel des Liebsten zu kuscheln!

Mittlerweile haben Forscherinnen und Forscher im Rattenversuch herausgefunden, dass weibliche Ratten sowohl Pheromone absondern können, die die Fruchtbarkeit anderer Weibchen unterdrücken, als auch solche, die diese steigern.[91] Falls wir so ticken wie die Ratten, scheinen wir uns also auf hormoneller Ebene viel mehr gegenseitig beeinflussen zu können, als wir oft meinen. Darüber hinaus zeigte McClintock, dass Pheromone aus dem Achselschweiß anderer Frauen kurz vor dem Eisprung die Dauer der Regelblutung verkürzen können.[92]

Andererseits passen sich wiederum die Hormonschwankungen von Männern in monogamen Beziehungen bei bestehendem Kinderwunsch dem Zyklus der Frau an. So geht der Testosterongipfel monogamer Männer mit dem Eisprung ihrer Partnerin einher.[93] Passiert dann auch noch die sexuelle Vereinigung, kommt es nicht nur gefühlstechnisch, sondern auch hormonell zum Höhepunkt.

Die Energetik der Zyklusphasen

So viel zu den biologischen Vorgängen. Was bedeuten aber diese Hormonschwankungen und unterschiedlichen Phasen für das tägliche Leben einer Frau? Seit Jahrhunderten scheinen viele Frauen einfach hinzunehmen, dass sie in der ersten Zyklushälfte »normal« sind und sich ab dem Eisprung bis kurz vor der Menstruation oder auch noch währenddessen in einem Ausnahmezustand befinden. Dies ist aber nicht der Normalzustand und muss nicht sein. Stattdessen können wir auch unsere Einstellung ändern, unsere Körperlichkeit annehmen und akzeptieren, ja zelebrieren, zyklisch zu sein, und die unterschiedlichen Energien dieser Phasen bewusst nutzen und in unser Leben integrieren. Denn wir sind nun mal von Natur aus nicht immer gleich! Es liegt ganz allein an uns, wie wir mit unserer Zyklizität umgehen – ob wir sie (hormonell) unterdrücken, sie zähneknirschend erdulden oder sie zu unserer Verbündeten machen und auf ihren Wellen dahingleiten.[94] Das Ursymbol des Medizinrads kann uns dabei helfen, die verschiedenen Elemente und Zyklusqualitäten in uns auszubalancieren.

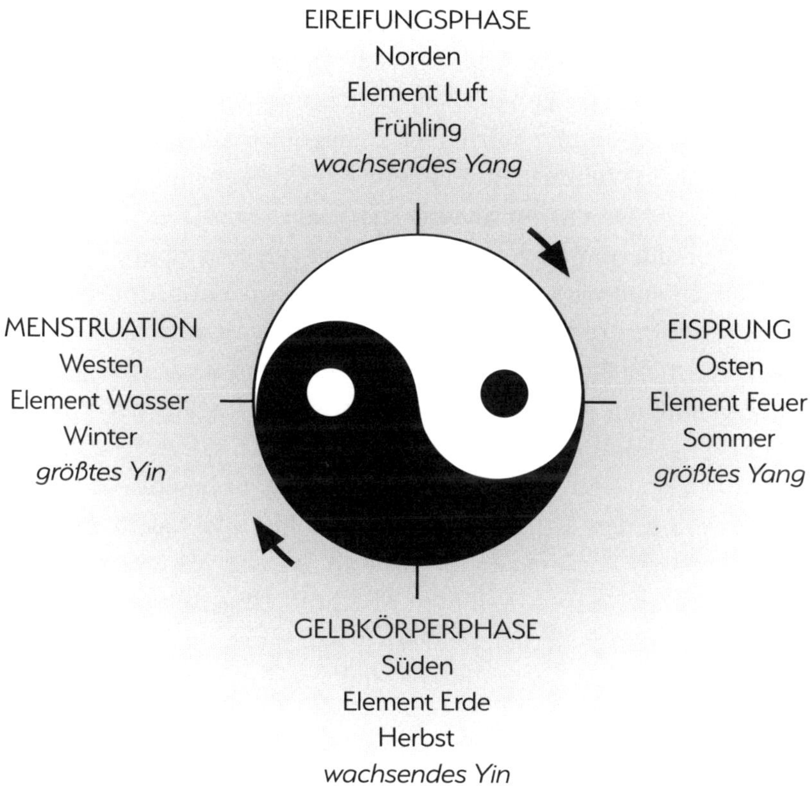

Menstruationszyklus im Medizinrad

Follikelphase: Jung-Frau und Elfe

Ich bin neu in dieser Welt. Weiß noch nicht genau, wo ich hingehöre. Ich bin unschuldig, neugierig, unentschlossen. Will neue Dinge ausprobieren, aber kann meine Meinung auch schnell wieder ändern. Will spielen, erkunden. Bin ungeduldig, meine neue Energie will sich ausdrücken, alles soll auf einmal passieren. Aber vielleicht bin ich auch von der Welt überfordert und ziehe mich zurück. Ich bin unerfahren. Muss meinen neuen Körper erst entdecken. Ich bin leicht zu verletzen. Ich bin noch nicht ganz hier, noch nicht ganz auf der Erde angekommen. In mir lebt noch die kosmische Ordnung.

Im Normalfall hat die Menstruation uns nicht zu viel Kraft gekostet, und wir sind voll frischer Energie, leicht und unbeschwert. Es ist eine Zeit der Neuausrichtung. Alles ist möglich, das Alte ausgelöscht. Wir haben unbegrenzte Möglichkeiten, können Pläne schmieden und neue Projekte angehen. Jugendlicher Elan herrscht vor und die Lust, Neues anzufangen. Es ist Zeit, Veränderungen vorzunehmen und uns neu zu erfinden. Vielleicht sind wir aber auch noch etwas vorsichtig, unbeholfen, benötigen Zeit, uns zu sammeln und neu auszurichten.

Dies ist die Phase der Jung-Frau, also einerseits des jungen, neu-geborenen Mädchens. Wir sind wie frisch aus der Produktion gekommen, aber auch noch etwas un-schuldig, ohne Schuld also, weil noch ganz leer wie ein unbeschriebenes Blatt, ohne den Ballast der Vergangenheit. Trotzdem sind wir hoffentlich mit der Erinnerung an das, was wir im letzten Zyklus gelernt haben, in diesen Abschnitt eingetreten. Durch die Reflexion aus der letzten Menstruationsphase fangen wir nicht ganz bei null an, sondern sind eine Entwicklungsstufe weiter – so wie auch der Zyklus eigentlich kein Kreis ist, sondern eine sich ständig weiterdrehende Spirale, die zwar immer wieder zum selben Punkt zurückkehrt, aber auf einer höheren Ebene.

Nun können wir unsere Einsichten in eine Struktur bringen. Eine Leichtigkeit umgibt uns, als ob wir wie eine Fee mehr in den weiten Sphären zu Hause wären als auf der Erde. Da wir die Verbindung zum Universum wie ein Neugeborenes noch nicht verloren haben, wissen wir über das universelle Gesetz der Gerechtigkeit. Nicht im Sinne von menschlicher Vergeltung, sondern als übergeordnetes kosmisches Prinzip. Wir sind die Verkörperung von Justitia. Unser drittes Auge ist geöffnet, der Geist klar, fokussiert, und unser Intellekt arbeitet mit Leichtigkeit auf Hochtouren.

Im Medizinrad entspricht diese Energie dem Norden, dem Ort der Inspiration, wo mehr Raum als Materie besteht; dem Ort, aus dem die Lebensvibration von den Sternen auf die Erde kommt und aus dem der klare Nordwind weht, der unseren Geist reinigt; dem Element Luft, das vor der Formbildung besteht.

Darüber hinaus sind wir eine Jung-Frau im ursprünglichen Sinn, also eine freie Frau, die weder an einen Mann noch an ein Kind gebunden, aber sehr wohl sexuell ist. Frei von Verpflichtungen und Verantwortungen anderen gegenüber, sind wir selbstverantwortlich und gehören nur uns selbst. Egal wie alt wir sind, egal ob Single oder in einer Partnerschaft, kinderlos oder kinderreich, Monat für Monat kehren wir in dieser Zeit zum Anfang zurück, zu unserer Jugend.

Unsere Sexualität ist nun freier, unschuldiger, zärtlicher, jung und unverbraucht und von einer Leichtigkeit geprägt. Vielleicht sehnen wir uns nach Flirts und Spaß, sind gern unter Menschen und kommunikativ.

So wie sich die Vegetationsgöttin jeden Frühling in ihrer frischen, jugendlichen Gestalt der weißen Göttin Brigid zeigt, so erhalten auch wir monatlich die Chance der Neuausrichtung. Was wollen wir in diesem Monat werden? So wie man an der Knospe oft noch nicht die Blüte erkennt, ist auch bei unserer Entwicklung und Entfaltung noch alles offen und möglich. Wie der Mond im Zunehmen ist, so wird auch unsere Gebärmutter aufgebaut sowie erneuert, und auch energetisch ist es für uns eine Zeit des Wachsens. Deshalb entspricht diese Phase auch der Energie des Elements Holz, welches für das kleine Yang, Aktivität, Wachstum und physische Energie steht. Yang-Prozesse sind immer Aufbauprozesse, und das Holzelement ist gelebte Wandlung. Wir sind dynamisch, aktiv und voller physischer Ausdauer. Trotzdem ist es wichtig, nicht all unsere neue Energie sofort hinauszuschießen, sondern unsere Reserven bedacht über den gesamten Zyklus einzuteilen. Schließlich müssen in dieser Phase das bei der letzten Menstruation verlorene Qi und Blut wiederaufgebaut werden.

Ovulationsphase: Aphrodite und Mutter

Wie kraftvoll, sexy und lustvoll ich bin. Ähnlich wie das Zervixfluid zwischen meinen Beinen sprudelt die Energie nur so aus mir heraus. Ich bin offen und aufnahmebereit. Welt, was hast du zu bieten? Aphrodite kommt über mich, durch mich, übernimmt meinen weiblichen Körper und lehrt mich seine sinnlichen Geheimnisse. Vollendete Weiblichkeit im Überfluss. Mein fruchtbarer Boden ist empfänglich für die Aussaat. Womit möchte ich diesen Monat schwanger gehen? Ich bin bereit ...

Rund um den Eisprung treten wir in die fruchtbare Phase ein. Nach der Zeit des Intellekts melden sich nun der Körper und seine Bedürfnisse verstärkt. Es ist die Zeit des größten Yang, die Zeit von Liebe und Konzeption. Egal ob wir gerade ein Kind bekommen möchten oder nicht, jetzt ist die beste Möglichkeit, mit einem realen Kind oder einer Idee schwanger zu gehen. Aber Vorsicht, auch bei Frauen, die eigentlich keine Kinder (mehr) bekommen möchten, kann sich in dieser Phase ein leiser Kinderwunsch melden. Auch interessieren wir uns verstärkt für unsere Mitmenschen, vielleicht sind wir besonders gut im Teamwork, gefühlvoll und empathisch oder umsorgen andere. Wir sind nun die Verkörperung der Fruchtbarkeit.

Trotzdem geht es in dieser Phase nicht nur ums Kinderkriegen und Mütterlichsein. Es ist die Zeit des Sommers, Zeit zum Feiern, genießen, gesellig sein und sich unter die Leute zu mischen. Wir sind unternehmungslustig und energievoll. Untersuchungen haben gezeigt, dass wir vor dem Eisprung besonders extrovertiert und in Höchstform und während des Eisprungs sehr aufnahmebereit für andere sind.[95]

Die alten Chinesen nannten diese Phase »Zeit der heißen Dämpfe«. Unsere Körpertemperatur steigt eigentlich erst kurz nach dem Eisprung unter Einfluss des Progesterons an, aber dennoch sind wir jetzt heiß auf Sexualität, und unsere vermehrt ausgeschütteten Pheromone sollen potenzielle Sexualpartner oder -partnerinnen anlocken. Und es wirkt, Striptease-

Tänzerinnen erhalten rund um ihren Eisprung tatsächlich mehr Trinkgeld als sonst.[96]

Auf der anderen Seite sind wir auch empfänglicher für die Sexuallockstoffe des anderen Geschlechts. Plötzlich riecht der Partner besonders gut ... Wir stehen voll im Saft, gedopt mit Östradiol sieht man(n) es uns auch an, wir strotzen nur so vor Weiblichkeit und Sex-Appeal. Die Zeit der heißen Dämpfe eben. Wie wäre es mit einem kleinen sexuellen Abenteuer? Aber Vorsicht beim Spiel mit dem Feuer ...

Das Element Feuer ist es auch, welches diese Phase prägt. Es wird im Osten mit dem Aufgehen der Sonne geboren und symbolisiert das große Yang. Es geht ums Werden, um Inspiration und Konzeption. Die Energie ist nach außen gerichtet.

Diese Dynamik passt nun so gar nicht in unser Weltbild der guten, fürsorglichen, ja beinahe geschlechtslosen Mutter. Dabei handelt es sich um die Energie der Aphrodite oder Venus. Denn Liebe zeigt sich eben nicht nur in Form der Mutterliebe, sondern auch in der geschlechtlichen, körperlichen Liebe. Unser Hormonspiegel sowie unsere weiblichen Organe, die viel stärker durchblutet sind als sonst, sind prall wie der Vollmond. Auch in unserer aufgeklärten Zeit hält sich hartnäckig die Idee, dass Eisprung und Empfängnis bei Vollmond am häufigsten vorkommen. Was könnte es also Zyklusverbundeneres geben als die sakrale Vereinung mit unseren Liebsten unter dem Vollmond zum eigenen Zyklushöhepunkt? Wenn der Körper bereit ist, kann der Liebeshöhepunkt den Eisprung auslösen. Diese Energieexplosion kann zur Zeugung biologischer Kinder wie geistiger Ideen genutzt werden.

Für viele Frauen ist dies die »gute« Phase, die kulturell erwünschte, frei von Beschwerden. Aber die Göttin wertet nicht. Für sie haben alle Phasen die gleiche Bedeutsamkeit.

Lutealphase: Hexe und Amazone

Tage nach dem Eisprung meldet er sich wieder. Dieser altbekannte, ziehende Schmerz, der mich daran erinnert, schön langsam einen Gang runterzuschalten. Nach ihm kann ich die Uhr stellen. Die Menstruation ist noch fern, aber es ist Zeit, kurz innezuhalten und den Bedürfnissen meines Körpers zu lauschen. Eigentlich will ich aber gar nicht. Denn nichts gelingt mir, ich bin überfordert, unproduktiv, unkreativ.

Dann überkommt sie mich plötzlich ganz unvorbereitet, die Welle aus Schmerz und Hitze. Sie bringt mich ins Hier und Jetzt. Ich kann nicht anders, als mich ihr hinzugeben, sie mich reiten zu lassen. Wo vorher Lethargie und Unproduktivität waren, bricht jetzt die Kreativität aus mit hervor, vom zerreißenden Schmerz endlich freigesetzt. Der Schmerz zerfetzt die Kapsel, in der meine Kreativität eingeschlossen war, und die Hitzewallung treibt die freigewordene Energie meinen Körper empor. Ideen überströmen mein Gehirn. Meine Lippen sprechen Worte, Wahrheiten wie von selbst. Aber es sind nicht meine Worte, nicht geboren in meinem Verstand. Sie gehören meiner Gebärmutter ganz allein. Meine Füße stehen fest am Boden, als wären sie angewachsen. Verbunden und geerdet, gestärkt und aufrecht stehe ich nun da. Voll weiblicher Urpotenz. Danke, rote Göttin der Fruchtbarkeit. Dein Same ist nun in mir explodiert und transformiert.

Fünf Minuten später ist die Welle vorbei. Was bleibt, ist eine zittrige Schwäche, ein tranceartiger Zustand wie nach einem umfassenden, intensiven Orgasmus. Ich bin voller benommener Zufriedenheit und Schläfrigkeit. Die körpereigenen Endorphine zeigen ihre Wirkung. Nach diesem Powerschub folgt Erschöpfung. Zeit zum Integrieren des Neuen.

Wir sind im Herbst angelangt. Es ist Zeit, die Ernte einzubringen. Die Hitze des Sommers ist vorbei, und die Wirklichkeit klopft an die Tür. All das, was wir in der ersten Zyklushälfte unterdrückt haben, kommt nun an die Oberfläche. Es holt uns ein, sucht uns heim.

Es ist Zeit zu akzeptieren, dass auch der Sommer vergänglich ist und die Dunkelheit immer präsenter wird. Zeit zu begrüßen, dass ein Zyklus nicht nur aus Licht, sondern auch aus Schatten besteht. Liebten wir uns gerade noch im Schein des Vollmondes, wird es nun von Tag zu Tag dunkler, um und in uns. Zeit, dem eigenen Schatten gegenüberzutreten. Es ist die Zeit der Hexen und ver-rückten Weiber, denn die Realität beginnt sich nun für uns ein wenig zu verschieben. Fast schon können wir die dunkle Seite des Mondes erblicken.

Leben ist Veränderung. Es heißt nun, Dinge und Projekte zu Ende zu bringen oder zu beginnen, sie loszulassen. Konzentration, Struktur, Organisation und Verstandeskraft hatten ihre Zeit. Nun ist der Moment für Emotionalität, Sensibilität, Kreativität und Out-of-the-box-Denken.

Waren wir in der ersten Zyklusphase von der Leichtigkeit und Lichtheit der jugendlichen Frühlingsgöttin geprägt, so ist nun die in Erdfarben gehüllte Erntegöttin unsere Begleiterin. Sie ist im Süden im Element Erde zu Hause. Die Schwerkraft ist spürbarer, zieht uns nach unten, auf die Erde. Wir sind voll und ganz inkarniert. Es ist eine Zeit der Dualität, wir wollen unsere Mission leben, müssen uns aber auch um unseren Körper kümmern. Wir sind keine Kinder der Sterne mehr, nun stehen wir mit festen Beinen auf dem Boden. Die Kraft der Erde will durch uns fließen. Will uns reinigen, all unsere prämenstruellen Spannungen und Beschwerden von uns nehmen und für uns in kreatives Potenzial transformieren. Schaffen wir es, uns zu erden und die Erdenergie durch uns wirken zu lassen? Oder bleiben wir in unserer Energiestagnation gefangen?

Jetzt ist es wichtig, der Unruhe und dem Aktivitätsdrang nachzugeben. Wissen wir die Energien freizusetzen, verwandeln wir uns in die Kreative, die Lebendige, die Powerfrau, die Zauberin. Unsere schöpferische Energie darf sich entfalten. Wieder sprudelt Energie aus uns, aber sie kommt diesmal aus der Erde, ist schwerer, intensiver. Sie will sich ausdrücken, als

Tanz, als Lied, als Bild, in der Sexualität, als pure Kreativität. Am besten auf fünf verschiedene Arten gleichzeitig.

Schaffen wir die Freisetzung nicht, kann sich das schöpferische Potenzial gegen uns selbst richten und zerstörerisch wirken. Dann können Drama, Gefühlsausbrüche und Ruhelosigkeit angesagt sein. Aggressionen wie Tränen sind zwar vielleicht nicht immer umwelttauglich, aber nie grundlos. Prämenstruelle Wutausbrüche maskieren oft tief liegende Intuitionen und Erkenntnisse. Aber auch sie können zu kreativen Explosionen führen.

Wir sind sexuell der Sexualität wegen, ohne Reproduktionsziel. Wir verkörpern die machtvolle Verführerin, die Femme fatale, die genau weiß, was sie will und wie sie es bekommt. Wie die reifen süßen Früchte und Wurzeln des Herbstes, so schmeckt auch unsere Sexualität besonders intensiv, wild und erdig. Das Progesteron heizt uns so richtig ein, beschert uns einen zweiten Gipfel der Lust, und sogar unser Körpergeruch wird animalischer.

Die Leberenergie des Elements Holz wird gebraucht, um das Blut aus dem Blutspeicher in den Uterus zu transportieren. Kommt es zu Stauungen in dieser Energiebahn, macht sich das klassische Prämenstruelle Syndrom bemerkbar. Wir sind aber nicht sensibler und geladener, weil wir es haben. Unsere erhöhte Empfindlichkeit, die sich nicht nur im Gemüt, sondern auch auf Haut und Brüsten zeigt, kommt daher, dass für uns langsam ein Riss zwischen den Welten entsteht und sich unsere Wanderseele Hun, der Elementargeist des Elements Holz, auf ihre Seelenreise während der letzten Zyklusphase vorbereitet. Dies äußert sich in einem verstärkten Ruhe- und Schlafbedürfnis. Es ist wissenschaftlich erwiesen, dass die Träume in dieser Zeit häufiger und lebhafter werden. Die Grenze zwischen den Welten löst sich auf. Das Yin nimmt zu und mit ihm Innenschau und Reinigung.

War unser Interesse zuvor tendenziell mehr aufs Außen gerichtet, so beginnen wir nach und nach, vermehrt nach innen zu blicken. Kurz vor der letzten Phase wird es Zeit, ruhiger und langsamer zu werden und den winterlichen Rückzug vorzubereiten. Östradiol und Progesteron rasseln in den Keller, und der Körper zieht die Bremse. Es ist Zeit, unser Innerstes zu spüren. Die Erdenergie gibt uns Kraft, um gut vorbereitet in die letzte Zyklusphase eintreten zu können. Davor braucht es aber noch ein paar Vorbereitungen. Um in die Unterwelt hinabzusteigen, müssen wir zuerst unser Inneres wie Äußeres reinigen.

Viele Frauen kennen den mysteriösen Zwang, kurz vor Einsetzen der Menstruation zu putzen und aufzuräumen. Sind wir mal wieder einfach nur hysterische Hennen, die mit dem Putzwedel wie wild durch die Gegend rennen, oder verbirgt sich hier etwa eine uralte, kulturübergreifende mystische Bedeutung?

Früher handelte es sich beim Putzen um mehr als nur das materielle Saubermachen eines Ortes. Durch Fegen wurden die Dämonen und bösen Geister vertrieben. Es handelte sich also vielmehr um eine energetische Reinigung. An manchen Orten der Welt ist das noch immer so, und zum Teil haben sich diese alte Traditionen auch bei uns – als Aberglauben getarnt – gehalten. Auch vor Ritualen und Zeremonien wird zuerst der Platz gereinigt oder ausgefegt. Als ich in Guatemala in der Maya-Tradition unterwiesen wurde, musste ich als Lehrling immer als Allererstes die Feuerstelle fegen. Ich konnte lang nicht verstehen, warum das nicht jede und jeder selber nach dem eigenen Feuerritual machte. Jetzt weiß ich um die rituelle Bedeutsamkeit, den sakralen Platz vor Beginn der Zeremonie eigenhändig zu säubern und vorzubereiten. Eigentlich ist das Putzen für sich schon ein wichtiges magisches Ritual, das es zu zelebrieren gilt. Der berühmt-berüchtigte Putzzwang vor der Blutung ist also nichts anderes als eine Reinigung unseres heiligen Raumes zur Vorbereitung auf die monatliche magische Zeremonie. Sie hilft uns, rituell Altes zu verabschieden, uns vom beendeten Zyklus zu trennen und gestaute Energie aufzulösen. Auch vermittelt sie uns Sicherheit und Ruhe in einer Zeit der Offenheit und Verletzlichkeit.

Kein Platz für Lügen. Keine Chance, mich selbst zu belügen. Unbequeme Dinge sprudeln aus mir heraus. Überreaktion der hysterischen Furie? Oder unverblümte Ehrlichkeit? Drauflos ohne Rücksicht auf Verluste. Handeln, ohne an die Konsequenzen zu denken. Ich bin überfordert, will alles absagen, sage alles ab. Erleichterung, gefolgt von einem Gefühl der Leere. Leere, in der sie auf mich wartet, die Alte Frau.

Menstruationsphase: Alte Frau und Weise Alte

Zeit, Zeit, Zeit. Unendliche Zeit. Wut, Verzweiflung, Depression. In Gedanken baue ich mir eine Menstruationshütte und reiße sie im Anschluss sofort wieder nieder. Das Ganze wiederhole ich mehrmals, verwerfe Entwurf über Entwurf. Irgendwann bleibt nur der nackte Boden übrig. Und auch ich bin nun nackt. Entblößt. Bloßgestellt. Ohne Möglichkeit zum Verstecken. Jetzt kommt alles auf den Tisch.

Die Kunst, mit sich selbst alleine zu sein. Sich selbst zu ertragen. Lust auf Zerstörung, alles zu verwerfen, zu vernichten und alles niederzureißen mit mir in den Abgrund. Gefühle aus den Urgründen meines Seins kommen hoch. Wollen nicht mehr verdammt, sondern einfach nur ausgespieen werden. Zerstörung. Auflösung. Nichts. Auch diese Zeilen sind nichtig.

Was heißt das eigentlich wirklich, zu sterben und neu geboren zu werden? Durch die dunkle, düstere, schmutzige Seite hindurchgehen. Den eigenen Dämonen begegnen, das Haar wild, ungekämmt und ungewaschen.

Meine Vagina spricht zu mir: Ich bin so voll. Will nichts aufnehmen. Muss ganz viel loswerden. Bin angespannt und vor lauter Beckenbodentraining überreizt. Will lieber sein, loslassen, mich hingeben.

Schmerz. Ich atme in den Schmerz hinein. Werde zum Schmerz. Mein Kraftquell. Ich lasse los und atme ihn in mich zurück. Mein ganzer Körper beginnt zu kribbeln, pulsieren, vibrieren. Ich bin wie in Trance.

Ich beginne zu schreiben, und meine Schmerzen vergehen. Wie gerne würde ich weiterarbeiten, aber heute ist nicht die Zeit. Ich darf lernen, meinem Rhythmus entsprechend zu leben und zu arbeiten. Jetzt ist die Zeit, um tiefer zu gehen zum Ursprung. Hingabe. Loslassen.

Es ist Zeit für den Abstieg unter die Oberfläche. In die Unterwelt gehen wir. Zu ihr. Sie ist so alt wie das Universum und hat mehr Namen, als ich aufzählen kann. Sie ist die Göttin in ihrer dunklen Gestalt, die Weise Alte, die Hagazussa, die Zaunreiterin, die Vermittlerin der Welten, Frau Tödin, die schwarze Madonna, die Urfrau, die Wissende, die Unaussprechliche, Gebieterin über Leben, Tod und Wiedergeburt, die, die über die Mysterien des Lebens weiß, die, die fähig ist, den Fluss in die Unterwelt zu queren und lebendig in unsere Welt zurückzukehren. Sie ist das Alte Weib, die Verschleierte, die hinter alle Schleier sieht. Sie ist Lilith, Kali, Hekate, Baba Jaga, Medusa und Frau Holle. Und wir dürfen nun Zyklus um Zyklus ihre Macht verkörpern, denn sie ist ein Teil von uns. Was daran sollte schmutzig, eklig oder lästig sein?

Winter ist da, die dunkle Jahreszeit. Es ist Zeit, nach Hause zurückzukehren, heimzukommen zu uns selbst. Innenschau, Reflexion und Meditation. Der Tauchgang in die eigenen Untiefen, in die eigene Seele. Dinge wollen spätestens jetzt abgeschlossen werden. Der zweite Höhepunkt des Zyklus ist eine Zeit der Bestandsaufnahme, Abrechnung, Zerstörung und des Wiederaufbaus. Zeit für Reinigung und um Kräfte zu sammeln.

Der Schleier zwischen den Welten ist gefallen. Die Zeit verläuft nun langsamer für uns. Wir sind sensibler, offener. Als Vermittlerinnen der Welten befinden wir uns in einem tranceartigen Schwebezustand, wenn wir ihn nur zulassen. Wir nehmen die Rolle des monatlichen Orakels an wie die Priesterinnen alter Zeiten. Wir sind ehrlicher, sprechen die Wahrheit, denn unser Blut verträgt Lügen nicht.

Wir befinden uns in einem energetisch erhöhten Zustand, deshalb sollten wir uns nicht mit Alltagsarbeiten aufhalten, sondern Raum für Spiritualität, Intuition und Magie schaffen. Aufgrund unserer Feinfühligkeit wird unser Ruhebedürfnis größer. Wir brauchen viel Zeit für uns alleine oder suchen die Gemeinschaft mit anderen Frauen. Dies ist die Zeit für uns, Zeit, uns nicht um andere, sondern um uns selbst zu kümmern und unsere Energien aufzutanken. Wenn wir auf unsere innere Stimme hören, wissen wir ganz genau, was wirklich gut für uns ist. Unsere Instinktnatur ist vollkommen entwickelt. Die Monatsblutung ist wie eine Erinnerung, uns eine Pause zu gönnen. In diesem veränderten Energiezustand funktionieren wir nicht wie sonst, und dem sollten wir auch nachgeben können und nicht über unsere Grenzen gehen, um die üblichen Arbeiten erfüllen zu können.

Es ist gut, dass wir heutzutage zu jeder Zeit alles machen können, aber wo bleibt unsere Regeneration? Für unsere Erneuerung im nächsten Zyklus braucht es zuallererst die Zeit des Rückzugs.

Die Mondgöttin hat sich in die Unterwelt zurückgezogen, um mit uns zu bluten. Gemeinsam mit ihr hüten wir die Geheimnisse der Dunkelheit. Früher wurden bedeutende Sitzungen in der Nacht abgehalten, und die wichtigen Entscheidungen fielen nur nachts, in *ihrer* Zeit. Es ist eine Phase des Übergangs, der Verwandlung. Auch wir müssen nun entscheiden, was bleiben und was gehen soll, denn damit das Neue kommen kann, muss zuerst das Alte gehen.

Im Westen ist der Ort dafür, wo das Loslassen regiert. Der Ort, wo frau sich der Nacht und dem Tod hingibt. Wo die reinigende Kraft des Elements Wasser uns Heilung verspricht. Es ist Zeit, zu sterben und uns aus unserem Innersten neu zu gebären. Wir sind die Schöpferinnen unserer eigenen Wiedergeburt.

Das Yin erreicht seine extremste Ausprägung, und die Blutung setzt ein. Aber im größten Yin ist auch immer bereits das junge Yang enthalten, denn nie kann das eine ohne das andere existieren. In diesem Übergangsstadium treten wir aus unserer Welt in andere ein, wir gehen zu den wilden Weibern, »an einen Ort, den kein Mann betreten kann, weil er nicht überleben würde, was dort geschieht«.[97] Es ist die Quelle weiblicher Weisheit.

Ähnlich wie während des Eisprungs ist auch jetzt unser Unterleib stärker durchblutet. Die äußere Wahrnehmung kann reduziert sein, dafür ist die innere körperliche und seelische Empfindung erhöht. Die Zeit der Menstruation kann vor Sexualenergie und Sinnlichkeit nur so strotzen. Über die gemeinsame Sexualität können wir unseren Partner nun doch in die anderen Dimensionen mitnehmen. Aus Sexualität wird Spiritualität, Erleuchtung. Oder aber wir sind gegen jegliche Romantik und Sexualität immun. Beides ist in Ordnung, und nur wir bestimmen, was uns guttut.

Der Zyklus ist beendet, während der neue bereits beginnt. Der Kreis schließt sich, die Spirale dreht sich auf einer höheren Stufe weiter. Und wieder beginnt ein Durchlauf durch die vier Jahreszeiten, Himmelsrichtungen und das Medizinrad, in dessen Rhythmen sich unsere urweiblichen Energien ständig wandeln. Denn alles ist verbunden und stets im Wandel.

Die gerade beschriebenen Phasen, Einteilungen und Archetypen stellen jedoch keine endgültigen Wahrheiten dar. Sie sind eine Interpretation der Wirklichkeit, nicht *die* Wirklichkeit und sollen lediglich als Wegweiser dienen, können für jede einzelne Frau aber natürlich auch völlig anders verlaufen.

Am Ende bleibt nur, sich selbst folgende Frage ehrlich zu beantworten: Lebe ich in Einklang mit meinem Zyklus? Und falls dem nicht so ist: Was braucht es, damit ich meinen Zyklus schätzen kann?

Zyklusstörungen und Menstruationsbeschwerden

Oft beschäftigen sich Frauen mit der Menstruation erst dann, wenn prämenstruelle Verstimmungen oder Wehwehchen auftauchen oder die Blutung unter Beschwerden einsetzt. Gerade die Zeit der Menstruation ist viel zu oft mit Schmerz und Unwohlsein verbunden, dass es mittlerweile schon als normal gilt, dass frau in der einen oder anderen Art unter ihrer Regel leidet.

Laut einer Umfrage bei österreichischen Jugendlichen zum Thema Menstruation gaben 88 Prozent der Mädchen an, unter Menstruationsbeschwerden zu leiden.[98] Wie ist es möglich, dass ein so natürlicher, regelmäßig wiederkehrender Vorgang bei fast allen jungen Frauen Probleme verursacht?

Wir haben uns so weit vom natürlichen Zustand entfernt, dass viele von uns gar nicht mehr wissen, wie sich ein natürlicher Zyklus und eine problemlose Mensis anfühlen. Weil so viele Frauen Menstruationsschmerzen haben, wird es oft gar nicht mehr infrage gestellt. Das ist halt so, damit muss frau sich abfinden und das Leben wie gehabt weiterführen, ohne sich viel anmerken zu lassen. Aus natürlich (einer schmerzfreien Blutung) wurde »normal«, das heißt eine schmerzhafte Regel wurde zur Normalität, aus der Zeit der Ruhe, Reflexion und Innenschau wurde die Zeit des Verheimlichens, der Schmerzen und Unproduktivität.

Auf der anderen Seite werden natürliche Vorgänge wie die Menstruation mehr und mehr pathologisiert. Die Beschwerden und Störungen stehen im Vordergrund der Betrachtung und Forschung, nicht die Geheimnisse des Körperprozesses an sich.

Bevor wir uns den Heilmitteln der Menstruationsbeschwerden zuwenden, schauen wir uns zuerst einmal an, welche Art von Beschwerden es überhaupt gibt. Zuerst kann das Symptom natürlich nach dem Zeitpunkt des Auftretens im Zyklus eingeteilt werden, also in welcher der vier Phasen es auftritt. Darüber hinaus unterscheidet die Medizin zwischen Typus- und Tempoanomalien. Typusanomalien beziehen sich auf die Blutungsstärke, während unter Tempoanomalien Störungen des Blutungsrhythmus oder -zeitpunkts zusammengefasst werden. Die Traditionelle Chinesische Medizin kennt diese Einteilungen nicht. Hier wird vor allem von Zuständen der Kälte, Hitze, Feuchtigkeit, Stagnation oder von Qi- und Blut-Mangel gesprochen.

Menstruationsbeschwerden aus Sicht der Traditionellen Chinesischen Medizin

Ein gesunder weiblicher Unterleib ist warm, gut durchblutet und die Eierstöcke und Eileiter sind frei und unverschleimt. Energetisch wird die Gebärmutter vor allem vom Nieren-, Leber- und Milz-Qi reguliert.

Für die Nieren, die unsere Essenz Jing speichern und die Energie für Sexualität und Geschlechtsorgane zur Verfügung stellen, ist Kälte der größte Feind. Kälte entsteht vor allem durch zu kalte Nahrungsmittel, ein geschwächtes Immunsystem oder mangelnde Bewegung. Aber auch ein Bauchnabelpiercing kann nach Ansicht der Traditionellen Chinesischen Medizin wie ein Leiter wirken und Kälte in den Unterleib bringen. Mangelnde Beachtung oder Ablehnung bestimmter Körperteile führen ebenfalls zu Kälte im entsprechenden Gebiet. Darüber hinaus kann Kälte auch durch Schock und Trauma entstehen. Sind die Nieren geschwächt, können sie nicht genug Essenz zur Verfügung stellen, um den Uterus mit Qi und Blut zu versorgen.

Unsere Milz hingegen verträgt Feuchtigkeit gar nicht gut. Sie ist unter anderem dafür zuständig, die Nahrung in Blut und

Qi zu verwandeln, das Blut in seinen Bahnen und die Organe an ihrem Platz zu halten. Durch Umwelteinflüsse wie kaltes, feuchtes Klima, ungünstige Ernährung mit einem Zuviel an kalten und schleimfördernden Nahrungsmitteln (wie Milchprodukte, weißer Zucker, Weißmehl, Südfrüchte etc.), Stress und Vernachlässigung der Weiblichkeit entstehen Kälte und Feuchtigkeit.

Erkalten nun unsere Nieren, können sie im Unterleib nicht mehr für genügend Wärme sorgen. Der Milz wird ebenfalls nicht mehr genügend eingeheizt, sie wird überarbeitet und träge. Der Unterleib wird im wahrsten Sinne des Wortes kalt und verschleimt. Typische Beschwerdebilder von Kälte und Feuchtigkeit sind klumpige, sehr dunkle Menstruation, Abneigung gegen Kälte, Zysten und Libidoverlust bis hin zu Unfruchtbarkeit.

Ist die Milz besonders stark beeinträchtigt oder sind die Nieren leer, funktioniert die Blutproduktion nicht mehr ausreichend, und es kommt zum Blut-Mangel. Dies äußert sich in spärlichen, hellen Blutungen bis hin zum völligen Ausbleiben der Menstruation. Ein vorübergehender Qi- und Blut-Mangel während der Dauer der Blutung ist aber ganz normal und oft der Grund für eine gesteigerte Verletzbarkeit durch äußere pathogene Faktoren wie Wind und Kälte.

Eine Qi- oder Blut-Stagnation hingegen betrifft meist das Holzelement (Leber und Galle), vor allem den Lebermeridian. Stagnation entsteht durch fehlende Bewegung sowie durch fehlenden geistigen Freiraum, mangelnde Lebendigkeit und Flexibilität. Laut Traditioneller Chinesischer Medizin steht die Leber für unser kreatives Potenzial und Wachstum, für das Leben schlechthin. Sie wird in wunderbar blumiger Sprache auch die »Mutter der Emotionen« genannt. Geht es uns mal nicht so gut, ist uns wahrscheinlich eine Laus über die Leber gelaufen, und mit der Wut kommt schnell auch gleich die Galle hoch. Die Leber speichert das Blut, ist für den freien Blut-

und Energiefluss zuständig und versorgt die Gebärmutter mit Blut. Sie verträgt Starrheit und Eingeengtsein gar nicht. Leben wir nun unsere Kreativität und unsere Träume nicht, haben wir weder körperlichen noch geistigen Freiraum und schlucken wir Galle und Wut hinunter, anstatt auch unserer gesunden Aggression Ausdruck zu verleihen, wird unser Holzelement spröde und steif. Blut und Energie können nicht mehr frei fließen, es kommt zum typischen prämenstruellen Stau mit Völlegefühl, Brustspannung, Druck im Kopf und emotionalen Achterbahnfahrten. Nieren und Leber sind übrigens laut Traditioneller Chinesischer Medizin für unseren Hormonhaushalt zuständig.

Beschwerden anhand der vier Phasen

Oft ist die erste Zyklusphase relativ beschwerdefrei, während es dann rund um den Eisprung mit dem sogenannten Mittelschmerz losgeht, gefolgt vom Prämenstruellen Syndrom in der Lutealphase und dem Regelschmerz vor und während der Menstruation. Falls uns diese zu viel Energie und Blut gekostet hat, können sich die Beschwerden schließlich noch in die Follikelphase hineinziehen.

Ovulationsphase: Mittelschmerz

Der sogenannte »Mittelschmerz« ist der zusammenfassende Ausdruck für Schmerzen, die rund um den Eisprung stattfinden. Manche Frauen können den Eisprung deutlich auf der Seite des einen oder anderen Eierstocks spüren. Durch den abrupten Abfall der Östrogene kann er auch mit einer Mittelblutung einhergehen.

Wer jedoch glaubt, dass sie ihren Eisprungsschmerz als verlässliches Indiz für den Zeitpunkt des Eisprungs nutzen kann, irrt. Denn der Schmerz kann vor, während oder auch nach dem

Eisprung auftauchen und mehrere Tage dauern. Vor dem Eisprung wächst der Follikel kräftig heran und kann dermaßen gespannt sein, dass ein Ziehen oder Druck entsteht. Manchmal kommt es vor, dass sich der Follikel nur aufbläst, aber nicht springt, und eine Zyste entsteht. Dies kann ebenfalls Schmerzen verursachen. Unter der Pilleneinnahme wird der Eisprung unterdrückt, wodurch es vermehrt zu Zystenbildungen kommt, da der Follikel heranreift, aber nicht springen kann.

Auch der eigentliche Eibläschensprung oder besser gesagt Follikelriss kann als schmerzhaft empfunden werden. Darüber hinaus kann die aus dem Follikel austretende Flüssigkeit das Bauchfell reizen und so zu Schmerzen führen. Schließlich kann der Schmerz auch noch an den Kontraktionen des Eileiters oder Eierstocks während des Eisprungs liegen. Denn die Muskeln des Eileiters bewegen sich einerseits, um das Ei aufzunehmen, und anschließend, um es Richtung Gebärmutter zu bewegen. Diese Bewegungen können manchmal als Krämpfe empfunden werden.

Für die Traditionelle Chinesische Medizin wird der Mittelschmerz durch eine Energieblockade verursacht, die durch Shiatsu oder Akupunktur gelöst werden kann. Schließlich kann es auch sein, dass der Schmerz überhaupt nichts mit dem Eisprung zu tun hat, sondern durch eine vorübergehend erhöhte Aktivität der Östrogene bedingt ist. Auch zeitlich kann er somit ebenfalls von der Mitte des Zyklus abweichen. Dr. Josef und Elisabeth Rötzer schlagen deshalb den korrekteren Begriff »Intermenstrualschmerz« vor.

ANOVULATORISCHE ZYKLEN · Was nun, wenn überhaupt kein Eisprung eintritt? Die Schulmedizin spricht hier von anovulatorischen oder monophasischen Zyklen. Diese sind tendenziell unregelmäßiger als Zyklen mit Ovulation, in denen dann natürlich auch kein Gelbkörper oder Progesteron gebildet werden kann. Oft fällt die darauffolgende Menstruation stärker und länger aus, da sich mehr Schleimhaut aufgebaut hat.

Schätzungen gehen von 50 Prozent anovulatorischer Zyklen bei den 14- bis 17-Jährigen, 27 Prozent bei den 20-Jährigen, sieben Prozent bei den 31- bis 35-Jährigen und 15 Prozent bei den 46- bis 50-Jährigen aus.[99]

Warum kommt es nun überhaupt zu ausbleibenden Eisprüngen? Während der ersten Jahre nach der Menarche, nach der Geburt sowie in den Jahren vor der Menopause stellen sich die Hormone langsam um, deshalb sind in diesen Phasen anovulatorische Zyklen häufig und normal. Andererseits gehen anovulatorische Zyklen oft mit polyzystischen Ovarien einher. Hierbei handelt es sich um viele Zysten am Eierstock, die im Ultraschall wie eine Perlenschnur oder Traube aussehen. Das Vollbild des Polyzystischen Ovarialsyndroms (PCO) weist darüber hinaus eine verstärkte Körperbehaarung, Insulinresistenz und starkes Übergewicht auf.

Übrigens:

Stress, falsche Ernährung, Xenoöstrogene sowie ein hormonelles Ungleichgewicht aufgrund langjähriger Pilleneinnahme sind auch hier nicht zu unterschätzen.
Die Traditionelle Chinesische Medizin erklärt das Ausbleiben des Eisprungs dadurch, dass dem Yang in der Zyklusmitte das Feuer fehlt. Der Unterleib ist einfach zu kalt, was an einer Nieren- oder Milzschwäche, verursacht durch Kälte erzeugende Nahrungsmittel, Stress etc. liegen kann. Wärme ist hier eine wichtige Therapie.

Lutealphase: Prämenstruelles Syndrom

Das berühmt-berüchtigte Prämenstruelle Syndrom (kurz PMS), ist wohl jeder Frau und jedem Mann ein Begriff. Kaum ein Ausdruck wird so inflationär verwendet wie dieser, und manchmal, so scheint es, wird jede Stimmungsschwankung oder jedes

Wehwehchen einer Frau von ihrem Umfeld auf diese drei Buchstaben geschoben.

Trotzdem ist es alles andere als eine Einbildung, es ist der Überbegriff für ein Sammelsurium an körperlichen und psychischen Beschwerden, die zwischen Eisprung und Menstruation auftreten. Wichtig ist das zyklusbedingte Auftreten der Störungen, so wird das Prämenstruelle Syndrom durch den Zeitraum, in dem es auftritt, definiert und nicht durch die Symptome. Das wäre auch schwierig, denn es sind um die 150 Symptome bekannt, die sich häufig mit anderen Beschwerden überschneiden. Sie dürfen maximal zwei Wochen vor der Menstruation auftauchen, und es müssen beschwerdefreie Zeiten in der ersten Zyklushälfte vorhanden sein.

Typische Beschwerden

Brustspannen, Wassereinlagerungen, Stimmungsschwankungen, erhöhte Sensibilität auf Reize, Kopfschmerzen, Verdauungsprobleme, Heißhunger oder Appetitlosigkeit, Kreislaufbeschwerden, Hautveränderungen, Antriebslosigkeit oder gesteigerter Antrieb, Schlafstörungen etc. werden oft genannt.

Interessant ist, dass doppelt so viele körperliche Symptome auftreten wie psychische. Auch die häufig beklagte Gewichtszunahme ist keine Einbildung. Dr. Caroline Shreeve gibt an, dass sie in ihrer eigenen Praxis mindestens drei Frauen begegnet ist, deren Gewicht prämenstruell sogar um sechs bis sieben Kilogramm anstieg.

Viele körperliche Veränderungen in der zweiten Zyklushälfte wie beispielsweise Brustwachstum, Zunahme des Körpergewichts und erhöhte oder verminderte Lust auf Sex sind übrigens völlig natürlich und entstehen durch die hormonellen Wellen. So wird unter Hormoneinfluss das Bindegewebe der Brust verdickt, die Durchblutung verstärkt, und auch Wassereinlagerungen sind häufiger. Die Frage ist nur, in welchem Ausmaß diese Schwankungen Beschwerden bereiten.

Die Schätzungen der Ärztinnen und Ärzte bezüglich der Häufigkeit des Prämenstruellen Syndroms schwanken sehr stark: Zwischen fünf und 100 Prozent aller Frauen sollen dabei schon einmal unter Symptomen gelitten haben. Im Unterschied zur Dysmenorrhö, der schmerzhaften Regelblutung, nehmen die Beschwerden meist mit dem Alter zu oder entstehen überhaupt erst zwischen 30 und 40 Jahren. Auf der Uni lernte ich im Jahr 2000, dass 30 Prozent der über 30-Jährigen am Prämenstruellen Syndrom leiden und bei den 40-Jährigen die Beschwerden am häufigsten auftreten. Da verwundert es nicht, dass ein Professor für den menschlichen Metabolismus an der Universität von London das Prämenstruelle Syndrom »die häufigste Krankheit der Welt« nennt.[100]

Bei drei bis fünf Prozent der Betroffenen werden die Beschwerden so stark, dass der Alltag nicht mehr geschafft wird. Sie leiden unter der sogenannten Prämenstruellen dysphorischen Störung (PMDS). Es ist wie ein »psychischer Ausnahmezustand«, »die Frauen haben das Gefühl, die Kontrolle zu verlieren« und werden zum »Hormonmonster Frau«.[101]

Bis heute sind die Ursachen für das Prämenstruelle Syndrom in der westlichen Medizin nicht geklärt.

Ein Erklärungsversuch ist das Ungleichgewicht von Östradiol und Progesteron in der zweiten Zyklushälfte. Zu wenig wie zu viel Östradiol oder Progesteron könnte demnach der Auslöser sein. Dagegen sprechen aber Testergebnisse, die zeigen, dass sich Frauen mit und ohne PMS nicht in ihren Progesteronspiegeln unterscheiden.[102] Frauen mit Prämenstruellem Syndrom oder Prämenstrueller dysphorischer Störung als »Hormonmonster« zu bezeichnen, ist also nicht nur ethisch, sondern auch faktisch inkorrekt!

Auch das Prolaktin ist ein beliebter Übeltäter. Da Prolaktin aber besonders stresssensitiv ist und ebenso empfindlich auf starke Gefühle reagiert – egal ob positive oder negative –, ist ein hoher Prolaktinspiegel wohl auch eher eine Begleiterscheinung, aber nicht die eigentliche Ursache des Prämenstruellen Syndroms. Auch steigt es durch die Stimulierung der Brustknospen sowie durch den Orgasmus an. Es klingt schon sehr unwahrscheinlich, dass eine Frau ausgerechnet nach einer erotischen Liebesnacht prämenstruelle Beschwerden bekommt! Außerdem entwickeln Frauen nicht automatisch PMS, wenn man ihnen therapiebedingt größere Mengen an Prolaktin verabreicht. Es wurde gezeigt, dass der Prolaktinspiegel beim Prämenstruellen Syndrom oft unverändert oder sogar zu niedrig sein kann.[103] Die genauen hormonellen Zusammenhänge in Bezug auf PMS sind somit immer noch weitgehend ungeklärt, deshalb sollten Prolaktinhemmer oder andere Hormone zur Therapie nur mit Vorsicht eingesetzt werden.

Andere mögliche Gründe werden in niedrigen Spiegeln von Blutzucker, Serotonin und Beta-Endorphin, im Fehlen von essenziellen Fettsäuren oder in Schwermetallbelastungen und Umweltgiften gesehen. Rausch- und Suchtmittel sowie hormonelle Verhütung und andere Medikamente haben ebenso einen negativen Effekt auf die prämenstruellen Beschwerden. Schließlich können auch Funktionsstörungen der Leber und Schilddrüse – vor allem eine leichte Schilddrüsenunterfunktion – beteiligt sein.

Studien haben ergeben, dass Frauen vermehrt angeben, dass sie gerade Beschwerden haben, wenn sie glauben, sie befänden sich in der zweiten Zyklushälfte, auch wenn sie in Wirklichkeit in der ersten Zyklushälfte sind.[104] Außerdem unterscheiden sich Frauen mit oder ohne PMS nicht hinsichtlich ihrer Befindlichkeitsäußerungen in Befragungen[105], und die Wirksamkeit von Placebos beim Prämenstruellen Syndrom ist besonders hoch.[106]

Übrigens:

Die psychische Komponente darf in Hinblick auf PMS also nicht außer Acht gelassen werden. Es scheint, dass seelische Faktoren dazu beitragen können, ob wir unsere zyklischen Änderungen als normal wahrnehmen oder ob sie zu unerträglichen körperlichen Manifestationen mutieren.

Das westliche Krankheitsbild des Prämenstruellen Syndroms lässt sich in der Traditionellen Chinesischen Medizin meist mit einer Leber-Qi-Stagnation erklären. Da die Leber laut Traditioneller Chinesischer Medizin für den freien Fluss von Qi zuständig und die Mutter der Emotionen ist, ist gerade sie anfällig für Blockaden aufgrund von emotionalen Spannungen und Verdrängungen. Interessant ist hier auch, dass der Lebermeridian einen internen Verlauf über die Brüste aufweist, was die typischen prämenstruellen Spannungszustände der Brüste erklärt. Prämenstruelles Kopfweh und Migräne verlaufen oft exakt am Gallenmeridian. Viele Frauen beschreiben diesen Zustand so, als ob sie kurz vorm Platzen wären.

Steht weniger das allgemeine Spannungsgefühl im Vordergrund, sondern herrschen Antriebsschwäche, Resignation, Traurigkeit, Depression und Gefühle von Überforderung vor, kann es sich um eine allgemeine Qi- oder Blutschwäche handeln. Egal ob Stagnation oder Schwäche, sie erscheinen nicht jeden Monat in der Lutealphase auf magische Weise aus dem Nichts, sondern bestehen immer den ganzen Zyklus über, wenn auch weniger deutlich. PMS sollte also nie unabhängig vom restlichen Gesundheitszustand einer Frau betrachtet und behandelt werden.

Vielleicht ist es aber auch an der Zeit, dem Prämenstruellen Syndrom etwas Positives abzugewinnen. So könnten wir es wie Dena Taylor auch als Zeichen der erhöhten Sensibilität, als prämenstruelle Sensibilität also, sowie als veränderten Bewusstseinszustand sehen, den wir konkret nutzen können. Die Psychologin Mary Brown Parlee setzte sich schon in den 1970er-Jahren dafür ein, in Umfragen nicht nur die Ausprägungen negativer Symptome zu erfassen, sondern auch zu beginnen, die »prämenstruellen Stärken« wie Kreativität und Leistungsfähigkeit der Frau zu messen.[107] Denn für mindestens 20 Prozent aller Frauen ist die prämenstruelle Woche geprägt von positiver Energie.[108] Ganz in diesem Sinne definiert auch die Menstruationspädagogin Tamara Slayton PMS als »Pre-Menstrual Strength« (Prämenstruelle Stärke), als Helfersymptom, das uns auf Missstände in unserem Leben hinweist.[109]

Menstruationsphase: Dysmenorrhö und Typusanomalien

DYSMENORRHÖ · Unter Dysmenorrhö versteht man eine schmerzhafte Menstruation, die mit einem mehr oder weniger stark ausgeprägten Krankheitsgefühl einhergeht. Es werden die primäre (Beginn von der Menarche an) und die sekundäre Dysmenorrhö (Schmerzen treten erst nach zuvor schmerzfreien Menstruationen auf) unterschieden.

In medizinischen Texten werden meist organische Veränderungen wie Uterusknick oder Erkrankungen wie Endometriose, Myome, Zysten, Polypen und Entzündungen als Ursachen für die sekundäre Dysmenorrhö genannt. Dies erklärt aber nicht, woher wiederum die Myome, Zysten etc. herrühren.

Bei der primären Dysmenorrhö kommen diese Erkrankungen nur selten vor. Hier werden eher ein Ungleichgewicht zwischen Östradiol und Progesteron oder eine verstärkte Prostaglandinfreisetzung vermutet. Wiederum, warum herrscht überhaupt ein hormonelles Ungleichgewicht vor? Auch hormonelle Schwankungen sind nicht Ursache, sondern nur Ausdruck einer tiefer liegenden Störung. Oft können seelische Gründe wie eine innere Ablehnung des Frau- oder Erwachsenseins oder eine negative Einstellung zur Menstruation am Entstehen der

Beschwerden mitbeteiligt sein. Aber auch sexuelle Übergriffe können zu Menstruationsproblemen aller Art führen.

Darüber hinaus kann der Schmerz auch von einer Verkrampfung des Gebärmutterhalses herrühren, welcher einen Stau verursacht. Blutklumpen entstehen, die nur schwierig und unter Schmerzen abfließen. Diese Form der Dysmenorrhö kann sich nach einer Schwangerschaft verbessern, da dann der Muttermund weiter geöffnet ist. Dennoch kommt es auch häufig vor, dass sich Menstruationsbeschwerden nach einer Geburt verschlimmern oder sogar erstmalig auftreten.

Übrigens:

10 bis 20 Prozent aller Rückenschmerzen von Frauen werden durch Beschwerden des Unterleibs hervorgerufen, was ihnen den Namen »gynäkologische Rückenschmerzen« eingebracht hat. So kann der Schmerz aus der Gebärmutter ins Becken, Kreuzbein und den gesamten Rücken oder bis in den Magen ausstrahlen. Außerdem kommt es während des Zyklus zu einer Auflockerung des Beckenrings, was ebenfalls die Rückenschmerzen bedingen kann. Manche Frauen verspüren auch Ziehen und Krämpfe an den inneren Oberschenkeln entlang des Milzmeridians bis zu den Knien hinunter.

Bei einigen Frauen nehmen die Regelkrämpfe das Ausmaß von Wehen an. Dr. Penny Budoff erzählt von einer Patientin, der gesagt wurde, sie solle zur Entbindung ins Spital fahren, sobald die Wehen die Stärke vom Menstruationsschmerz angenommen hatten. Beinahe hätte sie das Kind in ihrem Wohnzimmer zur Welt gebracht, da sie nie den Punkt erreichte, wo die Schmerzen auch nur halb so stark wurden wie ihre Regelkrämpfe.

Da erscheint die Aussage von Professor John Guillebaud vom University College in London, die 2016 durch die Medien ging, auf einmal nicht mehr so weit hergeholt. Seiner Meinung nach können Regelschmerzen nahezu so schlimm wie ein Herzinfarkt sein.[110]

Des Weiteren können Umweltgifte und Reizstoffe zu Menstruationsbeschwerden führen. Probleme lauern überall. Herkömmliche Kosmetika, Haarfarben (am schlimmsten ist übrigens die Farbe Schwarz) und -glättungsmittel sind voll von Chemikalien und Giftstoffen, die den Körper belasten und zu Zyklusstörungen führen können. Synthetisch hergestellte Moschusverbindungen in Kosmetika führen zu Gelbkörperinsuffizienz und anovulatorischen, also unfruchtbaren Zyklen. Weichmacher in Deos, Parfums, Lebensmittel- und Produktverpackungen, Haushaltsgeräten, in Badeanzügen, auf Kassenbons und sogar in einigen Zahnersatzstoffen haben hormonartige Wirkung. Umweltgifte und Schwermetallbelastungen wirken sich ebenfalls negativ auf Hormon-, Nerven- und Immunsystem aus und können zu Prämenstruellem Syndrom, Menstruationsproblemen, Myomen, Endometriose, Eierstockzysten, Schilddrüsen- und Fruchtbarkeitsstörungen sowie Brustkrebs führen. Bei Frauen mit polyzystischem Ovar konnte eine erhöhte Quecksilberausscheidung festgestellt werden, und viele Expertinnen und Experten sehen Endometriose mittlerweile als typische Umweltgifterkrankung. Aber auch Symptome, die gerne den Wechseljahren zugeordnet werden (Depression, Erschöpfung oder Konzentrationsstörungen) können in Wahrheit durch Vergiftungen bedingt sein. Umweltgifte sind übrigens für schlankere Frauen beziehungsweise bei Gewichtsverlust gefährlicher, da sie im Fettgewebe gespeichert und beim Abnehmen wieder freigesetzt werden.

Des Weiteren kommt es durch künstliche Hormone und Umweltgifte zu einer Verweiblichung der Natur. So verändern Antidepressiva und Hormone das Fress- und Balzverhalten der Wildvögel[111], und männliche Fische entwickeln Eierstockgewebe im Hoden.[112]

Elektromagnetische Felder nehmen ebenfalls Einfluss auf unsere Fortpflanzungsorgane. So sollte der Laptop, nicht seinem Namen nach, für längere Zeit auf dem Schoß verweilen. Bei Männern verringert dies die Spermienproduktion und kann zu Unfruchtbarkeit führen, und auch den weiblichen Unterleib lässt die Laptop-Hitze und Strahlung nicht kalt. Immer wieder zeigt sich, dass Regelschmerzen durch das Notebook am Schoß verstärkt werden.

In der Lehre der Traditionellen Chinesischen Medizin sind Schmerzen Ausdruck eines Ungleichgewichts beziehungsweise einer Blockade im Energie- oder Blutfluss. Sie können von einer gestauten Leberenergie herrühren, wodurch das Blut nicht in Bewegung kommt oder nicht freigesetzt werden kann. Auch Nierenschwäche und Kälte im Unterleib können wie ein Schock oder Trauma das Blut zum Stocken bringen, also Blut-Stagnation verursachen. Das dickflüssige, klumpige, oft fast schwarze Blut kann dann nur unter starken Schmerzen abgehen.

Feuchtigkeit belastet die Milz, sie wird träge und kann den Uterus nicht mehr gut mit Qi, Blut und Nährstoffen versorgen. Er wird weniger durchblutet, kalt, und das Blut kommt abermals ins Stocken. Besteht ein Blutmangel, wird ebenfalls der schmerzfreie Blutfluss erschwert. Werden die Beschwerden mit den Jahren immer stärker, ist das ein Zeichen, dass sich das Ungleichgewicht tiefer in den Körper verlagert hat – aus der Qi-Stagnation ist eine Blut-Stagnation geworden.

Endometriose · Eine besonders starke Dysmenorrhö könnte auf eine Endometriose hinweisen. Bei diesem chronischen Krankheitsbild werden Teile der Gebärmutterschleimhaut verschleppt. Diese Schleimhautherde unterliegen nun denselben hormonellen Veränderungen wie die Uterusschleimhaut, bluten also ebenso. Da das Blut aber nicht abfließen kann, kommt es zu Einblutungen und Verklebungen des Gewebes sowie teilweise sehr starken Schmerzen.

Die Ursachen sind bis heute unbekannt, es bestehen aber verschiedene Theorien zur Entstehung, beispielsweise durch Schwermetall- und Umweltgiftbelastungen. Andere vielfach akzeptierte Theorien sind, dass die Endometriose den Autoimmunprozessen zuzuordnen ist oder durch die sogenannte retrograde Menstruation entsteht, das heißt durch eine Umkehr des natürlichen Blutflusses in die Bauchhöhle. Tampons könnten dies begünstigen. Schulmedizinisch werden Hormone und Schmerzmittel verabreicht sowie die Herde operativ entfernt. Diese Therapien können jedoch selten eine vollständige Heilung bringen, da die Ursache nicht beseitigt wird.

Aus Sicht der Traditionellen Chinesischen Medizin bedeutet die Endometriose eine Verlangsamung des Qi- und Blutflusses (Stagnation), die durch Schleim und Kälte im Unterleib sowie eine Schwäche der Nieren ausgelöst wird.

TYPUSANOMALIEN · Unter die Typusanomalien fallen Hypo-, Hyper- und Brachymenorrhö sowie Menorrhagie.

Hypomenorrhö · Unter Hypomenorrhö versteht man eine zu schwache Blutung, die aufgrund eines zu geringen Gebärmutterschleimhautaufbaus entsteht.

Übrigens:

Die Blutung ist laut Definition zu schwach, wenn frau währenddessen nur Slipeinlagen benötigt.

Dies wiederum kann bedingt sein durch hormonelle Verhütungsmittel und Therapien. Auch Rauchen, Untergewicht, Essstörungen, andere Erkrankungen wie Schilddrüsenprobleme, allgemein zu wenig Qi, Blut und Essenz oder eine Schwäche der Milz- und Nierenenergie können zu einer Hypomenorrhö führen. Stress als weiterer Faktor ist natürlich in Bezug auf das empfindliche Hormonsystem nie zu unterschätzen. Des Weiteren wird meist ein zu niedriger Östrogenspiegel als Verursacher angegeben, was jedoch wieder die Frage aufwirft, warum der Östrogenspiegel überhaupt zu niedrig ist. Zuallererst sollte also die eigentliche Ursache auf ganzheitlicher Ebene erforscht werden.

Hypermenorrhö · Bei der Hypermenorrhö handelt es sich hingegen um eine zu starke Blutung mit einem Blutverlust von mehr als 80 Millilitern. Betroffen sind zehn Prozent aller Frauen und die Hypermenorrhö ist ein häufiger Grund für Eisenmangel. Gerade bei starken Blutungen kann es zur Bildung von unterschiedlich großen Blutklumpen kommen. Die Gebärmutter schafft es dann nicht, genug gerinnungshemmende Stoffe zu produzieren, das Blut verklumpt und bereitet Schmerzen beim Abfließen.

Wie erkennt frau nun, ob sie an einer Hypermenorrhö leidet?

Als Richtwert deutet ein Verbrauch von mehr als fünf Binden oder Tampons pro Tag oder wenn diese öfter als alle zwei Stunden gewechselt werden müssen, auf eine Hypermenorrhö hin. In der Praxis merkt frau einen zu großen Blutverlust aber recht schnell an Schwäche- und Kreislaufsymptomen.

Die Hypermenorrhö kommt oft bei anovulatorischen Zyklen vor, da das Östrogen nicht gedrosselt wird und somit zu einem verstärkten Schleimhautaufbau führt. Auch bei Myomen, Polypen oder Spiralträgerinnen sind verstärkte Regelblutungen häufig zu finden. Trotzdem liegen laut Schulmedizin in 80 Prozent der Fälle keine anatomischen Auffälligkeiten vor. Die schulmedizinische Behandlung besteht aus künstlichen Gestagengaben.

Für die Traditionelle Chinesische Medizin kommt eine zu starke Menstruation durch eine Ansammlung von Hitze im Blut zustande, wodurch der Körper die Kontrolle über das Blut verliert oder die Milz ist zu schwach, um das Blut in den Gefäßen halten zu können. Bei einer Blut-Hitze herrschen meist Unruhe, Schlaflosigkeit, Erregbarkeit, Hitzeintoleranz, trockener Mund etc. vor, während bei einer Milz-Schwäche Blähungen, breiiger Stuhl, schwere Beine, Trägheit, Neigung zu blauen Flecken, Ausfluss, zu viel Grübeln und Konzentrationsmangel auftreten können.

Brachymenorrhö · Mit Brachymenorrhö wird eine Regelblutung bezeichnet, die kürzer als drei Tage fließt. Als Ursache gibt die Schulmedizin Hormonstörungen, chronische Entzündungen der Gebärmutterschleimhaut, Übergewicht und Magersucht an. Aus Sicht der Traditionellen Chinesischen Medizin sind die Ursachen wie bei der Hypomenorrhö in einem Nieren- und Milz-Qi-Mangel beziehungsweise einem Blutmangel zu suchen.

Vor allem bei der Verwendung der Hormonspirale kommt es häufig zu einer verkürzten Mensis. Blutungen unter der Pille, die den Eisprung unterdrückt, stellen per se keine eigentliche Menstruation, sondern eine bloße Pillen-Entzugsblutung dar.

Menorrhagie · Die Menorrhagie ist eine zu lange dauernde Menstruationsblutung (länger als sieben Tage). Dauert sie gar über 14 Tage, spricht man von einer Dauerblutung. Ursachen können wieder anovulatorische Zyklen, Myome, Endometriose oder Gebärmutterentzündungen sein. Wie so oft bei Menstruationsbeschwerden lässt sich auch hier in vielen Fällen keine körperliche Ursache finden. Es ist also an anderer Stelle weiterzusuchen.

In den Wechseljahren ist es übrigens ganz normal, dass sich blutungsschwächere Zeiten mit sehr starken und überlangen

Blutungen abwechseln können. Solange sie nicht zu einem Eisenmangel oder sonstigen Beschwerden führen, sind sie nicht behandlungsbedürftig. Selbstverständlich kann hier dennoch mit sanften Mitteln aus dem Kräuterreich balanciert werden, um den Organismus in seiner Transformation zu unterstützen.

Follikelphase: Qi-Mangel

Die Blutung ist zu Ende. Die ersten Tage der Follikelphase sind durch das kleine, erst langsam wachsende Yin geprägt, deswegen sind wir direkt nach der Menstruation noch offener, sensibler und anfälliger für äußere Einflüsse. Menstruation bedeutet immer Qi-Verlust, also Verlust von Energie. Mussten wir zu viel entbehren, sind wir ausgelaugt, schwach und matt. Wenn nun die Blutung zu lang oder zu stark war, wir zuwenig Zeit für Regeneration während der Menstruation gehabt haben oder schon vor der Menstruation recht wenig Reserven übrig hatten, kann uns die Blutung noch zusätzlich geschwächt haben. Dann kommt es zu einem Qi-Mangel, wie es die Traditionelle Chinesische Medizin nennt. Wenn nicht nur das Qi, sondern auch das Blut betroffen ist, entsteht die Blut-Leere, die sich unter anderem in einem zu niedrigen Eisenwert ausdrücken kann.

Unregelmäßigkeit und Tempoanomalien

Unter den Tempoanomalien werden Amenorrhö, Oligo- und Polymenorrhö sowie Zwischenblutungen zusammengefasst.

Amenorrhö

Bei der Amenorrhö kommt es zum Ausbleiben der Monatsblutung. Es reift kein Follikel heran, und die Gebärmutterschleimhaut wird nicht aufgebaut. Man unterscheidet zwischen primärer und sekundärer Amenorrhö. Die primäre liegt vor, wenn die Menstruation gar nicht erst eintritt, und um die sekundäre handelt es sich, wenn sie für mehr als drei Monate ausbleibt. Die sekundäre ist deutlich häufiger als die primäre. Ursachen für das Ausbleiben der Mondblutung sind neben seltenen Fehlbildungen oder Funktionsstörungen der Geschlechtsorgane, Nebennieren und Schilddrüse auch Unterernährung, Magersucht, Leistungssport, Mangel an Eisen, Vitamin B und Mineralstoffen. In seltenen Fällen entwickeln sich zwar sowohl Follikel als auch Gebärmutterschleimhaut, werden aber wieder vom Körper resorbiert, sodass die Blutung ebenso ausbleibt.

Es gibt auch die physiologische Amenorrhö, damit meint man das natürliche Ausbleiben der Regelblutung während Kindheit, Schwangerschaft, Stillzeit und nach der Menopause. Wird die Menstruation durch Hormongaben unterdrückt, handelt es sich um eine iatrogene (ärztlich verursachte) Amenorrhö, die beispielsweise bei der hormonellen Behandlung von Endometriose erwünscht ist. Nach Absetzen von Hormongaben wie der Antibabypille kann es ebenfalls zu einem Ausbleiben der Monatsblutung kommen.

Schulmedizinisch wird die Amenorrhö meist mit Hormongaben therapiert. Im 19. Jahrhundert war eine gängige Therapie, Blutegel auf dem Muttermund anzusetzen. Damit sie nicht in die Gebärmutter kriechen konnten, wurden sie mit einem Faden befestigt. Andere waren Elektroschocktherapie, das Bedampfen der Vagina mit Chloroform sowie Gaben von Opium, Morphium, Tollkirsche und Cannabis. Nutzte dies alles nichts, blieb noch immer die Heirat als empfohlene zyklusregulierende Therapie.

Übrigens:

Schließlich gibt es auch noch die Sonderform der Notstandsamenorrhö. Da die Menstruation für den Organismus nicht lebensnotwendig ist, wird sie in lebensbedrohlichen Ausnahmesituationen als eine der ersten Körperfunktionen stillgelegt.

So konnte und kann immer wieder beobachtet werden, dass in Krisensituationen die Regel völlig zum Erliegen kommt. Aber auch andere Lebenssituationen können zum Schock führen, deshalb wurden Begriffe wie Dienstmädchen-, Internats-, Jogging- oder sogar Hochzeitsreiseamenorrhö gebildet.

Der Schock »geht uns an die Nieren« und »lässt uns erstarren«, wie der Volksmund weiß. In diesen Redewendungen liegen große Weisheiten verborgen, denn laut Traditioneller Chinesischer Medizin speichern die Nieren unsere Lebensessenz, die auch für die Menstruation benötigt wird. Wenn uns ein bestimmtes Ereignis an die Nieren geht, werden die Nieren kalt und hart, verlieren Essenz, und es steht nicht mehr genug Energie für die Menstruation zur Verfügung. Der Körper schaltet auf Notfallmodus, und die Regelblutung bleibt bei der »Frau ohne Mond« aus. Spannenderweise gibt es sogar in der westlichen Medizin den Terminus der »Schockniere«, wenn diese aufgrund eines Schockgeschehens versagt. Ebenso kann uns bei einem Trauma das »Blut in den Adern gefrieren«, mit den Worten der Traditionellen Chinesischen Medizin kommt es also zu Blut-Stagnation, und kein Menstruationsblut fließt mehr.

Dass seelische Faktoren eine wichtige Rolle spielen, zeigt sich auch bei Magersüchtigen, deren Menstruation bereits vor dem Gewichtsverlust ausbleibt, wenn also noch genügend Hormone gebildet werden könnten.[113] Das Ausbleiben der Blutung hat somit immer auch eine starke psychische oder stressbedingte Komponente und könnte statt einer Störung auch als Anpassung an die jeweilige Lebenssituation gesehen werden.

Ähnliche Auswirkungen haben Stress und Traumata übrigens auch auf die männlichen Keimdrüsen. So konnte gezeigt werden, dass sich bei Männern in der Todeszelle die Spermien so gut wie aufgelöst haben.[114]

Oligomenorrhö

Unter einer Oligomenorrhö versteht man eine zu seltene Menstruation, wenn die Zyklusdauer mehr als 35 Tage, aber maximal 90 Tage beträgt. Oft besteht ein recht fließender Übergang zur sekundären Amenorrhö.

Die häufigsten Gründe sind Essstörungen, das Polyzystische Ovarialsyndrom, Leistungssport, Schilddrüsen- und Nebennierenstörungen sowie ein erhöhter Prolaktinspiegel. Veganerinnen tendieren allgemein eher zur Oligomenorrhö und tieferer Körpertemperatur, was grundsätzlich kein Problem darstellt, aber beim Kinderwunsch problematisch werden könnte. Nach Absetzen der Pille kommt es ebenfalls häufig zu langen Zyklen. Die Oligomenorrhö geht oft mit anovulatorischen Zyklen, einer langen Follikelphase und späten Ovulation oder einem erhöhten Prolaktinspiegel einher. Die Traditionelle Chinesische Medizin sieht lange Zyklen über 32 Tage als Hinweis auf Kälte, Qi- und Blut-Stagnation oder Blut-Mangel.

Polymenorrhö

Von einer Polymenorrhö spricht man, wenn der Zyklus kürzer als 24 Tage dauert. Es kann sein, dass die erste oder zweite Zyklushälfte verkürzt ist oder der Eisprung verfrüht oder gar nicht stattfindet. Bei einer Verkürzung der ersten Zyklushälfte ist der Schleimhautaufbau meist unvollständig. Liegt in der zweiten Zyklushälfte eine Gelbkörperinsuffizienz vor, das heißt, wird zu wenig Progesteron gebildet, kommt es zu Umbauproblemen, und die Phase verkürzt sich. Das Menstruationsblut ist dann meist dunkel und klumpig, und es treten gehäuft Krämpfe auf. Aber auch ein Zuviel an Progesteron kann mit Krämpfen einhergehen.

Um die Zeit der Menarche und Prämenopause sind kurze Zyklen recht typisch und kein Grund zur Besorgnis. Stress, Rauchen, Myome, Entzündungen und die Spirale sind weitere Ursachen. Ein recht kurzer Zyklus kann laut Traditioneller

Chinesischer Medizin für Hitze im System oder Milz-Qi-Mangel sprechen. Die Milz sorgt dafür, das Blut in den Bahnen zu halten. Ist sie geschwächt, schafft sie dies nicht mehr, und die Blutungen treten öfter ein. Bei einem Qi-Mangel ist das Blut eher hellrot und andere Schwächesymptome treten auf, während bei Hitze eher intensivrote und starke Blutungen auftreten.

Zwischenblutungen

Darüber hinaus werden noch unterschiedliche Formen von Zwischenblutungen unterschieden.

SPOTTING · Spotting bezeichnet eine geringfügige Gebärmutterblutung, die meist rund um den Eisprung (Ovulationsblutung) oder prämenstruell auftritt, aber immer in Beziehung zum Zyklus steht. Dies sind die typischen leichten Schmierblutungen. Zwischenblutungen können aber auch bei zehn bis 20 Prozent der Spiralenträgerinnen und Pillennehmerinnen sowie während der Hormontherapie vorkommen, vor allem wenn das Hormonpräparat zu niedrig dosiert ist. Progesteronmangel, eine vorzeitige Verminderung von Östrogen, eine unvollständige Abstoßung der Schleimhaut, seelischer Stress, viel Kaffee, Nikotin aber auch Ginsengpräparate können Zwischenblutungen auslösen.

METRORRHAGIE · Im Gegensatz dazu steht die Metrorrhagie (auch azyklische Dauerblutung), die über Schmierblutungen hinausgeht. Sie dauert länger als sieben Tage und findet außerhalb der eigentlichen Menstruation statt, wodurch kein Zyklus erkennbar ist. Wenn sie auftritt, fehlt meist der Eisprung. Die Metrorrhagie kommt, wie viele der anderen Blutungsauffälligkeiten, gehäuft in der Pubertät und im Klimakterium vor. Sie kann aber auch auf Entzündungen der Gebärmutterschleimhaut und Tumore hinweisen, sollte deshalb immer von einem Mediziner oder einer Medizinerin untersucht werden.

KONTAKTBLUTUNG · Schließlich gibt es noch Kontaktblutungen, zu denen es durch Sex oder Scheidenspülungen etc. kommen kann. Sie können auf Polypen, Entzündungen oder Zellveränderungen am Gebärmutterhals hindeuten. Ebenso wie diese müssen auch Blutungen, die später als ein Jahr nach der Menopause auftreten, immer sofort medizinisch abgeklärt werden, da sich bösartige Veränderungen der Gebärmutter dahinter verbergen könnten.

In der Realität ist es nun oft so, dass sich kurze und lange Zyklen abwechseln beziehungsweise dass der weibliche Zyklus alles andere als einen regelmäßigen Rhythmus aufweist. Die Unregelmäßigkeit geht oft mit ausbleibenden Eisprüngen einher. Vor einer Therapie sollte aber immer zuerst geklärt werden, ob wirklich kein Eisprung stattfindet oder ob der Grund an anderer Stelle zu suchen ist. Ein erhöhter Prolaktinspiegel sowie eine Schilddrüsenunterfunktion können auch dahinterstecken, obwohl beides auch wieder nur Ausdruck einer darunterliegenden Ursache ist. Oft geht der unregelmäßige Zyklus auch einfach mit einem unregelmäßigen Leben an sich sowie einer Phase erhöhten Stresses einher oder mit einer Leber-Qi-Stagnation. In späterem Alter kann er Hinweis auf eine sich anbahnende Menopause sein.

Hat eine Frau nun wirklich gleich eine »Tempoanomalie«, wenn sie in eine der oben genannten, relativ willkürlichen und selten wirklich einheitlich festgelegten Kategorien fällt? Ist jeder aus der Reihe tanzende Zyklus pathologisch? Ist frau abnormal, weil durch einen Schock oder Trauerfall ihre Menstruation ausbleibt? Ist sie krank, weil sie durch vermehrte Ärgernisse in der Arbeit verstärkt blutet?

So einfach wird nun doch nicht aus dem Zyklus der Frau etwas Krankhaftes. In allererster Linie ist jede Frau Expertin für ihren eigenen Körper und für ihren eigenen Menstruationszyklus. Hört sie auf die Signale ihres Körpers, spürt sie selbst am besten, ob ihr Zyklus eine Regulierung von außen benötigt oder nicht.

So erklärten beispielsweise der Gynäkologe und Experte für Zyklusbeobachtung Dr. Josef Rötzer und seine Frau Elisabeth Rötzer schon 1999, dass die Aufzeichnungen von Körpertemperatur und Zervixschleimveränderungen Auskunft darüber geben, ob eine Oligo- oder Polymenorrhö behandlungsbedürftig ist oder ob es sich um einen völlig normalen, gesunden und fruchtbaren Zyklus handelt.

So kann auch ein sehr kurzer Zyklus Eisprung und Temperaturhochlage aufweisen und somit keiner Behandlung bedürfen. Oder es sind normale, aber sehr lange Zyklen, die von Zwischenblutungen (die keine echte Menstruation darstellen) sozusagen geteilt werden. Darüber hinaus kann es bei einem sehr langen Zyklus vorkommen, dass der Eisprung erst sehr spät auftritt und nicht bereits dann, wenn danach gesucht wird.

Welche gravierenden Folgen die Normen und Kategorien des Menstruationszyklus haben können, machen Rötzer und Rötzer an einem Beispiel deutlich: Kommt es bei einem solchen sehr spät auftretenden Eisprung (z. B. am Tag 30 eines 40-Tage-Zyklus) zur Schwangerschaft, wird der berechnete Geburtstermin viel zu früh angesetzt, da nach der letzten Menstruation und nicht nach der Konzeption gerechnet wird. Die Autorinnen und Autoren sprechen sich stark dafür aus, für Frauen, die den Zeitraum ihres möglichen Eisprungs durch Zyklusbeobachtung festmachen können, diesen zur Berechnung heranzuziehen, um eingeleitete Frühgeburten zu vermeiden. Denn die Dauer der Schwangerschaft lässt sich ab dem Anstieg der Temperatur ziemlich genau berechnen. Der Zeitraum von der letzten Menstruation bis zur Konzeption kann aber sehr stark schwanken. Somit hängt der Entbindungstermin nicht von der letzten Menstruation, sondern vom Empfängnistermin ab.[115] Diese Diskrepanz kann sich vor allem bei langen Zyklen fatal auswirken, wenn eine Schwangerschaft, die eigentlich völlig im normalen Zeitplan liegt, bereits als Übertragung gilt und deshalb die Geburt zu früh künstlich eingeleitet wird.

Beate, 35

So ging es auch Beate bei der Geburt ihrer Tochter. Diese wurde eine Woche vor dem errechneten Geburtstermin geholt, da sie sich immer noch in Steißlage befand und ihre Körpergröße bereits auf mindestens 50 Zentimeter berechnet worden war. Im Endeffekt kam die Kleine mit nur 46 Zentimetern auf die Welt, und der Kaiserschnitt hinterließ nicht nur körperliche Narben bei Beate. Heute fragt sie sich, ob ihr Kind sich einfach deshalb noch nicht gedreht hatte, weil der errechnete Geburtstermin zu früh angesetzt worden war.

Auch bei Hormonuntersuchungen in der zweiten Zyklushälfte kann es bei sehr langen Zyklen ganz natürlich sein, dass sich um den 20. bis 25. Tag noch kein Gelbkörper gebildet hat, weil der Eisprung noch gar nicht stattgefunden hat. Dies würde dann aber fälschlicherweise als behandlungsbedürftige Gelbkörper-Insuffizienz gedeutet werden. Dr. Rötzer meint demnach, dass Frauen Schaden erleiden können, wenn sie keine Zyklusaufzeichnungen haben.[116]

Mit ein bisschen Zyklusbeobachtung und Temperaturmessung (Näheres siehe Kapitel »Zyklusbeobachtung«, S. 157) lässt sich nun also recht leicht selbst herausfinden, wie es um den eigenen Zyklus bestellt ist. Frau wird wieder eigenverantwortlich für ihren Körper und ihre Zyklusgesundheit und von Normwerten unabhängig. Sie kann selbst herausfinden, ob eine bestimmte Therapie für sie überhaupt angebracht ist oder ob ihr Zyklus völlig gesund funktioniert. Sie wird eigen-mächtig in ihrem Körperempfinden und kann ihre Gesundheit in die eigene Hand nehmen.

So lernt sie auch, Schmerz und Beschwerden rund um die Menstruation besser einzuschätzen und dass diese nicht einfach so hingenommen werden müssen. Denn sie kommen zwar leider häufig vor, müssen aber nicht sein. Beschwerden stehen nie für sich alleine und sind immer im Kontext des allgemeinen körperlichen Zustands zu sehen. Wie wir bereits gesehen haben, existiert der weibliche Unterleib nicht wie eine Insel losgelöst vom restlichen Körper, sondern ist durch viele feine Rückkopplungsmechanismen mit anderen Körperbereichen verbunden. In der ganzheitlichen Medizin, wie beispielsweise der westlichen Volksheilkunde oder der Traditionellen Chinesischen Medizin, wird sowieso nie ein Körperteil isoliert betrachtet, sondern immer der Gesamtorganismus gemeinsam mit Geist und Seele als Einheit behandelt. Somit können wir Regelbeschwerden als Warnsignal unseres Organismus sowie als Indikator für unseren körperlichen, geistigen und seelischen Gesundheitszustand sehen. Lauschen wir in weiterer Folge auch noch ihren Nachrichten, können wir vielleicht ihre Bedeutungen entschlüsseln.

Heilmittel des Zyklus

Hand aufs Herz, wie geht es dir mit deinem Zyklus? Ist er regelmäßig alle 28 bis 30 Tage, schmerzfrei und frei von emotionalen und seelischen Tiefs? »Nein, aber das ist doch eh normal.« »Mit Schmerzen und Beschwerden einmal im Monat muss frau halt leben.« »So geht es doch eh allen Frauen.« Diese Sätze und mehr höre ich immer wieder in meiner Praxis. Leider scheint der heutige »Normalzustand« für die meisten Frauen zu sein, vielerlei Beschwerden rund um ihren weiblichen Zyklus zu haben beziehungsweise diesen zumindest als lästig zu empfinden. Da verwundert es auch nicht, dass ich immer wieder Sätze höre wie »Bei der letzten Regel hatte ich solche Schmerzen, dass ich mir am liebsten die Gebärmutter rausgerissen und aus dem Fenster geschmissen hätte« oder »Es tut so weh, ich brauche eine Zange, damit ich mir die Spirale selbst ziehen kann«.

Merke:

Der natürliche, gesunde Zustand ist aber eine schmerz- und beschwerdefreie Menstruation, eine Zeit, die für Rückschau und Einkehr genutzt werden kann und in der frau wieder ganz in ihre Kraft kommt. Fordern wir also den natürlichen Zustand wieder ein und begnügen uns nicht länger mit dem »Normalzustand«. Wie kann dieser nun erreicht werden?

Schulmedizin

Prinzipiell ist es wichtig, Zyklusbeschwerden zuallererst medizinisch abklären zu lassen. Laut Statistik sind sie der Grund für circa 20 Prozent aller Besuche in der gynäkologischen

Praxis und 25 Prozent aller gynäkologischen Operationen.[117] Trotzdem stellt sich in weiterer Folge heraus, dass bei bis zu 90 Prozent der Zyklusstörungen keine organischen Ursachen zu finden sind.[118] Es wird davon ausgegangen, dass Stress an einem Großteil aller Krankheiten der Industrienationen beteiligt ist und in vielen Fällen sogar den Hauptauslöser darstellt.

Ist frau nun in der Gynäkologie-Praxis angekommen, wird sie bei Regelschmerzen nicht selten vor folgende Wahl gestellt: Sie kann zwischen Schmerzmitteln oder der Pille (beziehungsweise einer anderen Hormongabe) wählen. Dies wird leider gerade auch dann verschrieben, wenn überhaupt keine organische Ursache zu finden ist.[119]

Schmerzmittel

Mit Schmerzmitteln wird nun aber lediglich das Symptom abgedämpft, die Ursache wird weder erforscht noch behoben. Darüber hinaus ist es wichtig zu wissen, welche Art von Schmerzmittel überhaupt bei Menstruationsschmerzen angebracht und wirksam ist.[120]

Vor meiner Shiatsu-Ausbildung litt ich unter häufig auftretenden Schmerzen während der Blutung. Ich war besorgt, dass ich regelmäßig einmal im Monat eine halbe bis ganze Schmerztablette benötigte, und teilte dies meinem Frauenarzt mit. »Das ist ja gar nichts, andere Frauen kommen trotz mehrerer Schmerztabletten nicht aus dem Bett. Da haben Sie ja noch Glück, das ist eh normal, nehmen Sie halt die eine Tablette, die schadet nicht«, war die Antwort. Er meinte es sicher gut, nur leider konnte auch er mir keine einzige der vielen Alternativen zu Schmerz- und Hormonmitteln anbieten, da diese weder im Medizinstudium noch in der Facharztausbildung gelehrt werden. Denn auch wenn eine Schmerztablette pro Monat im Vergleich zu anderen Frauen wenig war, für mich war sie eine zu viel.

Hormontherapie

Bei der Hormontherapie (mit der Pille) bei Menstruationsproblemen ist die Idee, dass nach einem plötzlichen Absetzen der Hormongaben der körpereigene Hormonrhythmus wieder besser funktioniert. Dies hilft aber leider oftmals nicht, und viele Ärztinnen und Ärzte sprechen sich explizit gegen die Verschreibung der Pille zum Einpendeln eines unregelmäßigen Zyklus aus.[121] Mit den Worten des »Hormonpapstes« Dr. Johannes Huber: »Dem Mädchen zur Zyklusregulierung die Pille zu geben, obwohl sie keinen Empfängnisschutz braucht, ist das Schlechteste, was man tun kann.«[122]

Trotzdem wird immer jüngeren Mädchen bereits die Pille verschrieben, oft gar nicht an erster Stelle zu Verhütungszwecken, sondern um einen unregelmäßigen Zyklus regelmäßig zu machen oder unreine Haut zu bekämpfen. Bedenkt man, dass unregelmäßige Zyklen in den ersten Menstruationsjahren eines Mädchens völlig normal und natürlich sind und dass das weibliche Hormonsystem ein sehr empfindliches ist, welches auf die kleinsten Impulse von außen reagiert, kommt man nicht umhin, sich zu fragen, wie sinnvoll diese frühen Hormonbomben eigentlich sind und was sie im noch nicht vollständig ausgereiften Hormonsystem alles anrichten können.

Außerdem dauert es etliche Jahre, bis sich der Menstruationszyklus eingependelt hat, und erst mit Anfang bis Mitte 20 ist er wirklich stabil. Wäre es nicht langfristig zielführender und gesünder für die Mädchen, wenn man mit sanft regulierenden Heilmitteln (zum Beispiel aus der Kräuterheilkunde, Ernährung etc.) versucht, den Zyklus auf seinen natürlichen Rhythmus einzuspielen, als ihn bloß mit künstlichen Hormonen ruhigzustellen?

Darüber hinaus kann jeglicher hormonelle Eingriff in den Reifungsprozess einer jungen Frau zu weiteren (Langzeit)-Beschwerden führen. So bleibt die Regel nach dem Absetzen oft mehrere Monate aus, bei drei bis fünf Prozent aller Konsumentinnen kommt es zu einer Post-Pill-Amenorrhö, die länger als sechs Monate besteht. Entweder dieser Prozentsatz liegt in Wirklichkeit höher, oder ein überproportional großer Anteil der Betroffenen kommt in meine Praxis und Kurse. Meine Erfahrung ist nämlich, dass dies viel häufiger vorkommt, als die Statistiken verraten. Vielleicht liegt es daran, dass viele der betroffenen Frauen nicht zum Arzt oder zur Ärztin gehen. Ich selbst habe es nach einer 15-monatigen Pilleneinnahme nach dem Absetzen Anfang 20 einfach hingenommen, dass ich ein Dreivierteljahr nicht blutete, meine Brüste kleiner als vor der Pilleneinnahme wurden und sich meine Körperbehaarung verstärkte – alles Symptome des Post-Pill-Syndroms, das im schlimmsten Fall zu einer anhaltenden Sterilität führen kann. Im Nachhinein bin ich sogar froh, dass ich nicht zum Arzt oder zur Ärztin gegangen bin, denn ich lebte damals in den USA und hätte als Therapie sicherlich weitere Hormone verschrieben bekommen, die wiederum neue Langzeitfolgen mit sich gebracht hätten.

Daniela

Nehmen wir den fiktiven Fall von Daniela. Mit 14 wird ihr zum Einpendeln des Zyklus die Pille verschrieben. Sie nimmt sie dann gleich zur Verhütung weiter bis 30, weil es ja echt praktisch ist. Dann kommt der Kinderwunsch auf. Wenn dann nach Absetzen der Pille die Regel ausbleibt, muss eine Hormontherapie her, zuerst zum Auslösen von Eisprung und Menstruation, danach zur Steigerung der Fruchtbarkeit. Wenn das nicht hilft, gibt es noch die In-vitro-Fertilisation (IVF), die künstliche Befruchtung. Nach mehreren gescheiterten Versuchen funktioniert es endlich, aber während der Schwangerschaft wird zu wenig Progesteron bemerkt. Es wird mehr zugeführt, um eine Frühgeburt zu verhindern. Tägliche Thyroxingaben heben Danielas leichte Schwangerschafts-Schilddrüsenunterfunktion an, und sie soll es am besten nach der Geburt weiternehmen. Aus Angst vorm Übertragen wird die Geburt mit einem weiteren Hormon (Oxytocin) eingeleitet. In der Stillzeit nimmt Daniela die reine Gestagenpille – wie praktisch, die geht ja nur ganz wenig auf die Muttermilch über. Nach der Stillzeit wird kurz die Pille abgesetzt, weil sich Daniela doch irgendwie unwohl damit fühlte. Dann wird aber auf einmal die Blutung sehr stark. Hier hilft die Hormonspirale, denn die stoppt die Blutung fast ganz, und Daniela kann sie ja so lange tragen, das ist auch praktisch. Der Kinderwunsch ist eh schon abgeschlossen. Nach mehreren Zyklen der Spirale kommt die letzte mit 50 dann doch raus, und die Wechseljahrsbeschwerden stellen sich schlagartig so intensiv ein, dass nur mehr die Hormonersatztherapie helfen kann. Die wird dann einfach über viele Jahre weitergemacht, weil sie ja auch bestens gegen Osteoporose hilft. Fast das gesamte Frauenleben von Daniela wird somit durch Hormone von außen ferngesteuert, und für sie ist das der Normalzustand.

Der Fall von Daniela ist fiktiv, ganz im Gegensatz zu Judith, einer realen Frau aus Fleisch und Blut. Aber lassen wir sie selbst erzählen.

Judith, 22

»Mit 14 habe ich die Pille verschrieben bekommen, weil ich die Regel so unregelmäßig hatte und die Hoffnung bestand, die Bauchschmerzen würden weniger werden. Doch die Schmerzen wurden nicht besser, und ich bekam sehr starke Stimmungsschwankungen, vor allem in der Woche der Pillenpause. Deshalb habe ich mit 16 das erste Mal die Dreimonatsspritze getestet und fand sie anfangs toll, weil ich meine Tage nicht mehr bekam und auch die Stimmungsschwankungen weg waren. Allerdings bekam ich dann Hitzewallungen, und der Lauf meines langen Leidens begann. Ich musste immer und immer öfter auf die Toilette und wusste nicht, warum. War es die Spritze?

Oder doch die unangenehme Situation am Lehrplatz? Meine damalige Frauenärztin meinte, das könne nicht von der Spritze sein. Sie hatte auch keine Ahnung, woher die Symptome kamen. Dann hatte ich einen Termin beim Urologen, danach im Krankenhaus, und immer bekam ich die Diagnose Reizblase. Ich habe mich dann nicht mehr spritzen lassen und nur noch mit Kondomen verhütet. Der Harndrang wurde etwas besser, aber ging nicht mehr weg. Danach probierte ich Bioresonanz, Hypnose und sogar sechs Wochen auf der psychosomatischen Station eines Krankenhauses und bekam die Diagnose ›Somatoforme Störung‹. Dazwischen nahm ich dann die Pille wieder mal für ein paar Monate und testete auch die Spritze noch mal, aber es kamen wieder dieselben Beschwerden, deshalb hörte ich wieder mit den Hormonen auf. Zwischenzeitlich war ich auch mal beim Frauenarzt meiner Mutter, und dieser meinte, ›Regelschmerzen sind ganz normal‹ und ›Die Schmerzen beim Sex können schon sein, weil der Darm vielleicht voll ist‹. Ich hatte bei beiden Ärzten das Gefühl, nicht ernst genommen zu werden. Schließlich wechselte ich nochmals, und Frauenärztin Nummer drei hatte den Verdacht Endometriose. Sie verschrieb mir eine Dreimonatspille, die ich nahm, aber leider sehr oft Unterleibsschmerzen und starke Kopfschmerzen davon bekam. Somit haben wir uns dann für eine Bauchspiegelung entschieden. Diese ergab, dass ich keine Endometriose, dafür aber Adenomyose (Endometriose in der Gebärmutter) habe. Die Ärzte rieten mir daraufhin, die Hormonspirale zu nehmen. Gesagt, getan. Ich bekam auch hier wieder keine Regel, hatte dafür aber mindestens zweimal die Woche Unterleibsschmerzen. Schmerztabletten waren meine besten Freunde. Seit März dieses Jahres habe ich die Spirale nicht mehr drin und es geht mir sooo viel besser. Der Harndrang ist zwar noch immer da, aber ich habe fast keine Schmerzen mehr und eine schönere Haut. Die Regel, wie ich sie kenne, hatte ich bis jetzt noch nicht, nur Schmierblutungen.«

Nach so vielen Jahren »Hormontherapie«, die die Beschwerden zum großen Teil noch verschlimmert beziehungsweise erst ausgelöst haben, gönnt Judith ihrem Körper nun eine Pause von synthetischen Hormonen. Sie lässt ihren Zyklus sich – mithilfe von sanften Regulationsmitteln aus der Kräuterwelt und Körperarbeit – selbst einpendeln.

Aber das war noch nicht alles zu den künstlichen Hormonen. Nicht nur das in der Hormonersatztherapie in den Wechseljahren stark in Verruf geratene Östrogen ist der alleinige Schuldige für Nebenwirkungen von Übelkeit bis erhöhtem Krebsrisiko. So produziert auch Progesteron Myome[123] und hormonabhängigen Brustkrebs.[124] Neueste Studien zeigen, dass die Hormonersatztherapie dann das größte Brustkrebsrisiko mit sich bringt, wenn Östradiol gemeinsam mit künstlichen Gestagenen verabreicht wird und nicht, so wie uns bisher versichert wurde, Gestagene vor dem erhöhten Risiko schützen, das Östradiol alleine birgt![125] Einer von 20 Brustkrebsfällen ist durch Hormonersatztherapie verursacht, und das Risiko ist am höchsten bei einer kombinierten Therapie von mindestens fünf Jahren. Die Hormonsubstitutionstherapie in den Wechseljahren ist also weiterhin alles andere als sicher. So neu ist diese Erkenntnis auch gar nicht, denn Bergkvist u. a. zeigten schon 1989, dass das Brustkrebsrisiko aufgrund einer Östrogenersatztherapie durch eine Zufuhr von Gestagenen nicht verhindert, sondern sogar erhöht wird.[126]

Wie kann es eigentlich sein, dass wir mittlerweile (berechtigterweise) mit der Hormonersatztherapie in den Wechseljahren vorsichtig geworden sind, aber gleichzeitig jahre- bis jahrzehntelang dieselben Hormone in Form der Pille täglich – ganz ohne Bedenken – schlucken? Und warum sind synthetische männliche Sexualhormone, besser bekannt als Anabolika, aufgrund ihrer schlimmen Nebenwirkungen sogar illegal, während die Pille als ihr weibliches Hormonpendant dazu täglich von 100 Millionen Frauen weltweit eingenommen wird?

Nicht einmal die Sache mit dem Progesteronmangel bei Brustspannen ist mehr so klar, wie es lange Zeit schien. Denn bisher wurde immer angenommen, dass prämenstruelles Brustspannen ein ganz typischer Hinweis auf eine Gelbkörperinsuffizienz ist und deshalb Progesterongaben (egal ob als orales Progestagen oder als bioidentische Progesteronsalbe) lindernd wirken würden. Mittlerweile weiß man, dass auch ein Progesteronüberschuss zu Brustspannen führt, genauso wie zu anderen Symptomen wie Müdigkeit, Teilnahms- oder Antriebslosigkeit, die klassischerweise dem Progesteronmangel zugeordnet werden. Eine Substitutionstherapie kann somit die Beschwerden verstärken oder überhaupt erst auslösen. Irgendwie ist es nur logisch, dass ein schwangerschaftserhaltendes Hormon die Brüste nicht unbeeinflusst lässt. Auch viele andere Nebenwirkungen bilden Frauen (wie Judith) sich nicht ein, sondern werden erst durch den Eingriff ins äußerst empfindliche körpereigene Hormonsystem ausgelöst.

Darüber hinaus sollte bei einer Hormontherapie (auch mit bioidentischen Hormonen) immer bedacht werden, dass Progesteron in Östrogen umgewandelt werden kann, aber nicht umgekehrt. Progesteron bei einem Östrogenüberschuss aufzufüllen, kann somit das Östrogen sogar noch zusätzlich vermehren. Außerdem können Progesterongaben zu Zwischenblutungen führen oder die Menstruation verzögern. Über den gesamten Zyklus genommen, unterdrückt natürliches Progesteron sogar den Eisprung. Darüber hinaus steht es im Verdacht, die Mineralisierung von Knochen zu verringern. Schließlich kann hoch dosiertes Progesteron wie ein starkes Schlafmittel wirken, was auch nicht immer unbedingt erwünscht ist.

Synthetische Hormone zwingen dem Körper einen künstlichen Zyklus auf und machen ihn völlig manipulierbar, aber auch hier bleibt der Grund für das Ungleichgewicht unbeachtet. So bringt es die US-amerikanische Frauenärztin Christiane Northrup auf den Punkt: Im Medizinstudium habe sie gelernt, dass der weibliche Zyklus unzuverlässig ist und mit synthetischen Hormonen geregelt werden muss. Wie das geht, ist sie ausführlich gelehrt worden. Aber was sie dazu gebraucht hätte, die Zyklusbeschwerden der Frauen wirklich zu heilen, hatte sie dort nicht gelernt.[127]

Merke:

Eine Hormontherapie ist nicht grundsätzlich schlecht. Der eigenen Gesundheit zuliebe sollte aber eine gewisse Reihenfolge bei Therapiemaßnahmen eingehalten werden: zuerst gesundheitsfördernde Methoden (Stressfaktoren reduzieren, gesunde Ernährung, Entgiftung, Entspannungs- und Meditationstechniken etc.), dann Kräuterheilkunde und Körperarbeit (Shiatsu, Akupunktur etc.) und erst, wenn all dies keine Besserung erzielt hat, die potenziell gesundheitsschädigenden Therapieformen mit bioidentischen Hormonen, dann erst die herkömmliche Hormontherapie und als allerletzte Instanz die Operation.[128]

Obwohl wir schon recht gut über die Hormone Bescheid wissen, sollten wir nicht vergessen, dass sie nur einen Ausschnitt unseres komplexen Organismus darstellen und dass wir lange noch nicht all ihre Geheimnisse enträtselt haben. Immerhin ist es noch nicht einmal 100 Jahre her, seit das erste Sexualhormon isoliert wurde. So mancher Vorgang unseres Körpers ist nicht bis ins letzte Detail erforscht und bleibt (noch) ein Mysterium des Lebens. Bis wir unsere Körpervorgänge vollständig wissenschaftlich erschlossen haben, bleibt uns nur, den uralten Weisheiten des Körpers zu lauschen, ihnen zu vertrauen und uns selbst wieder als das zu sehen, was wir sind – ein Teil der Natur.

Schwangerschaft als »Therapie«

Ein anderer in gynäkologischen Praxen oft gehörter ärztlicher Rat bei Regelbeschwerden ist: »Werden Sie doch schwanger, dann gehen die Beschwerden von selber weg.« Es stimmt schon, dass nach einer Schwangerschaft Regelschmerzen manchmal verschwinden. Ein Grund könnte die Vergrößerung des Muttermundes sein, aber auch nur in jenen Fällen, wo die Schmerzen davor von eben dort herrührten. Oder es liegt an der hormonellen Umstellung.

Was aber, wenn frau (jetzt) gar keine Kinder (mehr) will? Oder was ist mit jungen Mädchen in der Pubertät? In diesen Fällen hilft dieser Ratschlag natürlich herzlich wenig und ist einfach nur fehl am Platz. Denn die meisten Frauen befinden dies zu Recht als sehr unsensiblen und sexistischen Eingriff in ihre Selbstbestimmung. Außerdem ist es mittlerweile als Mythos entlarvt, dass eine Schwangerschaft eine nachhaltige Heilwirkung auf die stärkste Dysmenorrhö, die Endometriose, hat.[129] Darüber hinaus gibt es viele Fälle, in denen Menstruationsbeschwerden überhaupt erst nach der Schwangerschaft auftreten.

Gar keine Therapie

Andererseits sollen bestimmte Störungen einfach so hingenommen werden. Solange frau keinen Kinderwunsch hat, wird es als egal erachtet, ob ihre weiblichen Organe gesund sind oder nicht, auch wenn sie selbst ein Bedürfnis hat, genauer hinzusehen. Erwähnt sie ihre Menstruationsbeschwerden in der Arztpraxis, bekommt sie oft zu hören: »Haben Sie einen Kinderwunsch?« Verneint sie die Frage, so lautet die Conclusio des Arztes oder der Ärztin nicht selten: »Dann ist eh keine Behandlung notwendig.«

Auf diesem Weg wird die Frau um die Eigenverantwortung für ihren Körper und ihre Gesundheit gebracht. Denn sie erfährt nicht, welche Vielzahl an Dingen *sie selbst* machen könnte, um die Ursache des Leidens zu heilen.

Als ich vor fast 20 Jahren eine sehr große funktionale Eierstockzyste aufgrund der Einnahme der Antibabypille bekam, hätte ich vieles dafür gegeben, zuerst über Alternativen zu einer Operation aufgeklärt zu werden. Stattdessen wurde mir gesagt, wir könnten ein paar Monate beobachten, wenn die Zyste dann nicht weg sei, müsse operiert werden. Blöderweise ging sie nicht einfach von selbst weg, sondern wuchs fröhlich weiter.

Heute weiß ich, dass ganz an erster Stelle das Absetzen der Pille gestanden hätte, denn durch die Unterdrückung des Eisprungs kommt es sehr häufig zur Entstehung von funktionellen Zysten, die dann einfach weiterwachsen. Darüber hinaus hätte mich eine Naturheilkundlerin oder ein Naturheilkundler informiert, dass sich eine Zyste durch eine Ernährungsumstellung, durch Mittel aus der Hausapotheke wie Ingwerkompressen sowie mit Körpertechniken wie Shiatsu durchaus recht schnell zurückbilden kann und somit eine Operation überflüssig gemacht wird. Leider wusste ich all dies damals noch nicht.

Umso wichtiger ist es mir heute, Frauen darüber aufzuklären, welche Vielzahl an Dingen jede einzelne selbst für ihre Gesundheit und ihr Wohlbefinden tun kann. Wie sie sich dann entscheidet, ist natürlich ihr selbst überlassen. Das Problem ist aber meist, dass wir gar nicht über alle Alternativen Bescheid wissen oder darüber, was ohne die vorgeschlagene Therapie passieren würde. Jede Frau sollte nach einer ausführlichen Aufklärung über Möglichkeiten und Risiken selbst entscheiden, *was* sie als behandlungsbedürftig ansieht und *wie* sie es behandeln möchte. Sehen wir uns also an, was wir alles für einen gesunden Zyklus tun können.

Regelmäßigkeit in allen Lebensbereichen

Jede Frau hat ihren ganz eigenen Körperrhythmus, ihre ureigene Norm, die nur auf sie zutrifft. Diesen Rhythmus heißt es nun wiederzuentdecken, sich mit ihm bewusst auseinanderzusetzen und vor allem nicht gegen ihn anzukämpfen. Haben wir ein unregelmäßiges Leben, so kommt schnell auch unser Menstruationszyklus aus seinem Rhythmus. Schichtarbeit, häufiger Wechsel der Zeitzonen und emotionale Achterbahnen beeinflussen ihn. Er ist dann aber nicht gleich pathologisch, sondern Ausdruck unserer aktuellen Lebensweise. Denn wie wollen wir erwarten, dass unser Urzyklus regelmäßig verläuft, wenn sich in allen anderen Bereichen unseres Lebens auch kein Rhythmus abzeichnen lässt? Beim weiblichen Zyklus ist es eben wie bei allen Gesundheitsfragen: Es geht immer um den Menschen als Gesamtwesen, nie sollten nur Einzelsymptome betrachtet werden.

Deshalb steht hier an erster Stelle das Erkennen, wo überall im Leben Unregelmäßigkeit herrscht und wie wir wieder zu einem natürlicheren, zu uns passenden Rhythmus finden können. Bringen wir wieder ein bisschen Gleichmäßigkeit in unser Leben, zum Beispiel durch regelmäßigere Bett- und Essenszeiten, ausgeglichenere Gefühlslagen, beruhigt sich unser Zyklus oft auch sehr schnell. Viele der in der Folge genannten Ansätze verhelfen ebenfalls zu mehr Regelmäßigkeit, wie Zyklusbeobachtung, Lichttherapie, Heilkräuter, Shiatsu, Selbstmassage etc.

Einstellung zur Menstruation

In meinen Kräuterkursen werde ich immer wieder gefragt, ob ich denn nicht ein Kraut zum Verschieben der Menstruation wüsste. Klar, in unser geschäftiges Leben passt die Blutung oft einfach nicht hinein. Sie ist unpassend im romantischen

Strandurlaub auf den Malediven oder sie könnte uns beim wichtigen Kundentermin einschränken. Laut heutigem Zeitgeist steht der Mensch über der Natur, ist kein Teil mehr von ihr. Dementsprechend behandeln wir auch unseren Zyklus. Er ist nicht mehr ein natürlicher Anteil von uns, sondern etwas Fremdes, Lästiges, das manipuliert werden kann und muss, um im Alltag genauso gut wie immer zu funktionieren.

Natürlich gibt es in unserem modernen, rein linear ausgerichteten Leben Situationen, die wenig bis keinen Raum lassen, um sich für die Blutung zurückzuziehen. Das alljährliche Firmensymposium findet halt nun mal an diesem einen bestimmten Wochenende statt und lässt sich nicht wegen Mitarbeiterin XYs Menstruation kurzfristig verschieben.

Aber selbst die angepriesenen künstlichen Hormongaben zur praktischen Regelverschiebung funktionieren oft nicht. Da nimmt frau extra tagelang die vielen unangenehmen Nebenwirkungen in Kauf, nur damit dann trotz der Hormone in vielen Fällen dennoch die Regel just an dem Tag kommt, an dem sie hätte verhindert werden sollen – und das dann vielleicht sogar noch stärker oder schmerzhafter als normalerweise.

Das Gleiche gilt übrigens auch für Kräuter. Natürlich könnte frau versuchen, ihren Zyklus um ein bis zwei Tage zu verlängern, indem sie ab der Zyklusmitte jeden Morgen 40 Tropfen Mönchspfeffertinktur zu sich nimmt. In vielen Fällen kann es funktionieren, dennoch gibt es keine Garantie. So reagieren etliche Frauen auf Mönchspfeffer paradox, und der Zyklus verkürzt sich sogar noch deutlich, während bei anderen vielleicht gar nichts passiert. Kräuter lassen sich eben auch nicht uneingeschränkt zu unserem Eigennutz manipulieren. Gehen wir mit einem Kraut wirklich in Resonanz, verbindet sich der Pflanzengeist mit unserem, dann kann vielleicht die erwünschte Wirkung eintreten. Sehen wir die Pflanze nur als Mittel zum Zweck, um einen lästigen Teil unseres Selbst hinauszuzögern oder ruhigzustellen, holt uns die Natur nicht selten ein, und wir erreichen genau das Gegenteil des erwünschten Ergebnisses.

Eine Alternative wäre also, nicht auf Teufel komm raus unseren Zyklus kontrollieren zu wollen, sondern unsere Einstellung zu ihm zu ändern und – so seltsam es klingen mag – mit ihm zusammenzuarbeiten.

Tipp:

Ein bekannter Spruch aus Psychologie und Coaching besagt »love it, change it or leave it«. Wenn uns eine Situation Schwierigkeiten bereitet, haben wir drei Möglichkeiten, mit ihr umzugehen. Wollen wir die Menstruation nicht durch hormonelle Gaben ganz beenden (leave it) oder zeitlich eingrenzen (change it), bleibt uns nur der Weg, uns mit ihr anzufreunden (love it). Dann dürfen wir lernen, unser Frauenblut an sich zu lieben, also als einen Teil von uns anzunehmen und voll zu integrieren. Es geht somit darum, die Einstellung zur Menstruation von einer negativen in eine positive oder zumindest neutrale zu verwandeln.

Die Energie folgt der Aufmerksamkeit, und wir erschaffen ständig unsere eigene Realität. Von vielen Frauen hört man immer wieder: »Meine Tage kommen sowieso immer dann, wenn sie mir gar nicht reinpassen.« Andererseits gibt es Frauen, wo es sich genau umgekehrt verhält. So beispielsweise auch bei meiner Klientin Sabine.

Sabine, 37

Bei der ersten Behandlung erzählte sie mir voller Stolz, dass ihre Periode gut zu ihr ist. Sie kommt immer dann, wenn auch genügend Zeit für sie ist, also vor allem an den Wochenenden und freien Tagen, auch wenn dies bedeutet, dass der Zyklus somit keinen »perfekten« 28-Tage-Rhythmus aufweist.

Wie kommt es zu diesen Unterschieden zwischen Frauen? Sobald wir anfangen, nicht mehr gegen unsere Mondblutung anzukämpfen wie Don Quijote gegen Windmühlen, sondern sie stattdessen als Teil unseres zyklischen Selbst annehmen und mit ihr in Zwiesprache treten, zeigt sich meist ein spannendes Phänomen: Die Menstruation setzt auf einmal genau dann ein, wenn wir Zeit für sie haben, beispielsweise an einem freien Wochenende oder erst nach einer stressigen Arbeitsreise, auch wenn sie dadurch ein paar Tage früher oder später als erwartet eintritt. Wenn wir unsere Mensis zu den ungünstigsten Zeiten herbeifürchten, wird sie im Sinne der selbsterfüllenden Prophezeiung auch genau zu diesem Zeitpunkt beginnen oder am schmerzvollsten sein. Gehen wir aber in eine positive Kommunikation mit unserem Körper und unseren Zyklus, wird sich auch unsere Regel fast wie von Geisterhand auf andere Tage verlagern.

Aber Vorsicht! Diese gedankliche Menstruationsverschiebung sollte immer im Einklang mit unseren körperlichen Rhythmen geschehen. Nutzen wir sie als Manipulation, um unseren Körper über längere Zeit zu übergehen, wird uns das früher oder später einholen. So war es auch bei Silvia, 24. Nachdem sie sich in einer besonders stressigen Zeit über mehrere Monate hinweg einfach keine normal starke Regelblutung erlaubt hatte und diese sich auf einen Tag Schmierblutung reduziert hatte, bekam sie plötzlich wie aus dem Nichts besonders heftige und lange Blutungen.

Wenn wir also unseren Körper bitten, den Eintritt der Menstruation auf einen passenderen Zeitpunkt zu verlagern, dann sollten wir der Blutung auch den entsprechenden Raum zugestehen. Es muss auch einmal in Ordnung sein, dass frau nicht immer gleich gut funktioniert und Dinge nicht immer sofort erledigt!

Auf der anderen Seite kann es vorkommen, dass sich der Zyklus auch ganz ohne unser bewusstes Zutun umstellt.

Birgit, 37

Nachdem Birgits Menstruation über 20 Jahre lang immer regelmäßig gekommen war, verschob sich diese vor einer Operation plötzlich ohne scheinbaren Grund um zwei Wochen. Birgit konnte sich dies zuerst nicht erklären und sorgte sich schon um ihre Zyklusgesundheit. Bis dann die Zeit kam, in der ihre Blutung eigentlich eintreten hätte sollen. Da befand sich Birgit nämlich gerade im Spital und erholte sich von der Operation. Ihr Kreislauf war völlig im Keller, jeder Gang zum WC glich einem Marathonlauf und musste gut eingeteilt werden. In diesem Zustand auch noch zu bluten und sich dementsprechend oft auf die Toilette zu schleppen, hätte eine enorme zusätzliche Belastung für Birgits Körper bedeutet.

So wie die Angst vor dem Schmerz im Sinne einer selbsterfüllenden Prophezeiung erst zur Auslösung oder Verstärkung der Schmerzen führen kann, äußern sich unliebsame, geleugnete, abgespaltene Anteile von uns gern als körperliche Beschwerden. Die Regel bildet da natürlich keine Ausnahme.

Die Änderung der Einstellung von einer negativen zu zumindest einer neutralen bewirkt nun nicht nur, dass die Menstruation plötzlich auf »günstigere« Tage fällt und regelmäßiger wird, sondern führt nebenbei zu einer Abnahme der körperlichen und psychischen Beschwerden. Insgesamt konnte vielfach gezeigt werden, dass Frauen, die ihrer Periode positiv gesinnt sind, weniger Beschwerden aufweisen.[130]

Lassen wir also endlich die Rebellion gegen unseren eigenen Körperzyklus, sehen wir die Mondblutung nicht mehr als fremde, ungeladene, lästige Besucherin, sondern akzeptieren sie und machen uns mit ihr als mächtige Verbündete vertraut, dann erhalten wir vielleicht wieder Zugang zu ihrem magischen und kraftvollen Potenzial, und so manches Wunder kann passieren.

Kathrin, 31

So ging es auch Katrin: »Ab dem Zeitpunkt, an dem mir bewusst wurde, dass es eine Phase in meinem Zyklus gibt, in der ich extrovertierter und leistungsorientierter bin, und es dann eine gibt, in der Rückzug angesagt ist, habe ich nicht mehr gegen meinen eigenen Rhythmus angekämpft, sondern begonnen, mit ihm zu arbeiten. In diesem Moment habe ich einen Weg gefunden, einen Teil von mir zu heilen.«

Oft sind es alte Glaubenssätze aus unserer Kindheit, die uns weismachen, es sei normal, als Frau unter der Menstruation leiden zu müssen. Immerhin ging es der Mama und der Oma auch nicht anders, warum sollte ich nun etwas Besseres sein und schmerzfrei durch den Zyklus gehen? Die moderne Forschung hat übrigens herausgefunden, dass Trauma, Stress und Angst direkt über die Keimzellen vererbt werden.[131] Ist die Menstruation für die Mutter negativ besetzt, wirkt sich das also nicht nur über Verhaltensnachahmung auf die Tochter aus, sondern wird direkt weitervererbt. Es ist somit nicht nur für uns persönlich, sondern auch für unsere Töchter wichtig, unsere negative Einstellung zum Frauenblut zu heilen!

Oder frau hat in jugendlichen Jahren einen Pakt mit dem Teufel geschlossen. Gerne nehme sie die Regelschmerzen in Kauf, wenn doch nur endlich die Blutung einsetzen würde, damit sie nicht schwanger sei. Der Teufel war in diesem Fall natürlich ihr Unterbewusstsein, welches sich aber von nun an gewissenhaft an den Deal gehalten hat. Und da ist ja auch noch immer die gute alte Erbsünde in katholisch geprägten Ländern wie in meinem Heimatland Österreich. Aufgrund Evas Sünde werden wir auf ewig bestraft, wir müssen bluten und unter Schmerzen gebären. Gerne darf diese Schuld – beispielsweise bei einer Familienaufstellung – wieder zurückgegeben werden.

Oder wir rufen in einem Ritual die Energie von Lilith herbei, die ohne Beklemmung, Scham oder Schuld durchs Leben und ihren Zyklus geht.

Verändern wir also die Einstellung zu uns selbst zum Positiven, so verändern sich dadurch unser ganzes Umfeld und die ganze Welt, denn ein hermetisches Gesetz besagt »wie innen, so außen«. Es liegt an uns. Wir sind selbst-verantwortlich, das heißt, die Verantwortung für unser Selbst, unser Ich, liegt bei uns.

Selbstreflexion:

- Wie erlebe ich meine Menstruation?
- Freue ich mich auf meine Tage?
- Wie reagiere ich, wie fühle ich mich, wenn die Blutung einsetzt?
- Verläuft meine Regel problemlos?
- Ekelt mir vor meinem eigenen Frauenblut?
- Wie ist/war die Einstellung meiner Mutter zu ihrer Menstruation?
- Kann ich offen über meine Tage sprechen?
- Wäre es mir lieber, nicht mehr zu menstruieren?

Die Schuldfrage

Vorsicht, mehr Verantwortung für das eigene Leben oder das eigene Wohlbefinden übernehmen zu wollen, kann uns zu einem Trugschluss führen. Denn wenn wir alles selbst beeinflussen können, sind wir dann ja auch logischerweise selbst schuld, wenn es nicht klappt. Oder?!

So ging es mir zumindest, als ich einem männlichen Shiatsu-Kollegen vor einigen Jahren im Vertrauen erzählte, dass ich in letzter Zeit wieder unter Regelschmerzen litt. Seine Antwort darauf war: »Hast du das denn nicht schon lange erledigt?«

Was war meine gedankliche Reaktion darauf? »Oje. Als gute Shiatsu-Praktikerin und -Lehrerin, die laufend über den weiblichen Zyklus referiert, ist es ja wohl das Mindeste, dass ich selbst beschwerdefrei bin – und das immer und zu jeder Zeit.«

Ich fühlte mich unglaublich schuldig und beschämt, unfähig gewesen zu sein, mir selbst einen schmerzfreien Zyklus zu erschaffen. Ich dachte, ich hätte versagt.

Die Sache mit der Selbstverantwortung ist aber nun die, dass sie jenseits von Schuld und Scham existiert. Sind wir nicht immer zu 100 Prozent gesund, glücklich, achtsam, funktionsfähig und mit dem perfekten, schmerzfreien Mondzyklus von 29,5 Tagen ausgestattet, bedeutet dies aber nicht, dass wir versagt haben.

Es bedeutet vielmehr, dass wir menschlich sind. Ein Mensch mit Gedanken, Gefühlen, Prägungen und bestimmten Verhaltensweisen. Ein Mensch, der nicht als Insel unabhängig von seiner Umgebung besteht, sondern ständig mit ihr in Interaktion tritt. Wie natürlich ist ein Zyklus, der nicht mit Unregelmäßigkeit auf eine stressige oder neue, unbekannte Lebensphase reagiert? Ist es tatsächlich so, dass frau ihre »Menstruations- oder Lebensthemen« erst dann erledigt hat, wenn sie trotz einer emotional stark belastenden Ausnahmesituation schmerzfrei bleibt?

Auch hier dürfen wir wieder davon wegkommen, die Symptome rund um unseren Zyklus als unsere Gegner anzusehen, die entweder erduldet, ignoriert oder bekämpft werden müssen. Dann geht es auf einmal nicht mehr darum, was wir falsch gemacht haben oder wo wir versagt haben, sondern um die Akzeptanz der aktuellen Situation. Es ist, wie es ist. Auch wenn wir nach außen hin »alles richtig« gemacht haben, können Schmerzen auftreten, die auch einmal ihre Daseinsberechtigung haben.

Sehen wir die Beschwerden hingegen als Nachrichten unseres Körpers, unserer weiblichen Mitte, eröffnen sich auf einmal neue Türen. Dann fangen wir an, hinzusehen, wirklich hinzusehen und nachzufragen, was der wahre Grund des Symptoms ist. Vor allem wenn grundlegende Dinge wie Ernährung, ausreichend Erholung, Schlaf etc. wirklich in Ordnung sind, erhalten wir die Chance, tiefer zu graben. Dann wird aus dem Gegner ein Helfer, der uns unterstützt, uns selbst besser kennenzulernen und zu verstehen. Dann handelt es sich nicht mehr um eine Strafe, sondern um eine liebevolle Erinnerung daran, wieder einmal innezuhalten und mit unserem ureigenen Wesen in Kontakt zu treten.

Den Körpernachrichten lauschen

Die Beschwerden unseres Körpers sind Nachrichten an uns. Richtig gelesen, stecken sie voller Weisheit. Sind wir also dankbar, wenn unser Körper Signale sendet, dass etwas aus dem Gleichgewicht geraten ist, und lernen wir seine individuelle Sprache wieder zu deuten. Denn die Symptome machen uns achtsam uns selbst gegenüber und bringen uns ins Hier und Jetzt.

Wenn bei einer Meditation im Lotussitz die Beine auf einmal einschlafen oder das Kreuz zu schmerzen beginnt, können diese Körperempfindungen nicht nur als lästige Nebenerscheinungen gewertet werden, die es um alles zu ignorieren gilt, sondern sie können auch dazu dienen, den zu Luftschlössern abschweifenden Geist wieder in die Gegenwart zurückzuholen. Körper, Geist und Seele lassen sich nicht trennen, auch wenn das die Schulmedizin lange versucht hat. Wenn wir nun die Verbindung zu unserem Körper stärken, dann kommen wir dadurch auch besser mit unserem gesamten Wesen in Kontakt.

Auf unseren Körper zu hören setzt aber eine gute Selbstkenntnis voraus. Diese erlangen wir wiederum durch Selbstbeobachtung. Je geübter wir in der Selbstwahrnehmung werden, umso subtiler werden die Veränderungen im Körpergefühl und Wohlbefinden sein, die wir bereits wahrnehmen können. Dementsprechend wird es uns dann auch möglich sein, bereits vor dem Eintreten der Beschwerden etwas gegen die Ursache des Ungleichgewichts zu tun. Was ist gerade los in meinem Leben? Haben sich die Lebensumstände verändert? Bin ich gerade in einer Ausnahmesituation? Halten wir also kurz inne, um zu realisieren, was es gerade zu verarbeiten gibt. Denn die Menstruationsbeschwerden sind nie ein für sich allein stehendes Phänomen, sondern ein Endergebnis dessen, was über den gesamten Zyklus passiert ist.

Schmerz

Schmerz tut weh, er ist unbequem und etwas, das so gar nicht in unsere tägliche Routine hineinpasst. Deshalb versuchen wir, ihn sogleich mit allen Mitteln zu unterdrücken oder ganz loszuwerden. Oder wir verbringen den ganzen Zyklus unter Angst vor ihm, wodurch wir ihn wie auf magische Weise erst recht ins Leben rufen.

Von allen Symptomen ist er wohl dasjenige, das am wenigsten ignoriert werden kann und am stärksten unser Bewusstsein für unseren Körper fördert. Leben wir mehr in unserem Kopf als im restlichen Körper, lehrt uns der Schmerz, uns wieder selbst zu spüren und zu unserer Gesamtheit zurückzukehren. Lernen wir den Schmerz, seine Eigenheiten und seinen Rhythmus nun aber kennen, gehen wir mit seinen Wellen und suchen die Entspannung in ihm, so wird sich auch unsere Wahrnehmung ihm gegenüber wandeln. Über den Schmerz können wir uns im Loslassen und Hingeben üben. Auch in ihm liegt eine Botschaft verborgen. Oft ist es die Stimme unserer Weiblichkeit, die sich als Menstruationsschmerz äußert.

Die folgende Übung soll kein Ersatz für Schmerzmittel bei starken Unterleibskrämpfen sein. Vielmehr soll sie als Anregung dienen, den Schmerz aus einem anderen Blickwinkel her zu betrachten, die Verkrampfungen loslassen und mögliche Körpernachrichten hinter dem Schmerz ergründen zu lernen.

Übung: Mit dem Schmerz hinlegen

Der Schmerz ist da. Auch wenn es noch so schwerfällt, akzeptiere. Es ist, wie es ist. Der Schmerz ist nicht ohne Grund da. Er erfordert ein Loslassen. Also leg dich mit deinem Schmerz ins Bett. Leg dich neben ihn und betrachte ihn aus der Distanz. Kämpfe nicht gegen ihn an. Atme. Lass dich vom Schmerz treiben und hab keine Angst. Atme ihm entgegen. Entspanne dich. Lass deine Atmung eine Einladung sein, deinen Schmerz anzunehmen. Reite seine Spitzen und Tiefen wie Wellen im Meer. Atme mit ihm. Hör auf ihn. Hör ihm genau zu. Was hat er dir zu sagen? Wohin führt er dich? In welche Tiefen deines Körpers nimmt er dich mit? Atme tief in ihn hinein, geh mit ihm, aber bleib gleichzeitig neutrale Beobachterin im Außen. Verändert er sich, wenn du ihn ansiehst, annimmst? Kommen Gefühle, Bilder oder Erinnerungen hoch? Akzeptiere alles, was ist. Atme und spüre, wie dein Schmerzempfinden mehr und mehr in den Hintergrund rückt. Bleib beim Schmerz, bis er gesättigt ist und sich aufzulösen beginnt. Bleib noch ein bisschen da und spüre in die Leere hinein, die der Schmerz hinterlassen hat. Lass dich von der Glückseligkeit der Endorphine umhüllen. Nimm deine Erschöpfung wahr und kämpfe nicht gegen sie an. Raste, bis du gut erholt bist. Bedanke dich bei deinem Schmerz, bevor du langsam wieder ins Tagesbewusstsein zurückkehrst.

Zyklusbeobachtung

Manchmal darf die Lösung auch einfach ein. So leicht, dass wir oft gar nicht glauben können, dass es wirklich so funktionieren kann. Aber da die Energie bekanntlich der Aufmerksamkeit folgt, hilft es in vielen Fällen schon, die Aufmerksamkeit auf den Menstruationszyklus zu richten, um Linderung der Beschwerden zu erreichen.

Die Entscheidung, die Regelblutung und den Zyklus überhaupt einmal bewusst wahrzunehmen und zu verfolgen, kann für sich genommen schon unbewusste, abgespaltene Aspekte ins Tagesbewusstsein befördern, die dann bereits direkt integriert werden können. Schattenarbeit durch Beobachtung also. So zeigt sich beispielsweise immer wieder, dass die reine Beobachtung des Zyklus ihn regelmäßiger werden lässt. Auch können Behandlungen obsolet werden, wenn sich der Zyklus schon durch die Beobachtung, die eigentlich rein als diagnostisches Mittel gedacht war, bereits eingependelt hat.

Während die Einstellungsänderung also durchaus eine Herausforderung darstellen kann, wenn frau zum Beispiel die lästige monatliche Blutung unter Schmerzen einfach nicht als einen Segen betrachten kann, benötigt sie für die reine Zyklusbeobachtung nur ein bisschen Zeit. Darüber hinaus kann uns die bewusste Beschäftigung mit dem Zyklus in Folge zu einer veränderten, positiveren Wahrnehmung der Menstruation verhelfen.

Trotzdem kann es auch vorkommen, dass durch die Zyklusbeobachtung Beschwerden auftreten oder sich zuerst verstärken. Wurden diese nämlich bisher so erfolgreich aus dem Bewusstsein verdrängt, bringt die Beschäftigung mit der Mens sie erstmals ans Licht. Dies bedeutet aber nicht, dass die Probleme erst durch die Beobachtung entstanden sind. Sie waren schon vorher da, wurden eben nur besser ignoriert. Sind sie aber erst einmal bewusst, kann der nächste Schritt schon die Integration und Heilung darstellen. Je genauer und detaillierter die Selbstbeobachtung nun stattfindet, umso sensibler werden wir für die Signale des Körpers.

Die Beschäftigung mit unserem Zyklus kann auch dazu führen, dass wir auf einmal einen geschärften Blick für die Rhythmen der Natur bekommen. Nicht selten kommt es vor, dass Frauen dann Sonnen- und Mondzyklus, Wetterschwankungen und den Wechsel der Jahreszeiten bewusster wahrnehmen und mehr im Einklang mit ihnen leben. Ein sinnvoller Schritt zu einem gesunden Menstruationszyklus ist also die Zyklusbeobachtung. Dazu gibt es mehrere Möglichkeiten.

Tage-Buch und Zyklus-App

Die einfachste Art der Zyklusbeobachtung ist wohl der Zykluskalender beziehungsweise die Zyklus-App. Am Markt wird eine Vielzahl angeboten. Von einfachen Kalendern, wo nur Beginn und Ende der Blutung eingetragen werden, über Emoji-Funktion der jeweiligen Gefühlslage bis hin zu ausgeklügelten Menstruationstagebüchern, die Temperaturmessung, Gewichtsangaben, Zervixschleimveränderungen erfassen, Mondphasen mitberücksichtigen oder sogar über integrierte Schrittzähler verfügen. Da ist sicher für jede Frau etwas dabei.

Starten könnte sie mit dem Aufzeichnen von Beginn und Ende, Stärke der Blutung, Beschwerden und Stimmungslage. Eine andere möchte vielleicht Voll- und Neumond oder das Sexualverhalten miterfassen. Mit der Zeit kann es richtig Spaß machen, die unterschiedlichen Phasen des Zyklus auszumachen und zu beobachten, welche ureigene Qualität die jeweilige Zyklusphase innehat. So könnte das Ruhe- und Rückzugsbedürfnis während der Menstruation bei Neumond besonders ausgeprägt sein, während die menstruierende Frau bei Vollmond vielleicht eher energiegeladen ist.

Wir können unsere zyklische Natur auch viel besser annehmen und schätzen lernen, wenn wir uns ihrer bewusst werden. Menschen neigen dazu, Vergangenes zu vergessen oder verklärt zu erinnern. So kann auch unser Selbstbild zu unterschiedlichen Phasen des Zyklus verzerrt oder unvollständig sein. Hier bringt ein Menstruationstagebuch Aufschluss. So können sich beispielsweise vermeintliche Episoden des

Prämenstruellen Syndroms manchmal in nichts auflösen, wenn klar wird, dass die Wutausbrüche gar nicht vor der Regel, sondern unabhängig von ihr vorkommen und deshalb wohl eher auf äußere Umstände oder allgemeine innere Spannungen als den Menstruationszyklus an sich zurückzuführen sind.

Die retro-begeisterte Frau kann sich natürlich auch ein schönes Notizbuch als Menstruationstagebuch zulegen oder zyklische Menstruationskreise oder -mandalas basteln. Psychologinnen und Psychologen sowie Tagebuchschreiberinnen und -schreiber wissen, dass es hilft, Gefühle und Gedanken neutraler wahrzunehmen, wenn man sie sich von der Seele geschrieben hat. Wir werden bewusster und achtsamer uns selbst gegenüber. Es ist aber ebenso wichtig, sich positive Dinge im Menstruationstagebuch zu notieren. Vielleicht merkt frau dann, dass ihre Stimmung vor der Menstruation zwar immer leicht gespannt ist, aber auch ihre Kreativität wie von selbst fließt oder der Sex kurz vor der Blutung auf einmal besonders intensiv ist.

Auch kann uns die Menstruation als Anker in einer stressigen Welt dienen. Durch ihre zyklische Wiederkehr dient sie als Takt- und Zeitgeber, als Erinnerung zur Einhaltung der Grundgesetze von Aktivität und Entspannung. Dann kann frau auch beobachten, ob ihre Mensis wirklich so »böse« ist und immer nur dann kommt, wenn es gar nicht passt, oder ob sie nicht doch auch häufig auf freie Tage fällt, die Zeit für Ruhe zulassen. Insgesamt helfen uns der Menstruationskalender und das Menstruationstagebuch, wiederkehrende Muster unseres eigenen Zyklus kennenzulernen.

Symptothermale Methode

Eine wunderbare Möglichkeit, die Zyklusbeobachtung für die Verhütung beziehungsweise bei Kinderwunsch zu nutzen, ist die symptothermale Methode. Sie wird auch »Natürliche Familienplanung« (NFP) genannt. Hierbei werden die Basaltemperatur, also die Aufwachtemperatur, sowie die Veränderungen im Zervixschleim täglich festgehalten, was Informationen über Eisprung, Dauer der jeweiligen Zyklusphasen sowie Hormonschwankungen liefert. Nach einer gewissen Zeit bekommen die meisten Frauen ein gutes Gefühl für die feinsten Schwankungen in ihrem Zyklus und erkennen ohne Blick auf die Messungen, in welcher Phase sie sich gerade befinden. Die symptothermale Methode kann auch dabei helfen, einen vermeintlich pathologisch zu kurzen oder zu langen Zyklus als völlig gesunden und natürlichen zu entlarven. So kann ein besonders langer Zyklus trotzdem einen Eisprung aufweisen, der halt einfach sehr spät im Zyklus auftritt und durch die Temperaturmessung sichtbar gemacht wird. Auch bei Kinderwunsch wäre dann in diesem Fall keine Behandlung notwendig, da der Zyklus fruchtbar ist. Schwangerschafts- und Gestagentests wären mit regelmäßiger Temperaturaufzeichnung überflüssig. Diese gibt außerdem einen genaueren Einblick in den Hormonstatus einer Frau als ein einzelner Blutwert aus dem Labor.[132]

Versöhnung mit der eigenen Weiblichkeit

Dass die Menstruation ein Inbegriff purer Weiblichkeit ist, ist wohl kaum von der Hand zu weisen. Umgekehrt ist es auch nicht verwunderlich, dass unser Selbstbild als Frau Einfluss auf unser urweibliches Geschehen im eigenen Körper nimmt, unsere Menstruation. Wie wir uns selbst als Frau wahrnehmen, beeinflusst also unsere Wahrnehmung des Zyklus. Dies wiederum ist meist stark durch das Frauenbild geprägt, das uns durch die eigene Mutter vorgelebt wurde. Haben wir als Mädchen Probleme mit dem Heranwachsen zur Frau oder als Erwachsene mit dem Frausein an sich, kann dies eine schmerzhafte Regel bedingen oder verstärken.

Auch herrschen in den verschiedenen Zyklusphasen unterschiedliche Energien vor (S. 114). Es liegt nun an uns, ob wir bestimmte Aspekte ablehnen und uns gegen sie wehren, oder ob wir mit unserem Mondzyklus mitgehen und auch die weniger beliebten oder gelebten Energien und Aspekte unseres Frauseins integrieren. Denn es ist immer so, dass die Schatten umso mächtiger und größer werden, je stärker wir uns gegen sie wehren.

Es ist erwiesen, dass Körperteile und Organe, die wir ablehnen oder sogar wegwünschen, mit der Zeit auch rein physiologisch weniger Beachtung erhalten, also weniger gut durchblutet werden.[133] Dies wiederum führt zu körperlichen Beschwerden und macht anfällig für Krankheiten.

Die gute Nachricht ist, dass nichts in Stein gemeißelt ist. Verändern wir unser Bild als Frau zum Positiven und nehmen wir *all* unsere Körperteile in Liebe und Akzeptanz an, kann sich das positiv auf die Regelbeschwerden auswirken. Nehmen wir die Menstruation als Teil unserer Weiblichkeit an und versöhnen wir uns mit unserem weiblichen Körper, wird unser Selbstbild als Frau gestärkt. Ein Win-Win also. Folgen wir also dem Rat von Susun Weed und segnen unseren Bauch![134]

Die Bemerkung meiner Klientin Katrin, 31, brachte mich zum Nachdenken. »Ich bin keine weibliche Frau«, stellte sie überzeugt fest. Was bedeutet das? Ist es überhaupt möglich, eine unweibliche Frau zu sein? Was macht Weiblichkeit denn nun wirklich aus?

Geschlechterrollenbilder müssen immer in einem kulturellen Kontext gesehen werden, denn sie sind nicht biologisch bedingt. Es sind von Menschen willkürlich festgelegte Kategorien, die jederzeit auch wieder veränderbar sein können. Dies zeigt sich recht gut im Kulturvergleich. So gibt es Völker, die die Frauen als das starke Geschlecht ansehen, da sie meinen, ihre Köpfe wären stärker als die der Männer und daher besser zum Tragen schwerer Lasten geeignet.[135] Bei den Mundugumor in Papua-Neuguinea verachten die Frauen geradewegs das Kindergebären sowie die Kinder und entsprechen so gar nicht unserem klassischen Bild der perfekten fürsorglichen Mutter.[136] Dass die Eigenschaften sanft und schwach als typisch weiblich gelten, ist eine jüdisch-christliche Erfindung. Bei den vorchristlichen Europäern war hingegen weibliche Kühnheit beliebt. Und während das Gegensatzpaar Yin und Yang an sich ein Naturgesetz beschreibt, sind die Zuteilungen Yang = männlich und Yin = weiblich menschengemacht und jederzeit beliebig umkehrbar.

Selbst wenn wir (momentan) keine Menstruation haben, sind wir deshalb nicht unweiblich, und in einem anovulatorischen Zyklus müssen wir auch nicht weniger mütterlich, liebevoll oder partnerschaftlich ausgerichtet sein als mit Eisprung. Unser Zyklus ist ein Teil von uns, trotzdem sind wir mehr als nur unser Zyklus.

Seit der sexuellen Befreiung sind bereits viele alte Tabus und Rollenbilder gefallen und das ist gut so. Andererseits besteht nun die neue Gefahr, gleich als frigide oder altmodisch zu gelten, wenn frau nicht bei allem mitmachen will. Wo früher Tabus herrschten, besteht jetzt fast die Pflicht auf sexuelle Offenheit. Statt wie im 17. Jahrhundert Schamhaarperücken zu tragen, muss nun alles abrasiert werden. Scham-Haare gelten als eklig, ungepflegt, ja sogar schmutzig, sind nach wie vor zum Schämen. Die Menstruation ist sowieso ganz leicht mit Hormonpille, -spritze oder -spirale wegzuzaubern, dann ist frau endlich rein. Die Intimchirurgie boomt, im Sinne der »Ästhetik« werden zu groß geratene innere Venuslippen weggelasert und Vaginas chirurgisch verengt, um dem idealen Frauenbild zu entsprechen. Soll der Unterleib der Frau etwa dem eines kleinen Mädchens ähneln? Ist das neue Frauenideal oben üppig wie die alten Venusfigurinen und unten kahl geschoren, eng und keusch verpackt wie eine *Virgo intacta*? Wie befreit sind wir wirklich, und wo bleibt bei all den Trends unsere weibliche Urkraft?

Die Urweiblichkeit hat viele Gesichter. Gerade viele moderne, auf allen Ebenen erfolgreiche, voll im Leben stehende Frauen hören ja oft das Wort Weiblichkeit nicht so gerne. Sie assoziieren damit schwache, unselbstständige, passive Prinzessinnen, die vom Ritter aus der Not gerettet werden müssen, oder auch körperlich momentan nicht gerade der Mode entsprechende ausladende Kurven. Weiblichkeit oder der Archetypus der Großen Göttin umfasst aber so viel mehr. Ihr Facettenreichtum ermöglicht es uns, unsere eigene, ganz individuelle Version von Weiblichkeit zu finden.

Versöhnung mit anderen Frauen

Leider kommt es immer wieder vor, dass gerade andere Frauen mit Unverständnis oder Spitzfindigkeiten auf Regelbeschwerden reagieren. »Du hast sicher gerade deine Tage«, wird frau nicht selten von ihren »Schwestern« geschimpft.

An meine ersten Regelschmerzen kann ich mich noch gut erinnern. Was sich aber besonders in mein Gedächtnis eingebrannt hat, war die Reaktion meiner besten Freundin. »Stell dich doch nicht so an, das ist doch wirklich nicht so schlimm«, war alles, was sie zu mir sagte. Eigene Erfahrungen mit Krämpfen hatte sie zu diesem Zeitpunkt aber noch nicht gemacht.

Für andere wiederum ist die Menstruation selbst im engsten Freundinnenkreis nach wie vor ein Tabu. Frau spricht offen über Sexualität, die Windeln der Kinder, manchmal sogar über den Betrag am Lohnzettel. Lenkt eine dann aber das Thema auf die Monatsblutung, kann es vorkommen, dass die Gruppe große Augen macht, verstummt oder verlegen lächelt. Auch während der Recherche zu diesem Buch ist mir einige Male genau dies passiert. Das ist schade, denn gerade im Kreise anderer Frauen könnten wir uns miteinander austauschen, gegenseitig stärken und vom Zykluserleben der anderen lernen.

Wohnen wir zusammen, können wir beobachten, wie sich die Zyklen synchronisieren. Dies könnten wir nutzen, wieder bewusst zur selben Zeit zu menstruieren und uns gegenseitig die Kraft unseres Zyklus vor Augen zu führen. Gemeinsam könnten wir das kollektive Unbewusste sowie das alte Weltbild über die Menstruation anzapfen. Wir könnten über unser Frauenblut eine tiefgehende Zusammengehörigkeit empfinden, anstatt uns gegenseitig mit Aussagen wie »Ach. Bist du prämenstruell!« zu beleidigen und zu verletzen. Warum also nicht wieder Feste einführen für die Menstruationsmacht der Frau, als Initiationsfest zur Menarche oder als allmonatliches Frauenfest?

Selbst wenn wir keinen großen weiblichen Freundeskreis haben, so stehen wir nie allein da, sondern sind immer Teil der großen Frauengemeinschaft. An diese Verbundenheit lässt sich ganz leicht auch in einem kleinen Ritual andocken. Es liegt an uns Frauen, die Macht der Menstruation wieder für uns zu beanspruchen.

Während ich diese Zeilen schreibe, überkommt mich ein tiefes Gefühl der Ehrfurcht. Eine Erinnerung kämpft sich ihren Weg durch die unendlichen Tiefen meines Unbewussten an die Oberfläche. Die Erinnerung an eine Zeit der Verbundenheit mit allem Weiblichen. Sie ist nicht vorbei. Sie besteht noch immer, für jede von uns, egal ob wir im materiellen Leben in Frauengemeinschaften eingebettet sind, viele oder wenige Freundinnen haben oder gar keine. Die Verbindung ist da. Sie war immer da. Es hat sich nur ein Schleier des Vergessens darüber gelegt. Die Verbindung zum Göttlichen liegt in uns. Wieder die Verbindung zu unserer ureigenen Weiblichkeit herzustellen ist der Schlüssel zum Lichten der Schleier. Die Große Göttin ist überall. Aber vor allem ist sie in uns selbst.

Übung: Verbindung mit der kollektiven Menstruationskraft

Such dir während deiner Menstruation einen ruhigen, ungestörten Ort. Vielleicht möchtest du eine Kerze oder ein Räucherstäbchen anzünden. Setz dich gemütlich mit geradem Rücken hin und schließe deine Augen. Beobachte deinen Atem. Lass ihn nach und nach tiefer sinken, entspann dich und lass los. Bleib bei deinem Atem, bis du eine tiefe, ruhige Bauchatmung erreicht hast. Wenn Gedanken kommen, lass sie einfach vorbeiziehen. Geh nun mit deiner Aufmerksamkeit zu deinem Bauchnabel. Hier in deinem Zentrum liegt die Anbindung zu deinen Ahninnen. Über die Nabelschnur bist du mit deiner Mutter verbunden, die wiederum über ihre Nabelschnur mit ihrer Mutter verbunden ist und so weiter und so fort bis zurück zum Beginn zur Urmutter. Hier treffen wir uns alle wieder. Hier bei der Großen Göttin steht die Zeit still, und alle Frauen aller Zeiten sind miteinander verbunden. Wir teilen die Fruchtbarkeit unseres Zyklus miteinander, egal wo und wann wir sind. Dort sind wir Teil des großen kollektiven Unbewussten, aus dem nun auch du schöpfen kannst.

Spüre, wie du dich mit jedem Atemzug mehr ausdehnst und dich mit immer mehr anderen menstruierenden Frauen verbindest. Lass alles an Unwohlsein, Schmerz, Ekel, Gereiztheit oder Traurigkeit von dir abfallen. Beobachte, wie sich deine Menstruationskraft verstärkt, wenn sie sich mit der der anderen vereint. Nimm wahr, wie du dich weiter und weiter ausbreitest und voller Energie beginnst zu vibrieren. Lass dich erfüllen vom Blut, von seiner Macht und Stärke, von seiner geballten Lebensenergie. Spüre mit jeder Zelle deines Körpers, dass du nicht alleine bist, sondern Teil eines großen Ganzen. Wisse, dass du dich jederzeit mit der kollektiven Menstrualenergie verbinden kannst. Auch wenn du nicht (mehr) menstruierst, bist du hier jederzeit willkommen. Bleib so lange, wie es sich für dich gut anfühlt. Bedanke dich zum Abschluss und kehre mit deiner Aufmerksamkeit langsam wieder ins Tagesbewusstsein zurück.

Menstruation und Kinderwunsch

Wie sieht es jetzt bei einer Frau mit Kinderwunsch aus? Monat um Monat bedeutet die wiederkehrende Blutung, dass der Kinderwunsch wieder unerfüllt bleibt. Da verwundert es nicht, dass das Prämenstruelle Syndrom und Regelschmerzen bei Frauen mit unerfülltem Kinderwunsch vermehrt auftreten.[137]

So schwer es in dieser Situation auch scheint, wir haben die Option, das Glas halb voll oder halb leer zu sehen. Das Eintreten der Menstruation ist ein Zeichen, dass der weibliche Zyklus als Voraussetzung für das Eintreten einer Schwangerschaft funktioniert, das Vorkommen vom Mittelschmerz ein Hinweis, dass überhaupt ein Eisprung stattgefunden hat. Außerdem erschwert sich eine Frau möglicherweise das Schwangerwerden dadurch, dass sie ihre Menstruation komplett ablehnt. Denn wie soll eine Schwangerschaft mit Leichtigkeit eintreten, wenn ein anderer Grundbestandteil des eigenen Körpers entwertet und abgelehnt wird? Es ist erwiesen, dass ein Zusammenhang zwischen dem Körpergefühl und der Möglichkeit, schwanger zu werden, besteht.[138]

Gefühlsausbrüche und Ehrlichkeit

Im 19. Jahrhundert wurde der Begriff des »menstruellen Irreseins« geprägt. Heute kaum noch vorstellbar, so liegt auch diesem wahnwitzigen Ausdruck ein gar nicht so unwahrer Ausgangspunkt zugrunde: Neben »irren« und »verirren« geht irre auch auf die indogermanische Wurzel *er(ə)s*, also »rasend, sich schnell bewegend« zurück, woraus »zornig« wurde und im Neuhochdeutschen »verwirrt« und »unberechenbar«. Umgangssprachlich wird irre mittlerweile sogar als »aufregend«, »toll«, »besonders« und dergleichen verwendet. Auch die Mondsucht geht auf »aufgeregt« und »rasend«

zurück und bedeutete ursprünglich zeremonielles Verhalten bei Mondfesten.

Wenn frau also an eine von der Gesellschaft vorgegebene Norm angepasst und unfrei lebt, muss sie ihr wahres Ich unterdrücken. Dieses verschwindet aber nicht, sondern wird nur in die tiefsten Gründe ihres Seins zurückgedrängt. Ähnlich eines schlafenden Vulkans schlummert es in ihrem Unbewussten vor sich hin und wartet geduldig auf die Zeit, in der sich die Schleier zwischen bewusster und unbewusster Welt lüften. Dies ist die Zeit, in der sie nicht ganz dicht, sondern durchlässig ist. Es ist die Zeit der Menstruation, wenn wir unsere Lügen nicht mehr aufrechterhalten können, wenn unsere über den Monat mühevoll aufgebauten Masken zu bröckeln beginnen und wir den Schein nicht mehr wahren können. Je mehr sich angestaut hat, umso mehr wird nun hervorbrechen.

Wenn wir beispielsweise drei Wochen lang unsere Gefühle hinuntergeschluckt haben, sollte es uns nicht verwundern, wenn wir in der »Zeit der Wahrheit« wie ein Vulkan explodieren oder uns von Dr. Jekyll in Mrs. Hyde verwandeln. Sind wir den ganzen Monat über unsere Grenzen gegangen, kann es leicht sein, dass wir auf einmal nicht mehr können und sich Überforderung und Kontrollverlust breitmachen.

Dann überrascht es nicht, wenn wir als rasend und zornig erscheinen. Für die anderen flippen wir aus, uns rasend schnell bewegend, denn die Zeit hat nun eine andere Qualität für uns. Vielleicht sind wir selbst verwirrt und verirrt, da wir den Kontakt zu unserer Urkraft für so lange Zeit verloren hatten. Wir sind aufgeregt und aufregend, besonders in unserer Kraft. Unberechenbar sind wir, denn unsere Naturgewalt lässt sich nie lange bändigen.

Alle Menstruationsbeschwerden, ob Schwäche, Prämenstruelles Syndrom, Mittel- oder Regelschmerz, sind somit immer nur Ausdruck für ein Ungleichgewicht, welches die ganze Zeit über besteht. Umso wichtiger ist es also, die eigentliche Ursache des Leidens zu jedem Zeitpunkt des Zyklus zu ergründen als die reine Symptombehandlung erst während der Beschwerdetage!

Einerseits können wir die Zeit der Blutung dazu nutzen, hinter die Gefühlsexplosionen zu schauen und zu hinterfragen, wovon sie Ausdruck sind. Ärgert mich vielleicht das Verhalten meines Partners oder meiner Partnerin den ganzen Monat über, nur während meiner Tage kann ich den Mund einfach nicht mehr halten? Oder bin ich immer eine brave Mitarbeiterin, nur nicht an den speziellen Tagen, denn da sage ich plötzlich auch mal Nein, weil die Stimme meiner eigenen Bedürfnisse einfach zu laut wird?

Es geht hier also um die Ehrlichkeit zu uns selbst. Darum, unsere eigene Wahrheit auszudrücken und nach ihr zu leben, egal wie schwer dies auch manchmal sein mag. Denn vieles, das nicht passt, lässt sich oft wunderbar schönreden oder unterdrücken. Aber eben nur bis zu einem gewissen Zeitpunkt im Zyklus, bis uns die Todesgöttin mit ihrer unverblümt ehrlichen Art einholt und zerstörerisch durch uns wirkt. Diese Zeit können wir nun produktiv nutzen, um genau hinzusehen, zu reflektieren und zu entscheiden, was nicht mehr passt. Endlich kann es einen Anstoß geben, Dinge zu ändern, die schon lange geändert werden sollten. So zeigt sich beispielsweise immer wieder, dass Menstruationsbeschwerden durch Änderung der Lebensumstände wie Jobwechsel oder Beendigung einer belastenden Beziehung von einem Monat auf den anderen urplötzlich aufhören.

Tipp:

Manche Frauen sind in der Verdrängung von unerwünschten Gefühlen so erfolgreich, dass sie auch vor oder während ihrer Tage keine Ausbrüche erleben und dennoch unter Regelschmerzen leiden. Hier kann es hilfreich sein, die Enttäuschungen und den emotionalen Schmerz zuzulassen und sich zu erlauben, ihn zu spüren, was oft zu einer Abnahme der Beschwerden führt.

Darüber hinaus können wir prämenstruellen und menstruellen Gefühlsausbrüchen schon im Vorfeld vorbeugen, indem wir uns den ganzen Monat über in Psychohygiene üben. Dann haben Emotionen und unerfüllte Bedürfnisse erst gar keine Chance, sich anzustauen und wir müssen nicht verwundert sein, wenn es uns rund um die Menstruation körperlich wie emotional »zerreißt«. Und wenn es dann doch noch zu leichten Wellenbewegungen der »Ups and Downs« unserer Stimmungslage kommt und wir uns gerade in einem »Down« befinden, hilft der Blick auf den Menstruationskalender, um uns zu erinnern, das wir zyklische Wesen sind und auch dieses »Down« wieder vergehen wird.

Es darf übrigens auch Spaß machen, den eigenen »negativen« Gefühlen bewusst Raum zu geben, anstatt sie hinunterzuschlucken oder totzuschweigen. So kann frau ein Ärgernis zum Beispiel dazu nutzen, endlich mal wieder alleine in den Wald zu gehen und sich alles von der Seele zu schreien. Der Wald ist ein geduldiger Zuhörer. Und wer weiß, vielleicht wirkt die frische Waldluft ja so beruhigend und ausgleichend aufs Gemüt, dass sich die Wut wie von selbst auflöst und das Schreien gar nicht mehr not-wendig ist.

Wer jetzt denkt, sie müsste dann mindestens zehnmal am Tag in den Wald rennen, kann natürlich auch in die Polster schreien. Oder einfach wieder zum eigenen Atem zurückkommen. Oder im Auto das Radio aufdrehen und laut mitsingen. Statt des wirklichen Liedtexts (den frau ja vielleicht sowieso nicht kennt) einfach die Top 10 der Schimpfwörter, die ihr gerade einfallen, in der Melodie miträllern.

Aggression ist übrigens nicht per se negativ. Sie kann Ausdruck gestauter Leberenergie sein, also nicht gelebter Lebens-Energie und Kreativität. Sie birgt in sich ein riesiges Kraftpotenzial, das uns den nötigen Antrieb für neue Vorhaben oder kreative Schöpfungen gibt, wenn sie nur endlich freigesetzt werden darf.

Selbstreflexion: für die Blutungstage

- War ich heute wirklich ehrlich zu mir selbst?
- Habe ich wirklich das getan, wonach meinem Körper und meiner Seele zumute war?
- War ich im Einklang mit meinen ureigenen Bedürfnissen?
- Auch wenn ich meine, ich wollte einfach nur Fernsehen und Schokolade essen – war es wirklich das, wonach meine innere Stimme rief?
- Was tut mir heute wirklich gut?

Kreativität und schöpferische Kraft

Viele Frauen sind der Meinung, sie seien nicht kreativ, nur weil sie nicht gut malen, musizieren oder dichten können. Kreativität umfasst aber viel mehr als die Künste. Kreativ sein hat mit kreieren zu tun, also aus sich heraus etwas Neues entstehen lassen. Es ist unsere schöpferische Kraft, die oft gerade vor oder während der Menstruation zum Ausdruck kommen möchte. Darf sie gelebt werden, nehmen prämenstruelle Spannungen und Regelschmerzen ab.

Einerseits äußert sich unser schöpferisches Potenzial natürlich im Künstlerischen, wir können es beim Malen, Singen und Musizieren, Dichten, Schreiben, Fotografieren und Tanzen ausdrücken. Kreativität kann sich aber auch in allen anderen Lebensbereichen zeigen, sie umfasst alles. So kann der kreative Flow sich beim Gärtnern, Düngen, Naturgenießen, Hüpfen und Schütteln, Tönen, Arbeiten, Spielen mit den Kindern etc. äußern. Wichtig ist einfach nur, dass die schöpferische Kraft als Teil unserer Urweiblichkeit sprudeln darf, denn wird ihr das nicht erlaubt, sucht sie sich ein anderes Ventil, wie körperliche Beschwerden vor und während der Menstruation.

Die besonders kreativen Zyklusphasen können auch ganz bewusst genutzt werden. Auch ich durfte beim Schreiben dieses Buches am eigenen Körper lernen, dass Zyklischsein eben nicht bedeutet, immer nur produktiv, aktiv und schreibelustig zu sein. Manchmal konnte ich die Zeit vor und während meiner Regel nutzen, um tief aus der Seele zu schreiben, da ich dann einen besseren Zugang zum Unbewussten hatte. Manchmal ging aber auch nichts weiter, und es war Zeit für eine Verschnaufpause bei Frau Holle, versunken in der Tiefe der Nacht, um danach mit neuen Ideen und Erkenntnissen erfrischt aufzutauchen. Postmenstruell waren dann vielleicht vermehrt Strukturieren und Bearbeiten angesagt.

Eine Fotografiebegeisterte könnte Fotos von sich in den unterschiedlichen Zyklusphasen machen und feine Unterschiede im Ausdruck und in den Gesichtszügen entdecken.

Besonders Mutige könnten auch ihr Menstrualblut direkt ins kreative Gestalten einbauen. Zum Beispiel einen Kraftgegenstand mit Mensisblut aufladen, ein Bild damit malen oder Pflanzen damit düngen.

Übung: Inspirations-Tage-Buch

Eine Möglichkeit, dies konkret zu nutzen, ist das intuitive Schreiben. Dazu legt frau am besten Schreibzeug neben dem Bett bereit und schreibt vor dem Schlafengehen für circa 15 Minuten alles nieder, was ihr in den Kopf kommt. Ganz egal, ob es das am Tag Erlebte, eine Geschichte, Lebensweisheit oder ein Mantra ist. Danach Licht aus und schlafen gehen. Das Geschriebene sollte am Anfang erst nach ein paar Wochen gelesen werden, später dann schon am nächsten Tag. Mit der Zeit stellt sich das Phänomen ein, dass frau gar nicht mehr glauben kann, die Zeilen selbst geschrieben zu haben. Es ist, als ob etwas beginnt, durch uns zu schreiben. Dies bedeutet nicht, dass ein fremder Geist durch uns »gechannelt« wird, sondern dass unsere eigene, tiefer liegende Wahrheit aus unserem Unbewussten an die Oberfläche tritt, wo sie für uns greifbar wird. Mit ein bisschen Übung kann auch dazu übergegangen werden, Fragen zu stellen. Nicht selten findet frau dann am nächsten Tag die Antwort zu ihrem Problem in dem Notizbuch in ihrer eigenen Handschrift stehen.

Ähnlich wie die Menstruation ein Zwischenstadium mit gesteigertem Kreativitätspotenzial ist, so ist es auch die Übergangszeit zwischen Wachsein und Schlaf. Dies können wir bewusst nutzen, um mit unserem Unterbewusstsein in Kontakt zu treten und uns dadurch selbst besser kennenzulernen.

Schlaf und Träume

Der Schlaf- und Traumforscher Ernest Hartmann fand heraus, dass sich die REM-Phase, also die Zeit, in der die meisten Träume vorkommen, gegen Ende des Zyklus hin (25. bis 30. Tag) verlängert.[139] Wenn Frauen nun in dieser Zeit nicht genug Schlaf bekamen, verschlechterten sich ihre Symptome des Prämenstruellen Syndroms. Konnten die Frauen länger schlafen – und damit auch mehr träumen – als während der anderen Zyklusphasen, so verbesserten sich ihre Beschwerden. Das Prämenstruelle Syndrom verstärkt sich somit durch REM-Schlafentzug. Als logische Schlussfolgerung empfahl Hartmann einfach mehr Schlaf als Therapie!

Am Ende ihres Zyklus haben Frauen also ein erhöhtes Traumbedürfnis, und Träumen kann Menstruationsbeschwerden heilen. Vor allem starke, lebendige Träume sowie die Auseinandersetzung mit und das Verstehen der Träume scheinen Beschwerden zu lindern und Spannungen abzubauen.

Anstatt am Zyklusende mögliche Schwankungen in der Leistungsfähigkeit durch längere Arbeitszeiten zu kompensieren, wäre es also zielführender, wenn wir uns einfach mehr Zeit zum Schlafen gönnen würden. Statt Beruhigungsmittel gegen das

Prämenstruelle Syndrom zu nehmen, welche die Träume hemmen und die Beschwerden noch stärker machen, könnten wir uns ins Traumland begeben. Anstelle über die Beschwerden oder große Müdigkeit zu jammern, könnten wir uns an unsere Träume erinnern und deren Visionen mit unseren Liebsten teilen.

Die Frauen der Naturvölker nutzten die Zeit der Menstruation ganz bewusst, um in ihren Menstruationshütten zu träumen und visionär in die Zukunft zu blicken. Ruby Modesto erzählt, dass die Träume, die in den Menstruationshütten der Frauen und aus den Visionssuchen der Männer entstanden, die Quelle aller Weisheit darstellten. Eine andere Medizinfrau meint, die prophetischsten Träume seien jene, die aus der Mondhütte kamen.[140] Vielleicht war dies ein Grund, warum diesen Frauen Menstruationsbeschwerden fremd waren.

Die Menstruationshütten erinnern auch stark an die Orakel früherer Zeiten, die ebenfalls monatlich gehalten wurden. Die Seherinnen und Priesterinnen nutzten ihre menstruelle Gabe ganz bewusst, um hinter den Vorhang zu blicken, der die Welten voneinander trennt. Für sich und die ganze Gemeinschaft brachten sie Rat und Visionen aus dem großen Unbewussten, der Seelen-Ur-Erinnerung, in unser Tagesbewusstsein. Dort warten die Weisheiten noch immer auf uns, denn nichts geht je verloren.

So können wir den Notizblock auf unserem Nachttisch auch dazu nutzen, gleich nach dem Aufwachen unsere Träume niederzuschreiben. Falls du dich nicht an deine Träume erinnern kannst, gibt es viele Methoden, die Traumerinnerung zu fördern, die an anderer Stelle nachgelesen werden können.

Tipp:

Eine der einfachsten Methoden, die Traumerinnerung zu fördern, sei hier genannt: jedes Mal vor dem Schlafengehen die Absicht äußern, dass du dich an deine Träume erinnern wirst, und Zettel und Stift zum sofortigen Niederschreiben bereithalten.

Ein weiterer Schritt der Traumarbeit ist das luzide Träumen, das Wachträumen. Hier handelt es sich um Träume, in denen man sich bewusst ist zu träumen und deren Inhalt man deshalb selbst gestalten kann.

Sinken wir also wieder ein in unsere Traumwelt, unsere Traumzeit. Auf dass wir die Weisheit, die dort unten vergraben liegt, wieder hinauf ans Tageslicht befördern können. Lasst uns also über ein Problem nicht nur schlafen, sondern auch bluten.[141]

Licht und Mond

Schon vor 20 Jahren wussten Rötzer und Rötzer, dass das künstliche Licht von Bildschirm und Display zu Zyklusstörungen führen kann. Auch männliche Hormonzyklen lässt Licht nicht kalt. Bei männlichen Versuchstieren konnte gezeigt werden, dass sich die Keimdrüsen durch veränderte Lichtzyklen sogar zurückbilden.[142] Andererseits löst das Mondlicht in Gegenden ohne künstliches Licht automatisch den Eisprung aus.

Es ist nun recht aufwendig beziehungsweise unrealistisch für Frauen mit Menstruationsbeschwerden in unserer modernen Gesellschaft, dem künstlichen Licht gänzlich zu entfliehen. Dies ist auch gar nicht notwendig, wie der Eigenversuch von Louise Lacey zeigt. Sie litt unter einem unregelmäßigen Zyklus, und siehe da, nachdem sie für einige Zeit an drei Tagen pro Monat in der Nacht eine kleine künstliche Lichtquelle eingeschaltet ließ, wurde ihr Zyklus regelmäßig, und ihr Eisprung trat in der Zeit der beleuchteten Nächte auf. Wichtig ist nur, während der restlichen Tage im Monat auf eine wirklich komplette Abdunkelung zu achten, also am besten mit Rollläden oder dicken Vorhängen. Im Dunkeln schlafen erhöht übrigens die Melatoninproduktion und verringert dadurch auch das Brustkrebsrisiko.

Edmond Dewan und seine Kollegen und Kolleginnen konnten dieses Phänomen bereits in den 1960er- und 1970er-Jahren wissenschaftlich nachweisen. Dazu schliefen Frauen mit unregelmäßigen und/oder sehr langen Zyklen jeweils am 14. bis 17. Zyklustag mit Licht. Bei diesen Frauen verkürzte sich der Zyklus auf 29 Tage beziehungsweise sie bekamen regelmäßig ihren Eisprung. Diese Forschung ist auch bekannt als der »Dewan-Effekt«.

Neuere Forschung bestätigt die Beziehung zwischen Lichteinfluss und Steroidhormonen, auch wenn sie wissenschaftlich noch nicht ganz verstanden werden kann. So beeinflussen Tages- und Mondlicht die Ausschüttung von Melatonin in der Zirbeldrüse, welche ihrerseits die Gonadotropine luteinisierendes Hormon und follikelstimulierendes Hormon und dadurch auch indirekt die Eierstöcke beeinflussen kann.[143] Darüber hinaus ist es interessant, dass sich in den Eierstöcken im Vergleich zu anderen Organen und zum Blut vermehrt Melatonin findet.

Glaubt man der heiligen Hildegard, kann die Zeit vor und während der Menstruation dann von mehr Beschwerden begleitet sein, wenn sie auf den zunehmenden Mond fällt. Denn »wenn nun die Zeit der Monatsblutung bei einer Frau bei Zunahme des Mondes eintritt, leidet sie in dieser Zeit mehr, als wenn sie ihr beim Abnehmen des Mondes widerfahren wäre, weil das Blut sich beim Zunehmen vermehren müsste, aber dann durch die Zeit der Monatsblutung vermindert wird«.[144] Somit kann die Regel bei Vollmond nicht nur ein mystischromantisches Erlebnis sein, sondern sich eventuell auch schnell in eine kleine Katastrophe verwandeln.

Aber auch das ist nicht die endgültige Wahrheit. Am eigenen Körper habe ich die Erfahrung gemacht, dass mir der zunehmende Mond prämenstruell vor allem dann zusetzt, wenn ich mich zu wenig bewege und zu viel esse. Achte ich auf genügend Ausgleich, kann ich eine wundervolle beschwerdefreie Mens vor oder während des Vollmonds erleben. Und selbst das ist eigentlich noch zu kurz gegriffen. Denn der weibliche Zyklus ist nun einmal sehr komplex und empfindlich gegenüber äußeren, aber auch inneren Einflüssen (wie Stimmungen und Emotionen) und lässt sich nicht nur auf einen einzigen Auslöser reduzieren. So oder so ist es sinnvoll, bei Beschwerden genauer hinzusehen.

Wenn also dein Zyklus nicht mit dem Mond im Einklang ist und du dich trotzdem völlig wohl, gesund und heil fühlst, du keine Beschwerden mit der Menstruation und auch keinen unerfüllten Kinderwunsch hast und dich der Mond sowieso nicht sonderlich interessiert, dann ist alles gut und du musst du dich auch nicht damit beschäftigen. Falls aber doch nicht alles so rundläuft oder du einfach neugierig bist, dann könnte dir die Mondin als Verbündete möglicherweise helfen. Dann wäre es mal einen Versuch wert, mit ihr in Kontakt zu treten.

Wie das geht? Eigentlich ganz einfach. Natürlich könnte ich jetzt aufwendige große Rituale vorbeten. Aber ich bin prinzipiell recht praktisch veranlagt und finde es wichtig, dass Dinge machbar und umsetzbar sind. Ich weiß ja selbst, wie das dann in der Praxis so läuft. Beim ersten Mal ist frau vielleicht noch hoch motiviert, und danach findet sie einfach die Zeit nicht mehr. Es muss nicht immer der große Hexenzirkel zu Vollmond sein. Und nackt im Winter bei Minusgraden mit Frau Holle zu tanzen ist auch nicht unbedingt die Traumvorstellung einer jeden Frau. Deshalb mein Vorschlag: Lieber kleinere Dinge und dafür bewusster, öfter und vor allem regelmäßiger durchführen. Im Idealfall integrieren sie sich dann ganz von alleine in den Alltag.

Sei also ruhig einmal mond-süchtig (»luna-tic«), also launisch und ver-rückt, wenn dir danach ist, und lass die Kraft des Mondes in und durch dich wirken, denn immerhin bist du wie der Mond ein zyklisches Wesen!

Kleine Vollmondrituale

Bleib doch bei Vollmond einfach mal ein bisschen länger auf und bade dich im Mondlicht. Atme es ein, tief in dich hinein und lass es mit deinem Ausatmen bis in deinen Unterleib sinken. Erfülle deine Gebärmutter mit Mondlicht.
Oder stelle eine Schale mit Wasser oder eine Kräutertinktur in einer Vollmondnacht so auf die Fensterbank, dass das Mondlicht direkt auf sie scheint. Am nächsten Tag trinkst du das Mondelixier und stellst damit bewusst eine Verbindung zum Mond her.
Auch kannst du Kristalle wie Mondstein, Obsidian, Hämatit, Rosenquarz und andere, die eine starke Affinität zur weiblichen Energie haben, im Mondlicht aufladen. Diese legst du dir anschließend auf den Unterbauch zur Heilung auf oder du führst sie in Form von Yoni-Eiern (S. 215) in dein Heiligtum ein.

»Für eure Würde gebe ich euch eures zurück und nehme von euch die weibliche Kraft an, die durch euer Blut an mein Blut weitergegeben wurde.« Als ich das nicht im Geist, sondern in meiner Gebärmutter zu meinen Ahninnen sage, drehen meine Hände wie von selbst den Obsidian um, der auf meinem Unterleib direkt über meiner Gebärmutter liegt. Und noch bevor mein Verstand in Worte fassen kann, was passiert, spürt mein Körper die Energie, die vom Stein zuerst auf meinen Unterleib und von dort in meinen restlichen Körper strömt. »Danke«, flüstere ich. Vor dem Umdrehen des Steines durfte einiges des über Generationen in meinem Unterleib gespeicherten Leids in den Obsidian fließen. Bei den Schlüsselphrasen, die ich fühle und kommuniziere, gluckert und bewegt sich mein Unterleib zustimmend. Binnen Sekunden bin ich so tief gerührt, dass Schluchzer aus den tiefsten Schichten meines Wesens hochsteigen.

Der Laut »Haaa« lässt mein Herz sich etwas entspannen und wirkt wie der Knopf, mit dem man Dampf aus dem Druckkopftopf ablässt. Ich erfahre so vieles. Nicht von einem wissenden Lehrer, von keiner Geisthelferin, sondern ganz alleine von meinem eigenen, wun-

derbaren Körper. Ich vertraue dir voll und ganz. Wie lange habe ich dich angefleht, mir Antworten zu geben, doch war ich nie bereit, dich zu hören! Ich bin einen langen Weg gereist im Außen, um endlich bei dir anzukommen. Mein Blut, meine Herkunft, mein Körper. Keine Angst mehr. Die Hitze der Flammen der Scheiterhaufen gefangen und gespeichert in meinem Unterleib. Meine Dauerblutung. Tote Tränen der Trauer. Heiße Schmerzen. Der kühle Stein liegt zu Beginn ganz kalt auf meinem nackten Bauch. Ich überlege, ihn vorzuwärmen. »Kalt bei Kältesymptomen ist nicht gesund«, mahnt mein Verstand. »Die Kühle ist angenehm, weckt auf und bringt Klarheit«, antwortet mein Unterleib. Der Stein bleibt, wo er ist, bis er sich auf seltsame Weise kühl und warm zugleich anfühlt. Und als er wie von Geisterhand umgedreht wird, strömt Wärme aus ihm in meinen Körper. Als ich ihn anschließend mit meiner rechten Hand umfasse, ist er heiß. Noch nie hat sich ein Stein so gut und richtig in meiner Hand angefühlt. Aber jetzt will er Abkühlung und Mondlicht. Ich öffne das Fenster, platziere ihn am Fensterbrett und hoffe, dass der Mond bald aufgeht und den Stein mit seinem sanften Schein umhüllt.

Aber es hat keine Eile. Geduld, die ich meiner Gebärmutter geben darf, um zu heilen.

Zeit für Ruhe und Loslassen

Ruhe- und Erholungszeiten sind natürlich auch tagsüber wünschenswert und wichtig, auch wenn oder gerade weil immer mehr Aktivität und Geschäftigkeit gefordert werden. Wenn wir im hektischen Alltagsstress mal wieder von A nach B rennen, übergehen wir nicht selten unser Erholungsbedürfnis. Da kann uns das Einsetzen der Menstruation als Erinnerung dienen, wieder einmal innezuhalten und Ruhe zu geben. Je mehr wir uns verausgaben, umso mehr Zeit für Regeneration wird benötigt, auch wenn die moderne Karrierefrau und Mutter das nur selten wahrhaben will. Eigentlich sollten wir unserer Blutung dankbar sein, dass sie uns als rotes Warnsignal ins Gedächtnis ruft, dass eine kurze Erholungspause mal wieder angebracht wäre. So kann beispielsweise das Prämenstruelle Syndrom schon dadurch verschwinden, dass frau sich für ein paar Tage im Monat zurückzieht und versorgen lässt. Bereits die Ärzte des Altertums befanden das Alleinsein als lindernd und vorbeugend bei Erschöpfung und Überlastungen. So wird aus allein sein *all-eins* sein, also eins mit allem. Dies ist auch genau die Qualität, die immer so gerne mit dem Weiblichen per se gleichgesetzt wird. Während männlich dem Yang, dem Tun zugeordnet wird, steht Weiblichkeit für Yin und Sein. Wir dürfen uns nun darüber erheben, diese Einteilung als sexistisch oder ungerecht zu werten sowie aus Protest verstärkt in die Aktivität zu gehen, nur um zu beweisen, wie fleißig und Yang wir sind. Wir dürfen auch den Yin-Aspekt – den Frauen wie Männer sowieso beide in sich tragen – wieder als Teil von uns annehmen und kultivieren.

Übrigens:

Männer brauchen natürlich genauso Auszeiten wie Frauen. Diejenigen, die sich nie eine Pause gönnen, weisen ein erhöhtes Risiko auf, Erkrankungen des »Rhythmusorgans« Herz zu entwickeln.[145] Sie verfügen aber im Gegensatz zu Frauen nicht über die biologische eingebaute monatliche Erinnerung an Ruhe. Von wegen also, dass es Männer viel besser als Frauen haben, weil sie nicht jeden Monat bluten!

Sogar bei weiblichen Primaten hat die Forschung ein prämenstruelles Ruhebedürfnis festgestellt. So konnte der amerikanische Biologe Glenn Hausfater beobachten, dass Pavian-Weibchen sich vor der Menstruation von ihrer Herde zurückziehen, doppelt so viel Zeit alleine auf Bäumen verbringen als sonst und ihre Sozialkontakte um ein Drittel reduzieren.[146]

Die Mondblutung kann also ganz bewusst für eine monatliche Regeneration von Körper, Geist und Seele genutzt werden, als Zeit und Raum für uns selbst. Nicht umsonst wird sie auch »*meine* Tage« genannt. Nehmen wir sie also wieder als unsere ureigene Zeit an, fordern wir sie zurück. Als Zeit zum Heimkehren zu uns selbst, während der wir die Verantwortungen und Lasten des Alltags abgeben und loslassen dürfen. Denn die Zeit des Frauenblutes ist nicht nur eine Phase des Seins, sondern auch des Loslassens und der Hingabe. Um Neues erschaffen zu können, muss aber zuerst etwas anderes aufgegeben werden.

Selbstverständlich steht es uns frei, während der Periode aktiv zu sein, wenn es das ist, was uns zu dieser Zeit guttut. Es geht darum, ehrlich zu uns selbst zu bleiben und auf die Bedürfnisse unseres Körpers zu achten. Und wenn wir eigentlich gar nicht wissen, was unsere wahren Bedürfnisse und Wünsche sind, dann ist die Menstruation die beste Zeit, das herauszufinden!

Menstruations-Raum

Welch bessere Möglichkeit gibt es, als für unsere Menstruations-Zeit auch einen eigenen Menstruations-Raum zu schaffen. Wenn es die räumlichen Gegebenheiten zulassen, kann dies wirklich ein eigener Raum sein, der nur uns alleine gehört und als unser heiliger Kraft- und Rückzugsort dient. Auch das Bett kann während der Regel die eigene kleine Höhle werden. Oder wir haben das Glück, uns irgendwo im Freien unsere eigene Menstruationshütte bauen und einrichten zu können. In der Realität der Großstadtwohnungen wird das meist schwieriger umzusetzen sein. Aber auch ein kleiner Teil eines Zimmers kann zum Altar oder Kraftplatz unserer Weiblichkeit umgewidmet werden. Meist haben Frauen schon ein kleines

Eckchen, ohne es bewusst Altar zu nennen. Vielleicht eine Stelle mit einer Kerze, einem Räucherstövchen, besonderen Steinen, Kristallen oder Fotos von verstorbenen Liebsten. Ist auch dies nicht vorhanden, bleiben uns immer noch unsere Traum-Räume, die wir über unsere Vorstellungskraft frei gestalten können.

Erdung

Eine aktuelle Studie der University of California in San Diego hat ergeben, dass Menschen, die sich täglich erden, weniger Schmerzen, Depression und Angst haben sowie besser schlafen.[147] Außerdem verbesserten sich Entzündungswerte, Puls und Blutverdickung. Zum Erden gingen die Studienteilnehmerinnen und -teilnehmer tagsüber barfuß und schliefen unter einer Decke, die über eine Kabelverbindung mit der Erde außerhalb ihres Schlafzimmers verbunden war.

Die wissenschaftliche Theorie dazu ist, dass durch den direkten Kontakt des Menschen mit den elektrischen Energien der Erde das gesamte Körpersystem harmonisiert wird. Hier haben wir also nun endlich den wissenschaftlichen Beweis, dass Erdung tatsächlich heilsam ist. Die Verbindung zu Mutter Erde und unsere eigenen Wurzeln zu spüren macht uns gesund.

Es ist somit mehr als nur esoterisches Gerede, dass negative Energien und Aufladungen von uns ähnlich einem Blitzableiter in die Erde abfließen. Sind wir geerdet, so sind wir voll und ganz im Hier und Jetzt, wir sind achtsam uns selbst und der Welt gegenüber. Gehen wir also so oft wie möglich – am besten barfuß – in die Natur und erden uns!

Geerdet sein heißt aber auch, bei uns selbst zu sein, unseren eigenen Raum einzunehmen und in unserer Mitte zu ruhen. Und wo ist die nun zu finden? Ein Stück unterhalb des Nabels, also bei Frauen ziemlich genau auf Höhe der Gebärmutter. Unsere Weiblichkeit entspricht also nicht nur symbolisch unserer Mitte.

Auch die Mondblutung bietet eine Möglichkeit, uns zu erden und stärker mit Mutter Erde zu verbinden. Viele Kulturen gehen ja davon aus, dass die Menschheit aus dem Blut von Mutter Erde geformt wurde. Während unserer Menstruation haben wir nun die Möglichkeit, unser eigenes fruchtbares Blut an sie zurückzugeben.

Die Blutspende der anderen Art

Wir können unser Blut rituell an die Erde zurückgeben, anstatt es in der Toilette hinunterzuspülen oder im Mülleimer verschwinden zu lassen. Gerade Menstruationstassen machen dies sehr einfach möglich. Durch eine Blutgabe können wir der Erde Danke sagen, dass sie uns das Leben geschenkt hat und tatsächlich das Krankmachende von uns nimmt. Da das Blut unsere gesamte Information enthält, bleibt ein Teil von uns nachhaltig mit der Erde verbunden und somit ge-erdet. Durch die Verbindung von Erde und Blut fügen wir uns direkt in den universellen Lebenskreislauf der Natur ein. Das können wir bewusst dazu nutzen, uns mit allem Lebendigen der Welt verbunden anstatt isoliert und menschenseelenallein zu fühlen. Die Natur existiert nicht von uns abgeschnitten, wir sind ein Teil von ihr.

Da das Frauenblut wirklich reich an Nährstoffen ist, gibt es einen hervorragenden Dünger für Pflanzen ab, egal ob im Garten, Wald oder für die eigenen Zimmerpflanzen. Interessant ist, dass es in Baumärkten spezielle Eisendünger für Pflanzen gibt. Das Eisen wird aber nicht künstlich zugesetzt, sondern stammt vom Blut von Schlachttieren. Ist es nicht viel stimmiger, wenn wir unser nährendes Lebensblut zur Stärkung und Wachstumsanregung von Pflanzen verwenden als das Blut von getöteten Tieren?

Erdung ist übrigens eine wichtige Grundvoraussetzung für unsere Reisen in andere Welten. Genau wie auch die Atmung.

Atmung

Unser Atem ist immer da. Dennoch oder gerade deshalb nehmen wir ihn meist nicht bewusst wahr. Er ist so selbstverständlich, dass wir ihn einfach als gegeben ansehen und ihm keine weitere Beachtung schenken. Aber Atem ist pures Leben. Wo kein Atem, da ist Tod.

Achtsamkeit ist heutzutage ein viel verwendetes Wort. Aber was bedeutet Achtsamkeit eigentlich, wenn man es herunterbricht? Bewusst im Hier und Jetzt zu sein. Und was ist das einfachste Mittel, welches noch dazu ständig zu jeder Zeit zur Verfügung steht, um uns der Gegenwart bewusst zu werden? Der eigene Atem.

Eine wichtige und wertvolle Übung an sich ist schon, den eigenen Atem zu beobachten, ohne ihn verändern zu wollen. Es geht dabei nicht um irgendeine spezielle Atemtechnik aus dem Yoga oder anderen Traditionen, sondern einfach nur um die Beobachtung des Atems, so wie er jetzt ist. Wertfrei und ohne aktives Eingreifen.

Frau wird schnell merken, wie schwierig das zu Beginn sein kann. Vielleicht haben wir das Gefühl, keine Luft zu bekommen, zu schnell zu atmen oder nicht tief genug. Hier lautet die Devise, einfach nur zu sein und in der Beobachtung zu bleiben.

Selbstreflexion: Atembeobachtung

- ☾ Wie fühlt sich mein Atem an?
- ☾ Fließt er frei und gleichmäßig?
- ☾ In welchen Bereich meines Körpers atme ich (hauptsächlich) hin? In den Brustkorb, die Flanken, den Unterbauch?
- ☾ Welche Teile meines Körpers bewegen sich im Rhythmus der Atmung?
- ☾ Wie ist das Einatmen im Vergleich zum Ausatmen? Überwiegt ein Teil?
- ☾ Wie ist mein Atem, wenn ich gestresst, genervt, verletzt bin?
- ☾ Wie fließt er während meiner Menstruationskrämpfe?
- ☾ Wodurch stockt mir der Atem?

Oft kommt es vor, dass unser Atem unregelmäßig fließt, weil wir dem Einatmen zu großen Stellenwert beimessen und das Ausatmen zu kurz kommt. Ähnlich wie in unserem Tagesablauf sind wir mehr auf Aktivität fokussiert als aufs Los- und Seinlassen. So ist es auch bei vielen Lungenerkrankungen wie Asthma, es kann dann nicht mehr gut ausgeatmet werden. Das Ausatmen ist aber mindestens genauso wichtig wie das Einatmen!

Wie unser Menstruationszyklus besteht auch unser Atemrhythmus aus vier Teilen. Stimmt nicht, es sind doch nur Ein- und Ausatmen?! Ja und nein, denn wer ganz genau beobachtet, wird bemerken, dass zwischen Ein- und Ausatmen jeweils eine kurze Pause besteht, der Moment, an dem nichts passiert. Da sind wir atem-los, stehen also genau zwischen den beiden Hauptphasen. So können wir auch die Menstruation sehen, wir befinden uns irgendwie dazwischen, zwischen den Welten. Um und in uns herrscht dann Stille.

Übung: Atemlenkung

Leite deinen Atem bewusst in dein weibliches Zentrum. Die Energie – und auch der Atem – folgt der Aufmerksamkeit, also konzentriere dich einfach darauf, in deinen Unterbauch, in deine Gebärmutter zu atmen, und nach und nach wird dein Atem sich dorthin ausbreiten. Die Gebärmutter liegt oberhalb der Blase, circa zwei Daumenbreit über dem Venusbein. Wenn es dir zu Beginn schwerfällt, leg am besten die Hand zur Hilfe auf den Unterbauch und atme bewusst zur Hand hin. Wahrscheinlich wird sich ein Wärmegefühl oder leichtes Kribbeln einstellen. Entstehen Bilder vor dem inneren Auge, lass sie weiterziehen und komm zurück zu deinem Atem.
Alternativ kannst du in der Vorstellung durch Vulva und Vagina einatmen. Mit der Ausatmung lässt du deinen Atem in deine Gebärmutter, Eileiter und Eierstöcke fließen.
Wir wissen ja bereits, dass vom Bewusstsein abgeschnittene Körperteile schlechter durchblutet werden. Mit dem Atem bringen wir wieder Bewusstsein und in Folge Durchblutung in den Unterleib. Muskelspannungen lösen sich, und Krämpfe und Schmerzen nehmen ab und vergehen.

Menstruationsmagie und -rituale

Ausgestattet mit guter Erdung und tiefer Gebärmutter-Atmung sind wir also bereit für die spirituelle Erleuchtung. Wo suchen wir diese aber nun? Es ist ja schon richtig ironisch. Wir modernen westlichen Frauen lassen (meist männliche) Gurus aus Indien oder Meister aus China einfliegen, um Yoga, Meditation und Tai-Chi zu erlernen oder fahren in den Dschungel nach Südamerika, um von den (wieder meist männlichen) Curanderos und Schamanen Antworten auf unsere Lebensfragen zu erhalten und Zugang zu unserer Seele zu finden. Aber unsere Menstruation lehnen wir ab, das ist was Lästiges, pfui Teufel.

Dabei wäre alles bereits ganz nah bei uns. Eigentlich ist es so nah, dass wir es gar nicht sehen können, denn es liegt *in* uns. In unserer Gebärmutter, in unseren Eierstöcken, in Vagina und Vulva, in unserer weiblichen Urerinnerung.

In vielen Kulturen können die Menschen erst dann zum Seher, zur Heilerin oder Schamanen werden, nachdem sie durch eine Initiationskrankheit gegangen sind. Dadurch kommen sie mit ihren dunkelsten Schatten und Dämonen in Kontakt, lernen sie kennen und zu integrieren. Als menstruierende Frau erhalten wir nun Zyklus um Zyklus die Möglichkeit, in unsere eigenen Tiefen hinabzusteigen und dort der eigenen Dunkelheit zu begegnen.

Was der männliche Schamane erst mühselig in vielen Lehrjahrzehnten lernen muss, ist für Frauen eine Naturgegebenheit. Der Schamanismus ist uns quasi in die Wiege gelegt, über die Nabelschnur wird das Urwissen von Frau zu Frau, Generation um Generation weitergegeben. Bis in alle Ewigkeit. Von Mann zu Mann existiert bis heute keine derartige Verbindung.

Monat um Monat ist es nun ein Leichtes für uns, in die Dunkelheit zur Urgöttin hinabzusteigen und sie um ihr Wissen zu bitten. Zur Holle, Percht, Baba Jaga, Weisen Alten, Lilith, Kali, oder wie auch immer sie sonst noch genannt werden mag. Egal, welchen Namen wir ihr geben, es handelt sich immer um die gleiche alte Göttin.

Wir alle sind Schamaninnen, Heilerinnen unserer Selbst, wenn wir nur zulassen, dass die Quelle der Weisheit wieder aus uns heraussprudelt, wir an unser weibliches Sein anzapfen. Denn was wirklich in uns vorgeht, kann uns niemand so gut beantworten wie wir selbst.

Aber wie steht es jetzt konkret mit der Magie? Sie ist ja meist etwas, das nur im Reich der Märchen und Zauberer etwas zu suchen hat, Regenbogen und Einhörner inklusive. Oder sie ist eben doch nur einigen wenigen Auserwählten vorbehalten. Den Wunderheilern im entlegenen Bergdorf zum Beispiel oder den Gurus und Schamanen. Oder etwa doch nicht? Die Magie der Frau ist etwas ganz Bodenständiges, Erdiges und Natürliches. Unser Geburtsrecht sozusagen. Unsere Kraft kommt aus der Erde, und genau diese ist in unserer heutigen so stark geistig orientierten Welt von besonderem Wert.

Wenn frau sich ihre Tagesabläufe etwas genauer ansieht, merkt sie meist schnell, dass Magie nichts Außergewöhnliches, sondern bereits allgegenwärtig ist. Wenn wir uns allmonatlich mit der Wärmflasche ins Bett zurückziehen, um endlich wieder in unserem Lieblingsbuch weiterzulesen, ist dies für sich schon ein Ritual. Der Teddy aus der Kindheit, den wir bis heute als Glücksbringer zu Prüfungen mitbringen, ist ein mächtiger Kraftgegenstand. So übrigens auch das Glücksschweinchen zu Silvester, vorausgesetzt, der Schenker hat es nicht einfach so verschenkt, sondern durch gute Wünsche mit Kraft aufgeladen. Apropos Silvester, beim Bleigießen bedienen wir uns wie frühere Priesterinnen der jahrtausendealten Kunst des Orakelns, um in die Zukunft zu sehen. Während der Menstruation jedes Mal bewusst den Unterleib zu entspannen, ist ein Loslassritual, das Befolgen der Ratschläge vom Mondkalender aus der Tageszeitung Mondmagie. Legen wir unserem Kind liebevoll die Hand auf eine schmerzende Stelle, verwandeln wir uns dabei in Handauflegerinnen und Geistheilerinnen. Jedes Räucherstäbchen ist ein Kommunikationsmittel für die Zwiesprache mit den Göttinnen und Göttern und Sex mit unserem Liebsten während der Menstruation – laut dem Tantra – der Weg zur höchsten Erleuchtung. Also was ist Magie denn schon, was ein Ritual, was ein Kraftgegenstand? Magie ist nichts, das außerhalb von uns existiert. Wir sind Magie! Nur oft ist sie einfach so versteckt, dass wir sie gar nicht mehr bemerken.

Es müssen also nicht immer große Zeremonien und Gesten sein, um unserer Menstruationsmagie wieder mehr Raum einzugestehen. Nicht noch ein To-do auf der Liste, das frau brav und fleißig abarbeiten muss.

Geben wir unserem Frauenblut bewusst Raum, halten wir inne und wenden unseren Blick inwärts, achten wir auf die Botschaften unserer Menstruationsträume und unseres Körpers, geben wir unser Blut in Dankbarkeit an die Natur zurück, werden wir uns unserer Verbundenheit mit der Erde und Mondin bewusst, treffen wir uns mit anderen Frauen, um unsere Weiblichkeit zu zelebrieren oder begeben wir uns auf eine Imaginationsreise in unseren eigenen Unterleib, so schulen wir nach und nach unsere Hellsichtigkeit während der Menstruation, und die Magie nimmt wieder verstärkt Eingang in unser Leben. Und wer weiß, vielleicht geschehen auf einmal sogar kleine wie große Wunder.

Sitzt das Tabu der Menstruation besonders tief, kann vielleicht der Zugang der Psychoanalyterikerin Clarissa Pinkola Estés helfen. Sie schlägt als Heilmittel für tabuisierte Themen wie die Menstruation ein bisschen Obszönität vor. Das Wort obszön stammt vom hebräischen Stammwort *ob*, was Magier, Zauberin oder Hexe bedeutet. Durch eine Prise Obszönität würden wir also die engen und starren Schranken der Tabuisierung wegzaubern können, durch scham-losen Witz, der uns bis tief in unsere Eingeweide lachend zum Durchschütteln bringt, uns von anerzogener Scham und Erbschuld befreien. Durch Tollerei und Gejauchze könnten wir wieder tief in unseren Unterleib atmen, unsere eigenen Emotionen fühlen, von denen wir durchs Luftanhalten und durch flache Brustatmung abgeschnitten waren, und uns über unsere Bauchatmung in-spirieren, also be-geistern lassen und dadurch den himmlischen Geist mit unserer erdigen Natur im Unterbauch verbinden. Dies setzt jedoch Mut voraus. Mut, der eigenen Urkraft gegenüberzutreten, sich dem eigenen Urgrund zu stellen.

Egal welchen Weg wir nun einschlagen, am Ende geht es nicht um richtig oder falsch. In der kompletten Finsternis gibt es keine Schatten, und die Dunkle Göttin steht jenseits von gut und böse.

Körperreisen und Imaginationen

Die Gebärmutter galt lange Zeit als ein Organ der Einbildungen, und dementsprechend nahm von ihr aus die spezielle Form der Einbildung – die Hysterie – ihren Ausgangspunkt. Sieht man sich den Wortursprung nun näher an, landet man beim mittelhochdeutschen *inbildung*, was so viel bedeutet wie »in die Seele hineinprägen«. Wir können nun diese »Einbildung« beziehungsweise Vorstellungs- und Imaginationsfähigkeit dazu nutzen, Zugang zur Seele zu finden und dadurch unser »Organ der Einbildung« zu heilen. Dies geht ganz einfach anhand von Körperreisen, bei denen wir eine bestimmte Körperregion gedanklich besuchen und erkunden. Wir können dem jeweiligen Körperteil Kraft und Energie schicken, wodurch sich Blockaden und Verkrampfungen lösen können, durch den Besuch ein positiveres Verhältnis zu ihm gewinnen, Kontakt mit unserer Körperweisheit aufnehmen und dadurch Antworten auf Fragen zum eigenen Gesundheitszustand erhalten. Die folgende Übung soll dir die Reise in deinen Unterleib erleichtern.

Übung: Reise zur Gebärmutter

Such dir einen Platz, wo du dich gemütlich hinlegen kannst und für die nächsten 20 bis 30 Minuten ungestört bist. Atme ruhig und gleichmäßig und entspanne deinen Körper mit jedem Atemzug ein bisschen mehr. Wenn dein gesamter Körper entspannt ist, stell dir vor, wie du immer kleiner wirst. Du wirst so klein, dass du in deinem eigenen Körper auf Entdeckungsreise gehen kannst. Atme tief in deinen Unterbauch und stell dir vor, dass du durch das Tor deiner Vulva über deine Vagina zur Gebärmutter gelangst. Sieh dich gut um. Der Ursprung des Lebens befindet sich im Wasser. So wird sich dir die Energie deiner Gebärmutter nun auch als Wasser zeigen, vielleicht als großer Ozean, als frischer Bergsee, als Moor oder Sumpf etc. Lass die Bilder vor dei-

nem inneren Auge entstehen, ganz ohne sie zu werten. Beobachte, welche Gefühle mit den Bildern verbunden sind. Ist dir dieser Ort bekannt? Kommst du oft hierher oder viel zu selten? Ist es ein dir völlig unbekanntes Gebiet? Mach dich gut vertraut mit der Umgebung, ohne etwas verändern zu wollen.
Folge nun dem Fluss des Wassers solange zurück, bis du seinen Ursprungsort, seine Quelle findest. Wie stellt sie sich dir dar? Als Waldquelle, Wasserfall, Brunnen etc.?
Betrachte das frische Wasser, das aus ihr heraussprudelt. Sieh sie gut an, lerne sie kennen, denn sie ist der Brunnen deiner Weiblichkeit, deine persönliche Kraftquelle. Sie ist deine Anbindung an die kollektive Urweiblichkeit. In ihr findest du deine weibliche Macht. Schau es dir gut an, dein Wasser der Kraft. Lass es frei und wild sprudeln. Lass es flussabwärts fließen, um all deine Gewässer zu erfrischen und zu erneuern. Lass es alte Schlacken aus den Sümpfen deines Unterleibs wegspülen und ausgetrocknete Flussbeete befeuchten und befruchten. Lass es bis in die letzten Ecken und Winkel deiner Unterleibslandschaft fließen, mit ihm neues Leben und Energie. Lass deinen ganzen Unterleib erfüllt sein mit dem Wasser aus deiner Kraftquelle. Spüre, wie sich durch ihr Wasser wohlige Frische und kräftigendes Pulsieren in deinem Unterleib ausbreiten. Bleib so lange, bis dein gesamtes Zentrum von Gebärmutter bis Vulva davon erfüllt wird. Nun lass diese Energie sich über die anderen Organe auf deinen gesamten Körper ausbreiten. Fülle nach und nach jede einzelne Zelle damit. Spüre, wie dein Körper voller Energie pulsiert.
Wenn du gut erfüllt bist, lass die Energie deiner Kraftquelle langsam wieder in deinen Unterleib zurückkehren. Sammle sie im Zentrum deiner Gebärmutter. Sieh dich noch einmal um. Was hat sich verändert? Besuche noch mal die dir bisher unbekannteren Gegenden und lass sie auf dich wirken.
Wenn du bereit bist, verabschiede dich von der Landschaft deiner Weiblichkeit, sprich ihr ein »Danke« zu und nimm langsam wieder deine volle Gestalt an. Nimm deinen Körper wahr, spüre, wie du mit deinem Rücken aufliegst, und fang an, deine Finger

und Zehen zu bewegen. Öffne die Augen. Wenn du magst, streck und reck dich und richte dich langsam wieder auf.
Nimm einen Stift und Zettel zur Hand und schreibe dein Erlebnis und deine Empfindungen auf, solange die Erinnerung noch frisch ist. Vielleicht sind Antworten auf Fragen entstanden, die du gar nicht gestellt hattest. Wisse, dass du jederzeit zu deinem Kraftzentrum zurückkehren und dort wie bei einem Orakel Fragen stellen kannst. Zum Beispiel nach dem wahren Grund für deine Menstruationsbeschwerden. Lass deine innere Wahrheit durch die Körperreise sprechen.

Imaginationsreisen können auch dazu genutzt werden, bereits vergangene Geschehnisse aufzurufen. So können wir gedanklich zur ersten Mondblutung zurückzureisen. Wir können noch einmal erleben, was sich damals zugetragen hat, und uns Vergessenes wieder ins Gedächtnis rufen. Handelte es sich um eine negative Erfahrung, haben wir nun die Möglichkeit, eine alternative Version ganz nach unseren Wünschen zu kreieren. Diese wie eine simple Art des Tagträumens anmutende Technik kann und wird erfolgreich dazu genutzt, um bestehende Glaubenssätze sowie die Einstellung zur eigenen Weiblichkeit und zum eigenen Körper zum Positiven zu verändern.

Dies kann frau für sich selbst machen, wobei es sich für Ungeübte meist anbietet, sich von einer anderen Person, die in der Technik versiert ist, leiten zu lassen.

Übung: Reise zur Menarche

Such dir einen Platz, wo du dich gemütlich hinlegen kannst und für die nächsten 20 bis 30 Minuten ungestört bist. Atme ruhig und gleichmäßig und entspanne deinen Körper mit jedem Atemzug ein bisschen mehr. Wenn dein gesamter Körper entspannt ist, stell dir vor, wie du in einen Zug steigst, der in der Zeit zurückreist. An der Haltestelle deiner Menarche steigst du aus.

Sobald die Tür sich öffnet, bist du beim Moment deiner ersten Regelblutung angelangt.
Sieh dich gut um. Wo befindest du dich? Wer ist bei dir? Was siehst, hörst, riechst, schmeckst und fühlst du? Nimm die Situation mit all deinen Sinnen wahr. Lass alle für deine Menarche wichtigen Geschehnisse vor deinem inneren Auge ablaufen. Nimm noch einmal alles so wahr, wie es passiert ist. Wie fühlst du dich, und wie wirkt die Situation auf dich?
Wenn es Dinge gibt, die bei dir ein schlechtes Gefühl auslösen, hast du jetzt die Möglichkeit, sie zu verändern. Wie wäre es dir lieber gewesen, dass deine Mutter / Freundin / Schwester / dein Umfeld auf deine erste Mondblutung reagiert hätte? Was hättest du dir gewünscht, was hättest du gebraucht? Lass die andere(n) Person(en) dir all das geben, sagen und zeigen, was dir gefehlt hat. Verbringe den Tag deiner Menarche noch einmal, aber diesmal zu deinen eigenen Bedingungen, als den perfekten Tag deines ersten Frauenblutes. Sag all das, was du sagen wolltest, tu all das, was du tun wolltest. Lass dich erfüllen von einem positiven Gefühl der Freude, des Stolzes etc. Lass dieses positive Gefühl sich über deinen ganzen Körper ausbreiten, fülle nach und nach jede einzelne Zelle damit.
Wenn du den Tag deiner Menarche nun als ein positives Ereignis erlebt hast, schau dich noch ein letztes Mal um und lass die Situation nun auf dich wirken. Was hat sich verändert?
Wenn du bereit bist, verabschiede dich von der Erfahrung, sprich ihr ein »Danke« zu, geh zum Bahnsteig und steige wieder in den Zug ein. Bei der Station »Gegenwart« steigst du aus und kommst langsam wieder ins Tagesbewusstsein zurück. Nimm deinen Körper wahr, spüre, wie du mit deinem Rücken aufliegst, und fange langsam an, deine Finger und Zehen zu bewegen. Öffne die Augen, wenn du magst, streck und reck dich, und richte dich langsam wieder auf.
Nimm einen Stift und Zettel zur Hand und schreibe dein Erlebnis und deine Empfindungen auf, solange die Erinnerung noch frisch ist. Was nimmst du von dieser Reise für dich mit?

Bewegung versus Anstrengung

Bezüglich der Bewegung während der Menstruation gab es im Laufe der Geschichte alle möglichen Varianten von strenger Bettruhe bis hin zum vom größten deutschen Tamponanbieter geprägten Slogan »do«, also »Mach einfach alles, was du sonst auch machst«. Ganz im Sinne des heutigen Zeitgeistes dürfen Frauen also mittlerweile in jeglicher Zyklus- und Lebensphase völlig uneingeschränkt dem nachgehen, wonach ihnen gerade ist. So die Grundidee. Dies wäre ja prinzipiell wunderbar, und jede Feministin des letzten Jahrhunderts würde uns feiern. Problematisch wird es erst dann, wenn aus dem *Dürfen* ein *Müssen* wird. Wenn also die medizinische Absegnung, körperliche Betätigung während der Menstruation sei nicht schädlich, in unseren Köpfen in ein »Ich muss auch während der Menstruation 150 Prozent körperlich leisten« verwandelt wird.

Die Forschung lehrt uns, dass Mädchen und Frauen bei regelmäßigem Sport weniger Menstruationsbeschwerden haben.[148] Bei Leistungssport hebt sich dieser Unterschied aber auf. Hier zeigt sich also wieder einmal, wie wichtig die Balance im Zyklus auch in Bezug auf körperliche Betätigung ist. Außerdem bedeutet regelmäßiger Sport nicht, dass wir während unserer Tage Sport betreiben *müssen.* Meist ist es viel sinnvoller und lindernder für das Prämenstruelle Syndrom und Regelschmerzen, sich *vor* den Tagen verstärkt zu bewegen, das Blut somit in Bewegung zu bringen und es anschließend in Ruhe fließen zu lassen.

Wir sind nicht alle gleich, deshalb hat jede von uns auch während der Menstruation unterschiedliche Bedürfnisse und sollte natürlich auch die Freiheit haben, es so zu handhaben, wie sie gern möchte. Manchmal sind wir dann vielleicht einfach genervt, wenn wir während der Mens nicht so leistungsfähig sind. Oder das blöde Bauchweh oder der Schwächeanfall hält uns mal wieder vom Trainieren auf den nächsten Marathon ab. Auch da dürfen wir innehalten, ehrlich zu uns sein und unserem Körper eine Auszeit zugestehen. Vielleicht handelt es sich beim Schmerz oder bei der Schwäche um ein Warnsignal, dass es in diesem Tempo, in dieser Intensität momentan einfach nicht mehr weitergeht, ohne Schaden zu nehmen. Stellen wir uns nun über die Natur oder gehen wir mit ihrem Rhythmus? Es ist nicht unbegrenzt möglich, ständig über die eigenen Grenzen zu gehen, dies gilt seelisch wie körperlich gleichermaßen. Pushen wir uns über unsere Limits, muss irgendwann auch wieder der Ausgleich in Form von Regeneration und Entspannung folgen, wenn wir gesund bleiben möchten. So besagt es das Naturgesetz.

Übrigens:

Um den Unterleib besser zu durchbluten, die Hüfte zu öffnen und Verspannungen und Verklebungen zu lösen, wirkt kaum etwas so gut wie Tänze, die Bewegungen des Beckens in den Vordergrund stellen (Bauchtanz, afrikanische Tänze etc.). Der orientalische Bauchtanz wurde übrigens ursprünglich nur im Kreise von Frauen getanzt und diente zur Gesunderhaltung der weiblichen Organe. Erst später wurde er zum Anreiz der Männer umfunktioniert. Wie schön ist es doch, dass wir heutzutage selbst entscheiden dürfen, ob wir unsere Hüften kreisen lassen, um gesund zu bleiben, um unsere Sinnlichkeit und Lust zu kultivieren, um auf jemanden anderen sexy zu wirken oder sogar um alles Genannte auf einmal zu erreichen. Vielleicht will die wilde Frau in uns aber auch ihren eigenen Menstruationstanz selbst erfinden. Auch hier darf unser kreatives Potenzial freigesetzt werden. Und nicht vergessen, der Spaß soll dabei natürlich nicht fehlen!

Yoga

Andere Methoden, die ein gesundes Becken fördern, sind Yoga, Tai-Chi oder Qigong. Vor allem im Yoga gibt es einige Stile, die speziell auf die Gesundheit der Frau abzielen. Das sind zum Beispiel Luna Yoga oder Hormonyoga. Aber auch in klassischen Yogastilen finden sich viele Übungen, die Unterleib und Hüfte entspannen. Die Literatur und das Angebot qualifizierter Lehrerinnen und Lehrer sind groß, deshalb möchte ich hier nur auf eine Übung aus dem Yoga eingehen, den liegenden Schmetterling. Die Übung ist ganz einfach, aber wunderbar entspannend und wirkt öffnend auf Becken, Beininnenseiten und Brustkorb. In dieser Position können wir uns bestens im Loslassen üben, die Bauchatmung stärken und die Durchblutung und Entkrampfung des Unterleibs fördern.

Übung: Der liegende Schmetterling

Setze dich mit aufgestellten Beinen auf eine Gymnastikmatte oder ins Bett. Hinter dein Gesäß legst du ein festeres Kissen der Länge nach hin, auf dem du deinen Oberkörper entspannt ablegst. Falls dies im unteren Rücken unangenehm ist, kannst du das Kissen auch weglassen. Lass nun deine Knie auseinanderfallen, während deine Fußsohlen beieinanderbleiben. Die Hüfte sollte sich gut öffnen können, ohne wehzutun. Schmerzt es in der Hüfte, kannst du weitere Kissen unter die Knie legen, um sie zu stützen. Die Arme liegen entspannt zu beiden Seiten mit den Handflächen nach oben. Mit jeder Ausatmung sinkst du ein bisschen tiefer in die Entspannung. Nimm dir mindestens zehn Minuten dafür Zeit. Um die Position wieder zu verlassen, schließe die Knie (evtl. mithilfe deiner Hände) und richte dich langsam wieder auf. Wenn es im unteren Rücken zwickt, ziehe zur Gegenbewegung die Knie Richtung Brustkorb und mache den unteren Rücken rund. Je dünner das Kissen unter dem Gesäß ist, umso weniger Spannung kommt auf den unteren Rücken.

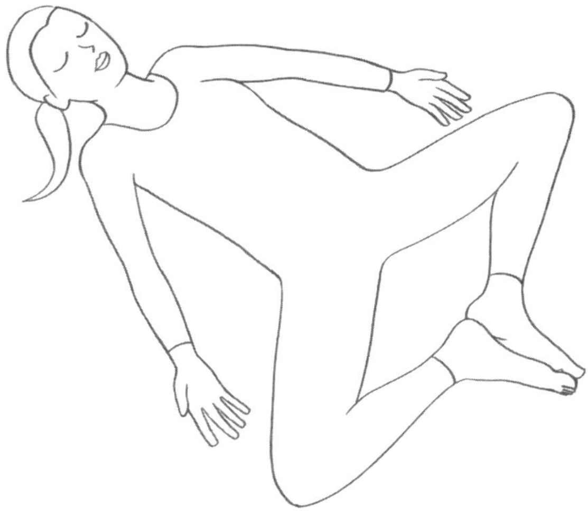

Yoni-Eier

Eine Möglichkeit, Heilsteine zu verwenden, ist als Yoni- oder Jade-Eier. Yoni ist der Sanskrit-Begriff für die weiblichen Genitalien, und Jade-Eier heißen sie, weil sie im alten China meist aus Jade waren. Es handelt sich also um in Form eines Hühnereis geschliffene Halbedelsteine, die vaginal eingeführt werden, und zwar mit der Spitze nach unten. Vorher einfach mit Wasser oder Gleitgel befeuchten. Die Hauptanwendung der Vaginaleier ist das Beckenbodentraining. Dazu werden die klassischen Beckenbodenübungen mit eingeführtem Ei durchgeführt. Viele Frauenärztinnen und -ärzte empfehlen auch Beckenbodentrainer aus medizinischem Silikon. Diese haben den Nachteil, dass sie nicht wie die Steine über eine eigene Heilwirkung verfügen. So ist beispielsweise Obsidian dafür bekannt, dass er negative Energien in sich aufnimmt und wie mit einer Klinge von uns abschneidet. Gerade bei Unterleibsbeschwerden, Regelschmerzen und Prämenstruellem Syndrom kann er also sehr hilfreich sein. Rosenquarz steht für die Weiblichkeit schlechthin und Hämatit für das Blut. Die Eier können mit befestigter Schnur gekauft werden, um sie leichter wieder zu entfernen, es klappt aber auch ohne. Zum Entfernen einfach in die Hocke gehen und Beckenbodenmuskel aktivieren. Zur Reinigung mit heißem Wasser abspülen und über Nacht in Salzwasser einlegen. Chemische Reiniger könnten dem Stein schaden.

Sex und Orgasmus

Dass uns Sex während der Regel aus moderner gesundheitlicher Sicht nicht schadet, wissen wir bereits. Wie steht es aber mit der Lust auf die Liebe während der Mondblutung? Laut einer Umfrage der Zyklus-App Clue haben 30 Prozent der sexuell aktiven Menschen auch Geschlechtsverkehr während der Menstruation.[149] Das ist ja nicht gerade sonderlich hoch. Bedeutet dies, dass Sex während der Tage immer noch ein größeres Tabu ist, als wir modernen Menschen von heute glauben wollen? Oder liegt es etwa daran, dass Frauen zu dieser Zeit gar keine Lust verspüren?

Der berühmte Kinsey-Report ergab hingegen schon in den 1950er-Jahren, dass 90 Prozent aller US-amerikanischen Frauen prämenstruellen oder menstruellen Sex wollten.[150] Das ist nicht verwunderlich, denn auch andere Untersuchungen haben bestätigt, dass die sexuelle Lust von Frauen während oder kurz vor der Menstruation (neben der Zeit rund um den Eisprung) am stärksten ausgeprägt ist.[151]

Gut für die Frauen, denn der Orgasmus kann sich heilsam auf Menstruationskrämpfe auswirken. Während der Regel ist frau offener und ihr gesamter Beckenraum stärker durchblutet. Dadurch können Berührung und sexuelle Stimulation intensiver wirken und die Verkrampfungen lösen. Durch die Gebärmutterkontraktionen beim Orgasmus kommt es zur Massage, und der Blutabfluss wird gefördert.

Trotzdem ist auch dies kein Allheilmittel für alle Frauen. Kaum eine, die schon einmal wirklich starke Krämpfe hatte, wird sich währenddessen Sex vorstellen können. Außerdem kommt es auf die Art von Sex und Orgasmus an. Da mit dem Orgasmus rhythmische Kontraktionen des Unterleibs auftreten, können sich leichte Schmerzen danach sogar noch verschlimmern. Harter Sex mit viel Anspannung kann dasselbe auslösen beziehungsweise können die Schmerzen selbst aufgestaute sexuelle Spannungen repräsentieren – da kann eine sanfte Stimulation eher angebracht sein. Was für die eine Medizin ist, kann die Beschwerden der anderen verstärken. Aus diesem Grund sollte frau vor allem ihren eigenen Wünschen und Lüsten nachgehen und im Vordergrund die Entspannung und weniger die Zielerreichung stehen. Falls frau unsicher ist, wie sich Mens und Lust vereinbaren lassen, könnte sie zunächst einmal mit Selbstbefriedigung oder gegenseitigen Streicheleinheiten experimentieren.

Hinsichtlich der Sexualität unterscheiden wir uns übrigens grundlegend von anderen Säugetieren. Diese haben einen Östruszyklus, das heißt, die Weibchen werden nur zu bestimmten Zeiten brünstig. Mit der Entwicklung des Menstruationszyklus erhielten die Menschenfrauen die Freiheit und Wahl über ihre sexuelle Aktivität, die nicht mehr rein der Fortpflanzung diente. Menstruation ist somit also vielmehr Befreiung als Strafe. Aber bedeutet dies nun auch wirklich, dass wir allzeit bereit sind, oder handelt es sich hierbei erst recht wieder um das nächste Ammenmärchen? Eine Schattenseite unserer modernen Aufgeschlossenheit ist ja, dass von uns verlangt wird, immer und überall zu funktionieren.

Eine aktuelle Kondomwerbung bringt es auf den Punkt: »Denn zwei von drei Frauen kommen nicht regelmäßig zum Höhepunkt. Das muss sich ändern.«[152] Natürlich bin ich die

Letzte, die zwischen einer Frau und ihrem Orgasmus stehen will. Aber wenn sogar schon der sexuelle Höhepunkt als bloßes Leistungsziel angesehen wird, das es unter Aufwendung aller zur Verfügung stehenden Ressourcen verbissen und verkrampft zu erreichen gilt, anstatt ihn in der Entspannung von selbst kommen zu lassen, läuft irgendetwas falsch.

Kommt frau nicht zum Orgasmus, kann das neben fehlender Entspannung, schwachem Beckenboden und etlichen anderen Gründen auch an kalten Füßen liegen. So hat die moderne Wissenschaft nun bestätigt, was Volksheilkunst und Traditionelle Chinesische Medizin schon lange wissen: Unterleib und Füße hängen (laut Traditioneller Chinesischer Medizin über die Nierenenergie) zusammen. Es konnte gezeigt werden, dass die Orgasmusfähigkeit von Frauen mit kalten Füßen um bis zu 60 Prozent gesteigert wird, wenn sie einfach nur warme Socken anziehen.[153]

Die Traditionelle Chinesische Medizin würde sagen: Sind die Füße kalt, ist die Nierenenergie schwach und somit auch der weibliche Unterleib kalt, und ein kalter Unterleib kann wiederum nur schwer zum Orgasmus gelangen, denn dazu benötigt er Wärme. Die Volksheilkunde würde begründen, dass ein Orgasmus eine gute Erdung voraussetzt, frau mit kalten Füßen aber nicht geerdet ist. Die westliche Wissenschaft würde sich nun den Zusammenhang zwischen Socken und Orgasmus über die Nervenimpulse erklären, die von den Füßen in den Mandelkern (*Amygdala*) im Gehirn gelangen, welche vor allem für Angstgefühle zuständig ist. Denn »kalte Füße« zu bekommen, das weiß auch der Volksmund, hat mit Angst zu tun. Wirklich fallen lassen und entspannen können wir uns erst, wenn unsere Füße schön warm sind. Dann ist auch der Unterleib gut durchwärmt und bereit für eine Lustexplosion. Welch ein Zufall, dass die Traditionelle Chinesische Medizin das Gefühl der Angst dem Wasserelement (wieder Nierenenergie!) zuordnet.

Tipp

Egal also, welche Sprache wir sprechen – die der Schulmedizin, Traditionellen Chinesischen Medizin oder Volksheilkunst – das Resultat bleibt dasselbe: Bei kalten Füßen lieber die Wollsocken beim Liebesspiel anlassen!

Im Tantra wird der Sex sogar als Weg zur spirituellen Erleuchtung eingesetzt. Die höchste Form ist die Vereinigung von Frau und Mann während der Menstruation. Erst dadurch, so die Tradition, kann der Mann überhaupt zur Erleuchtung finden. In alten Texten ist nachzulesen, dass die Frau beim Sex während ihrer Tage am besten oben ist. Dadurch wird sie zu einem Tor in andere Welten für den Mann. Lilith lässt grüßen! Vielleicht war es ja doch eher so, dass Lilith nicht aus Selbstsucht Adam beim Sex von oben beherrschen wollte, sondern ihn viel eher auf ihre Reisen in andere Dimensionen mitnehmen wollte, damit er auf seiner spirituellen Entwicklung wachsen könne? Selber schuld, lieber Adam, selber schuld ...

Heutzutage wird auch in medizinischen Kreisen die Frau-Oben-Stellung während der Blutung empfohlen, aber meist aus rein physiologischem Grund. Das Blut soll dadurch ungehinderter abfließen können. Da während der Menstruation wie rund um den Eisprung auch der Gebärmutterhals geöffnet ist, ist an diesen Tagen bei ungeschütztem Verkehr besondere Hygiene des Sexualpartners oder der Sexualpartnerin angesagt, da sonst Keime in die Gebärmutter aufsteigen können.

Insgesamt steht bei der Sexualität während der Menstruation etwas anderes als die Reproduktion im Vordergrund. Es ist eine Zeit, die wir für spirituelle Sexualität nutzen können, auch ohne Meisterin des Tantra zu sein. Natürlich sind wir nicht jeden Monat gleich. Vielleicht verwandeln wir uns während einer Mondblutung in eine wütende Furie, die ihren Partner oder ihre Partnerin aus ihrem Heim verjagt, um für sich selbst zu bleiben, während wir ein andermal in die Rolle des sinnlichen Vollweibs schlüpfen, welches ihren Partner oder ihre Partnerin in ihre innerste Höhle einlädt.

Falls eine Frau gar keinen Sex während der Menstruation haben möchte, kann sie dennoch zu anderen Zeiten seine Vorteile auf ihren Zyklus nutzen. So löst regelmäßiger Sex Leber-Qi-Stagnationen und prämenstruelle Spannungen und hilft, eine stockende Menstruation in Gang zu bringen. Voraussetzung ist natürlich, dass die körperliche Liebe für die Frau lustvoll ist und nicht zu weiteren Frustrationen und Blockaden führt.

Es ist völlig normal, dass das sexuelle Lustempfinden der Frau im Verlauf des Zyklus sehr starken inter- und intraindividuellen Schwankungen unterliegen kann. Das heißt, kaum zwei Frauen gleichen sich in ihrem zyklischen Lustempfinden, und auch ein und dieselbe Frau kann jeden Monat unterschiedlich lustvoll sein. Es gibt hier also keine Norm, kein richtig oder falsch, und nur frau selbst kann für sich entscheiden, wann sie Lust auf Sex hat!

In einer Untersuchung zeigte sich, dass Frauen mit wöchentlichem Sex fast doppelt so hohe Östradiolspiegel aufwiesen als Frauen, die nicht regelmäßig die körperliche Liebe praktizierten.[154] Auch war die Lutealphase in der ersten Gruppe länger und hormonreicher. Dies ist also der wissenschaftliche Nachweis, dass regelmäßiger Sex in einer monogamen liebevollen Partnerschaft die Gesundheit sowie die Fruchtbarkeit fördert. War ja eh klar, aber trotzdem schön, dass es nun auch wissenschaftlich nachgewiesen wurde. Und wenn wir dann ganz selig und erfüllt nach unserem Höhepunkt daliegen, können wir diese Schwellenzeit gleich wieder in den Einstieg in unsere Traum- und Visionswelt nutzen.

Hara Shiatsu

Eine weitere Methode, die sehr erfolgreich zur Begleitung von Menstruationsbeschwerden eingesetzt wird, ist Hara Shiatsu. Es ist eine Form der Massage, bei der mit den Meridianen (Energiebahnen) des Körpers sowie speziellen Meridianpunkten, die auch bei der Akupunktur zum Einsatz kommen, gearbeitet wird.

Der große Vorteil dieser Art von Körperarbeit ist, dass nicht nur körperliche Verspannungen gelöst werden, das Hormonsystem ausbalanciert wird, sondern gleichzeitig auch Geist und Psyche mitbehandelt werden und eine Harmonisierung im Gesamtorganismus angestrebt wird.

Wie wir gesehen haben, verschwinden unterdrückte Emotionen und erlebte Traumata nicht einfach, sondern werden im Körper gespeichert, der daraufhin mit Symptomen reagiert. Körper, Geist und Seele lassen sich einfach nicht trennen. Über den Körper können aber seelische und emotionale Spannungen und Erinnerungen auch wieder gelöst werden. Ein gutes Beispiel ist die Angst vor einem bestimmten Ort, zum Beispiel einem Krankenhaus, da wir damit negative Erinnerungen assoziieren. Vom Kopf her können wir ohne Probleme nachvollziehen, dass die Angst irreal ist, da das Geschehnis in der Vergangenheit liegt. Unser Geist kann uns nun noch so oft vorsagen, dass wir keine Angst zu haben brauchen, sobald wir wieder in einem Krankenhaus sind, reagiert unser Körper mit der klassischen Angstreaktion von Schwitzen, zugeschnürter Kehle, erhöhtem Blutdruck und Puls etc. Dies wird solange passieren, wie wir das Ursprungserlebnis als bedrohlich im Körper abgespeichert haben.

So steht es nun auch mit Einstellungen, Erlebnissen und Verletzungen rund um unsere Weiblichkeit und Menstruation. Die gute Nachricht ist, dass diese Verstrickungen auch wieder gelöst werden können – eben über den Körper im Rahmen von Körperarbeit wie Hara Shiatsu.

Leider gibt es kein Universalrezept, das für alle Frauen bei allen Beschwerden funktioniert. Deshalb ist es notwendig, jeweils auf die individuelle Frau einzugehen und die Techniken auf sie anzupassen. Als kleine Erste Hilfe bei Menstruationsbeschwerden seien hier also nur drei Akupressurpunkte (Leber 3, Milz 6 und Dickdarm 4) genannt, die zur Linderung angewendet werden können. Am besten massierst du dazu jeden Punkt auf jeder Körperseite für ein paar Minuten. Die Massagerichtung sollte dabei immer von der Körpermitte wegführen, also auf der Hand Richtung Fingerspitzen und am Fuß Richtung Zehen. Besteht viel Spannung am jeweiligen Punkt, kann dieser durchaus schmerzen. Pass die Druckstärke dermaßen an, dass der Schmerz noch gut aushaltbar ist. Atmen nicht vergessen (am besten zum Punkt hin)!

Anleitung: Meridianpunkte zur Selbstmassage

Leber 3

Wirkung: weitet den Gebärmutterhals, löst Stagnationen, lindert Verstopfung

Lage: zwischen dem Mittelfußknochen der ersten und zweiten Zehe in einer Vertiefung

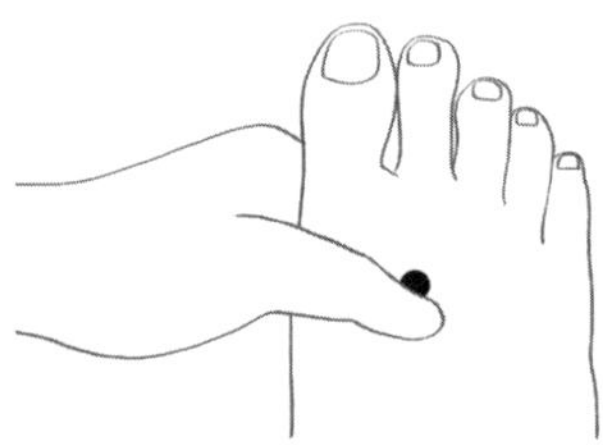

Milz 6

Wirkung: wirkt bewegend auf den Unterleib

Lage: vier Finger breit senkrecht über dem Innenknöchel, am Hinterrand des Schienbeins

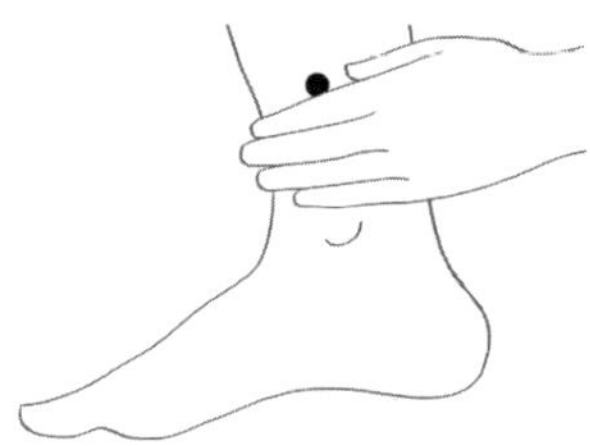

Dickdarm 4

Wirkung: löst Stagnationen, wirkt gegen Kopfschmerzen

Lage: am Ende der Falte zwischen Zeigefinger und Daumen in einer Vertiefung

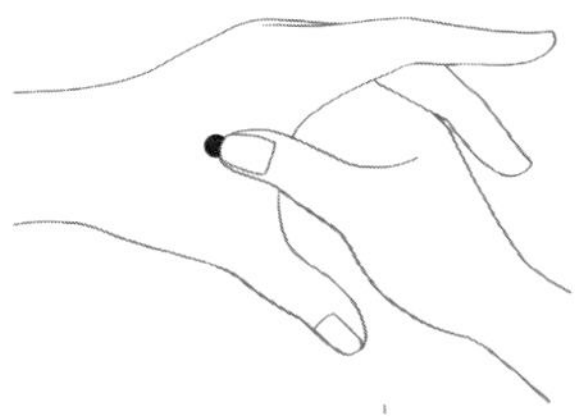

Für alle drei Punkte gilt: Dort, wo es wehtut, ist frau richtig.

Hormonmassage

Die Hormonmassage, auch Brust- und Eierstockmassage genannt, wirkt (wie der Name schon sagt) ausgleichend auf das Hormonsystem. Durch diese Selbstmassage werden die Drüsen der Eierstöcke und Nieren gemeinsam mit den Brustdrüsen und der Hypophyse angeregt und miteinander in Einklang gebracht. Obwohl die Brustdrüsen natürlich keine Hormondrüsen darstellen, sind sie dennoch eng an unser endokrines System gekoppelt. Durch ihre Stimulation kann somit Einfluss auf die hormonelle Achse genommen werden. Gleichzeitig werden bestimmte Meridianpunkte aktiviert, Stauungen gelöst und der freie Energiefluss wiederhergestellt. Die Hormonmassage eignet sich bestens zur Rhythmisierung eines unregelmäßigen Zyklus, zur Ausbalancierung hormoneller Schwankungen sowie zum Lindern prämenstrueller und menstrueller Beschwerden.

Sie kann auf nackter Haut oder bekleidet durchgeführt werden. Für die Massage auf der Haut nimm dir ein bisschen Massageöl, zum Beispiel ein selbst gemachtes (S. 252).

Anleitung: Hormonmassage

Suche dir eine bequeme Sitzposition. Wenn du auf deiner nackten Haut massierst, nimm ein bisschen Öl und verreibe es auf deinen Handflächen. Schließe die Augen und lege deine Hände ganz locker auf deine Brüste. Dabei sollte die Mitte der Handfläche jeweils auf der Brustknospe liegen. Lass deine Brüste in deine Hände sinken und spüre in sie hinein. Lass den Atem ganz natürlich fließen und entspanne Schultern, Nacken und Kiefer. Nimm wahr, welche Gefühle und Empfindungen aus deinem Brustbereich aufsteigen.

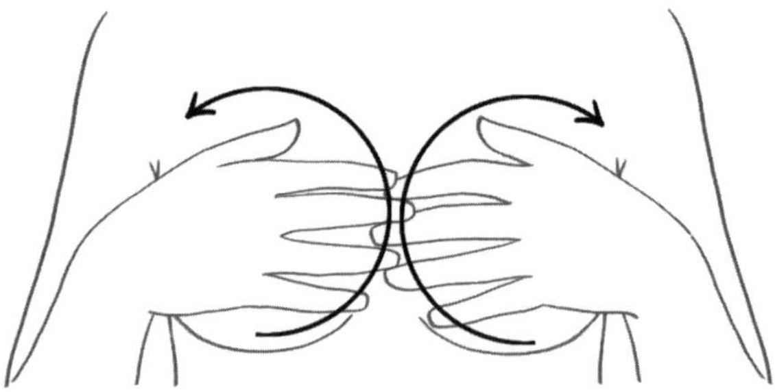

Nun massiere beide Brüste gleichzeitig in einer Kreisbewegung sechsmal von innen nach außen. Lass deine Hände anschließend für sechs Atemzüge auf den Brüsten ruhen.

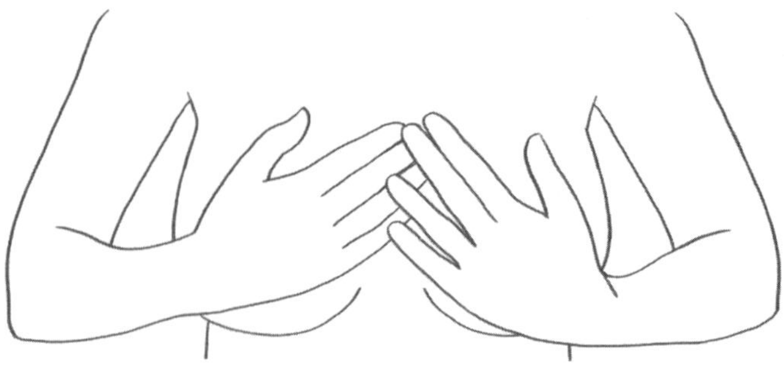

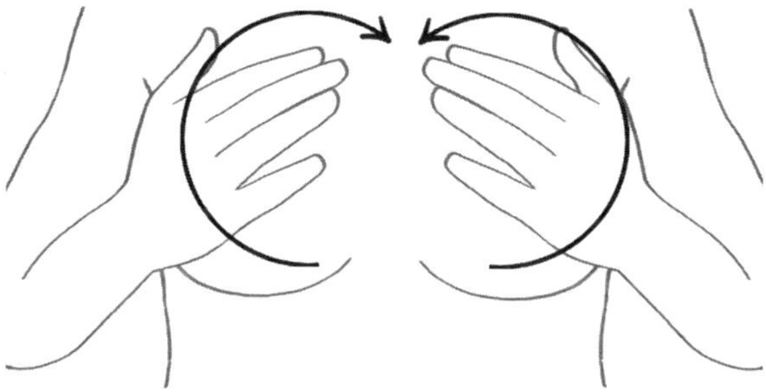

Wiederhole nun die kreisende Massage in der Gegenrichtung, also sechsmal von außen nach innen. Danach lass die Hände wieder für sechs Atemzüge ruhen. Der Vorgang wird einmal wiederholt. Während der Ruhepausen spüre wieder in deine Brüste hinein und nimm mögliche Änderungen im Empfinden wahr.

Stelle dir vor, dass du die in deinen Brüsten erweckte Energie in deine Nieren und Nebennieren leitest, und gleite mit beiden Händen an deinem Körper entlang zur Höhe deiner Nieren am Rücken knapp unter dem Rippenbogen.

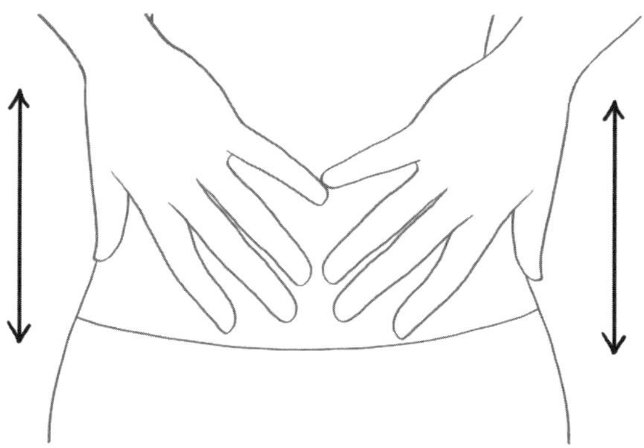

Lass deine Hände auf den Nieren für sechs Atemzüge ruhen und spüre in sie hinein. Wie fühlen sie sich an? Sind wie warm, weich oder hart und kalt? Nimm wahr, wie Energie aus deinen Händen in deine Nieren fließt. Reibe jetzt die Nieren so lange, bis sie schön warm werden. Dann lass die Hände wieder ruhen und wiederhole das Reiben noch einmal. Die Energie und wohlige Wärme breiten sich nun auf den ganzen Körper aus, die Atmung wird entspannter und tiefer.

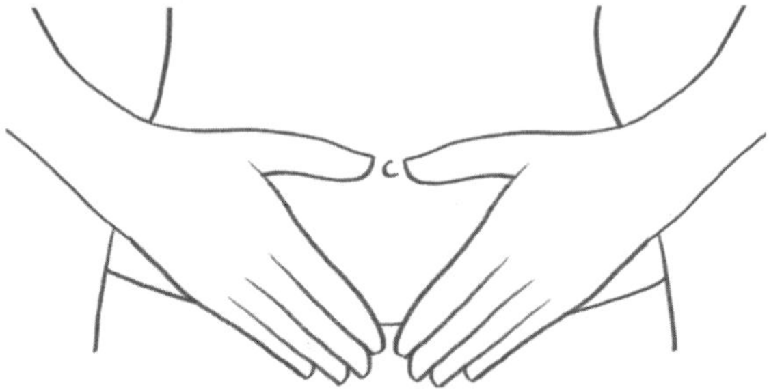

Lass deine Hände nun entlang des Körpers nach vorne zum Bauch gleiten, bis die horizontal liegenden Daumen sich an den Spitzen auf dem Bauchnabel berühren. Die Zeigefingerspitzen kommen ebenfalls zusammen, wodurch sich ein Dreieck zwischen Daumen und Zeigefingern bildet. Die restlichen Finger liegen entspannt am Bauch auf. Dort, wo die Zeigefinger zusammentreffen, liegt die Gebärmutter, und die Spitzen der kleinen Finger liegen jeweils auf der Höhe der Eierstöcke. Lass die Energie von deinen Brüsten, Nieren und Nebennieren in deine Eierstöcke und Gebärmutter fließen.

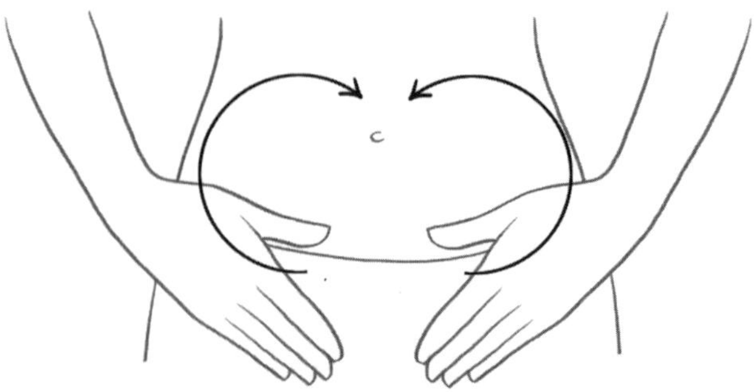

Massiere nun den Bereich der Eierstöcke in einer Kreisbewegung sechsmal von außen nach innen. Gleichzeitig stellst du dir vor, wie du mit geschlossenen Augen dieselbe Kreisbewegung von außen nach innen mitvollziehst. Diese Augenbewegung regt die Hypophyse an, die als Meisterdrüse das gesamte weibliche Hormongeschehen reguliert. Durch die gleichzeitigen Bewegungen werden Hypophyse und Eierstöcke aufeinander abgestimmt, es kommt zur Kommunikation und zum Austausch von oben und unten.

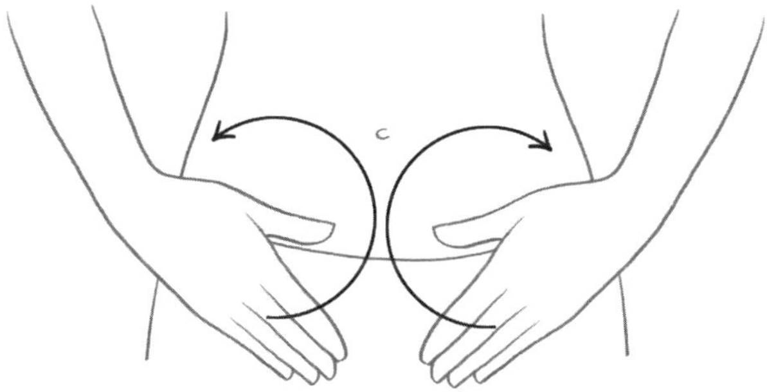

Lass anschließend die Hände wieder in der Dreiecksposition zur Ruhe kommen und sende deinen Eierstöcken ein Lächeln. Dann kreise sechsmal von innen nach außen und nimm die geschlossenen Augen mit, die ebenfalls von innen nach außen kreisen. Nach einer weiteren Pause wiederhole den Ablauf ein zweites Mal. Nimm die entstandene Wärme, das Kribbeln oder Pulsieren in deinen Eierstöcken wahr.

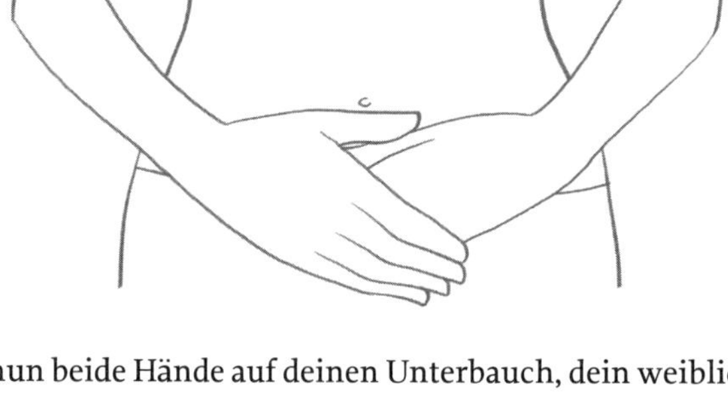

Lege nun beide Hände auf deinen Unterbauch, dein weibliches Kraftzentrum, und sammle die freigesetzte Energie in deiner

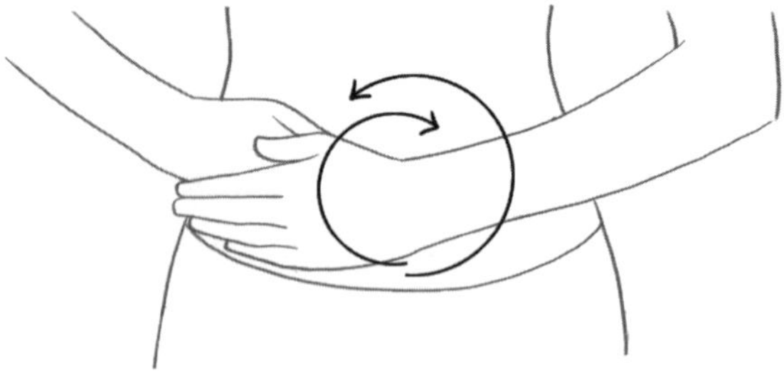

Gebärmutter. Spüre, wie sie sich mit jedem Atemzug mit Energie füllt und kräftiger wird. Führe deine Hände nun zum Bauchnabel, der Anbindung zu deinen Ahninnen, deiner Herkunft. Massiere nun 36-mal in spiralförmigen Bewegungen gegen den Uhrzeigersinn um den Nabel herum. Die Kreise beginnen klein und werden immer größer, bis dein ganzer Bauchraum berührt wird. Wechsle anschließend die Richtung und massiere im Uhrzeigersinn spiralförmig 24-mal nach innen und immer kleiner werdend, bis deine Hände wieder über dem Nabel zum Ruhen kommen.

Lass zum Abschluss eine Hand zurück auf deine Gebärmutter gleiten, während die andere genau gegenüber am Rücken zum Liegen kommt. Du berührst nun dein Kraftzentrum, den Speicher deiner Lebensenergie. Spüre, wie zwischen deinen Händen ein Energieball entsteht. Nimm wahr, wie du bei dir selbst ankommst. Achte auf innere Bilder, Visionen oder Gefühle, die aus deinem Zentrum aufsteigen. Kommt nichts, bleib noch ein paar Atemzüge in der wohligen Entspannung. Nimm dir Zeit zum Nachspüren und langsamen Zurückkehren ins Tagesbewusstsein.

Wenn du willst, kann die Massage auch dein Partner oder deine Partnerin übernehmen. Im Idealfall wird die Hormonmassage täglich durchgeführt, außer während der Schwangerschaft. Während der Menstruation wird normalerweise ebenfalls davon abgeraten, die Bauchmassage durchzuführen, da dadurch eine bereits starke Blutung nur noch weiter verstärkt werden kann. Fließt die Blutung aber noch nicht frei oder nur leicht, ist gegen eine sanfte Selbstmassage nichts einzuwenden. Im Gegenteil, sie kann dann dabei unterstützen, wirklich loszulassen. Die wichtigste Richtlinie ist, nur das zu tun, was sich für dich angenehm und wohltuend anfühlt. Wenn du das Gefühl hast, eine sanfte Bauchmassage könnte dir guttun, lass deine Hände über deinen Unterbauch gleiten und probiere verschiedene Druckstärken und Streichrichtungen aus. Was fühlt sich am besten an? Was bringt Erleichterung? Vertraue deiner Körperweisheit!

Kleidung

Dem Himmel sei Dank, dass Mieder und Korsetts vergangenen Zeiten angehören. Heutzutage dürfen wir frei wählen, was wir tragen. Unserem Unterleib zuliebe sollten wir die Kleidung nicht ständig zu eng wählen, denn ein einengender Bund von Hose und Rock kann zu Stagnationen im Unterleib sowie zu Verstopfung führen. Auch hochhackige Schuhe können Verkrampfungen im Becken verursachen. Das bedeutet nicht, dass du nun gleich für immer auf dein Lieblingspaar verzichten musst. Aber einen Versuch ist es doch sicher mal wert, auf ergonomisch gesündere Absätze umzusteigen, oder?

Bei Neigung zu Vaginalinfektionen rund um die Menstruation sollten auf jeden Fall nur Slips aus 100 Prozent Baumwolle getragen werden sowie Stoffbinden. Tampons sind bei Infekten sowieso tabu und sind nicht selten die Ursache von Regelschmerzen. Mehr Informationen dazu findest du im Kapitel »Artikel für die Monatspflege« (S. 268).

Der Kleidungsstil lässt sich natürlich auch bestens an die jeweilige Stimmung im Zyklus anpassen. Du könntest einfach mal beobachten, auf welche Kleidung du in den unterschiedlichen Zyklusphasen Lust hast und ob sich ein bestimmtes Muster abzeichnet. Vielleicht gibt es ein besonderes Schmuckstück, das du nur zur Menstruation tragen möchtest, weil es deine rote Kraft repräsentiert. Auch dies kann die Beschwerden positiv beeinflussen. Oder du schätzt den Bezug bestimmter Edelsteine wie Mondstein, Hämatit oder Obsidian zur Menstruation und nutzt ihre Heileigenschaften, indem du sie während deiner Tage oder während des gesamten Zyklus am Körper trägst.

Ernährung

Die Ernährung kann sich positiv wie negativ auf den Menstruationszyklus auswirken. Dennoch ist es mit den Ernährungsratschlägen immer so eine Sache. Es gibt etliche Ernährungsstile, die für viele Menschen gut funktionieren, sich aber gegenseitig widersprechen. Was soll frau nun tun, wenn es einmal heißt, dieses Lebensmittel sei unbedingt wegzulassen, und ein andermal, sie könne gar nicht genug davon essen?

An erster Stelle sollte immer stehen, für sich selbst ganz individuell herauszufinden, was einer guttut und was nicht. Auch hier hilft wieder die Ehrlichkeit zu uns selbst. Natürlich ist es einfacher zu sagen, »Mein Körper verlangt jetzt aber die Gummibärchen und Vollmilchschoki!«, als in sich zu gehen und herauszufinden, was hinter dem Heißhunger auf Süßigkeiten wirklich steckt. So kann sich dahinter beispielsweise ein Mineralienmangel verbergen. Bei der nächsten Süßheißhungerattacke könnte frau also zuerst einmal reichlich Magnesium zuführen, statt eine ganze Tafel Schokolade zu futtern. Noch besser wäre es, schon im Vorfeld für ausreichend Magnesium zu sorgen, damit der Heißhunger erst gar nicht aufkommt.

Insgesamt ist die Ernährung der westlichen Kultur tendenziell zu üppig, jedoch gleichzeitig zu mangelhaft. Sie ist reich an verarbeiteten Nahrungsmitteln wie Fertiggerichten, Fast Food, Konserven, Snacks und Süßigkeiten, die voll von Transfetten, Weißmehl und raffiniertem Zucker sind. Was fehlt, sind Vitamine, Mineralien und Spurenelemente.

In der Traditionellen Chinesischen Medizin geht man davon aus, dass gewisse Lebensmittel Feuchtigkeit im Körper produzieren, welche wiederum zu Menstruationsbeschwerden, Zysten und Myomen führen kann. Verschleimend wirken an erster Stelle weißer Zucker und verarbeitete Süßigkeiten, Milchprodukte und raffiniertes Weißmehl. Außerdem sind Milchprodukte dafür bekannt, dass sie die Aufnahme von Magnesium stören (welches frau vor allem rund um die Tage zur Krampfprophylaxe besonders brauchen kann) und dass sie den Spiegel von Adrenalin und Alpha-Prostaglandinen im Blut erhöhen. Zucker- und Alkoholkonsum verstärken die Magnesiumausscheidung übrigens zusätzlich. Sie sind wahre Magnesiumräuber.

So kann es alleine schon Wunder wirken, wenn frau ein paar Tage vor der Menstruation auf diese Dinge verzichtet. Idealerweise geht sie natürlich ganz dazu über, nur mehr frische, regionale Lebensmittel zu verwenden und selbst zu kochen, anstatt auf die zeitsparenden, aber ungesünderen Fertigprodukte und Snacks zurückzugreifen.

Rohkost, kalte Getränke und kühlende Lebensmittel allgemein lassen unseren Unterleib erkalten. Besonders im Winter sollte daher auf kühlende Lebensmittel verzichtet werden, wenn frau eine Kältesymptomatik aufweist. Das Leitsymptom hierfür sind die ständigen kalten Füße, sodass frau sogar im Bett Socken braucht, gefolgt von dunklem, stockendem Menstruationsblut, das mit Krämpfen einhergeht. Dann besser die (regionale und biologische) warme Holundersuppe oder den heißen Hagebuttentee auf den Tisch als kühlende Zitrusfrüchte wie Mandarinen und Orangen für den besonderen Vitamin-C-Kick im Winter. Auch Sojaprodukte sollten nur mit Vorsicht gegessen werden, da die gängigen Zubereitungen wie Tofu, Miso, Sojamilch und -joghurt stark kühlen.

Fleisch, Eier und Milchprodukte enthalten Arachidonsäure, die wiederum die Prostaglandinproduktion fördert, die in Zusammenhang mit Uteruskrämpfen gebracht wird. Darüber hinaus können tierische Eiweiße, Zucker sowie Nachtschattengewächse Entzündungen im Körper begünstigen beziehungsweise verschlimmern. Stark eiweißreiche Kost fördert den Aufbau der Gebärmutterschleimhaut, deshalb sollte diese bei sehr starken Blutungen lieber reduziert werden, genauso wie Scharfes, um nicht weitere Hitze zu erzeugen. Gute pflanzliche Eiweißquellen sind Nüsse, Samen und Hülsenfrüchte. Sie leiten Feuchtigkeit aus, stärken die Nieren und enthalten wichtige Inhaltsstoffe wie Vitamin B, E, Eisen, Kalzium etc.

Andererseits kann es bei sehr schwacher Menstruation, Blutarmut und Schwächegefühlen durchaus auch angebracht sein, Fleisch in guter Qualität gemeinsam mit chlorophyllreichem und eisenhaltigem Blattgemüse wie Brennnessel zu essen, um wieder zu Kräften zu kommen.

Merke: Veganerinnen aufgepasst

Die Mineralien von Gemüse können besser aufgenommen werden, wenn sie gemeinsam mit tierischen Fetten gegessen werden.

Blutet frau über längere Zeit sehr stark, kommt es ebenfalls zu einer Schwächung des Körpers. Um die Blutung durch tierisches Eiweiß aber nicht noch zu verstärken, sind hier Kraftbrühen, Knochensuppen, Nüsse und Samen, Rosinen sowie dunkles (Blatt-)Gemüse angebracht. Es kommt eben wie immer ganz auf die individuelle Situation an.

Auch sollte frau Vorsicht walten lassen mit einer zu streng praktizierten Trennkost, denn diese kann zu Mangelerscheinungen führen. Es hatte schon seinen Grund, warum sich in der ursprünglichen Ernährung vieler Teile der Welt immer ein Eiweiß- und Kohlenhydratepaar findet, wie Bohnen mit Mais oder Linsen mit Reis, denn Proteine können besser aufgenommen werden, wenn man sie gemeinsam mit Stärke isst. Trennkost ist bei außergewöhnlich schwerer Kost sinnvoll, nicht aber für jeden Tag geeignet.

Ähnlich problematisch verhält es sich mit einer Diät, die hauptsächlich auf Kohlenhydrate setzt und auf Fett fast gänzlich verzichtet. Das Verhältnis von Insulin zu Glukagon im Blut verschiebt sich dann zu sehr Richtung Insulin. Folgen sind neben sprödem Haar und brüchigen Nägeln eine Schwächung des Immunsystems, Depression, Gewichtszunahme sowie Heißhunger auf raffinierte Kohlenhydrate.

Auf schwere Kost sollte in den Tagen vor den Tagen, vor allem bei ausgeprägtem Prämenstruellen Syndrom, gänzlich verzichtet werden, denn sie belastet nur noch zusätzlich. Bei Füllesymptomen (wie Aufgeblähtsein, Verstopfung, geschwollenen Brüsten etc.) bietet sich ein Fastentag kurz vor der Menstruation oder ein- bis zweimal jährlich eine Entgiftungskur zur Entlastung des Gesamtorganismus an. Das Fasten vor der Blutung wirkt sich auch positiv auf die Verdauungsbeschwerden aus, die oft mit den Regelschmerzen einhergehen.

Aber die Ernährung allein ist nicht alles, denn auch Bewegungsmangel, zu viel grübeln und sich sorgen sowie geistige Überanstrengung belasten laut Traditioneller Chinesischer Medizin die Milzenergie, die unter anderem für die Verarbeitung der Nahrung zuständig ist. Sind wir immer nur im Kopf, bekommt der restliche Körper zu wenig Aufmerksamkeit und wird schlechter durchblutet. Wir fühlen uns dann »wie abgeschnitten« von ihm. Deshalb bitte nicht verzagen, wenn deine Ernährung bereits perfekt auf den eigenen Körper abgestimmt ist und du dennoch Regelbeschwerden hast. Die Ernährung ist eben nur ein Teil des Puzzles, und deine Beschwerden rühren wahrscheinlich von etwas anderem her. Dann kannst du für dich prüfen, ob in den anderen genannten Bereichen alles in Ordnung ist.

Ein weiterer wichtiger Punkt ist nicht nur, *was* wir essen, sondern auch *wie*. Im modernen Leben, das geprägt ist von Hektik und Überreizung, die nicht selten im Burn-out enden, ist natürlich für Essenspausen wenig Zeit. Jetzt hat frau doch eh schon so viel Zeit mit dem Kochen vertan, da soll sie es auch noch langsam essen? Jeden Bissen hundertmal kauen, ja wer schafft denn das? Essen, ohne auf Handy oder Fernseher zu schauen, wie bitte?! Der Mönch im Kloster vielleicht, aber der hat ja auch Stunden Zeit zum Beten und Meditieren, aber die moderne Karrierefrau und Mutter sicher nicht. Der alte Spruch »Du bist, *was* du isst« trägt viel Weisheit in sich. Wir sollten ihn aber ergänzen um »Du bist, *wie* du isst«. Denn wenn wir essen, nehmen wir nicht nur das auf, was in unseren Mund kommt. Alles, was um uns herum und in uns passiert, muss mitverdaut werden, sei es die nervige E-Mail am Handy von der Chefin oder dem Mitarbeiter, der gewalttätige Actionfilm auf dem Tablet oder der Verkehrslärm beim Würstlstand in der Mittagspause. Hektik, Ärger und Stress machen es nicht besser. Kein Wunder, wenn uns dann sogar der warme, regionale, gluten- und laktosefreie Bio-Gemüseeintopf ohne Nachtschattengewächse, der noch dazu mit Liebe gekocht wurde, auf den Magen schlägt.

Gewicht

Wie steht es eigentlich mit dem leidigen Thema des Körpergewichts in Bezug zur Menstruation? Wie wir bereits gesehen haben, kann es einerseits durch vermehrte Wassereinlagerungen zu einer prämenstruellen Gewichtszunahme kommen. Verändert sich das Gewicht nicht, zwickt die Lieblingsjeans aber trotzdem plötzlich, kann eine Umverteilung der Gewebsflüssigkeiten der Übeltäter sein.

Auch die prämenstruellen Heißhungerattacken sind kein Mythos. Grund dafür können eine Hypoglykämie, also ein zu niedriger Blutzuckerspiegel, oder ein Mineralienmangel vor der Menstruation sein, welcher den Heißhunger auslöst. Um ein schnelles Ansteigen und Abfallen des Blutzuckerspiegels zu vermeiden, bieten sich Ballaststoffe an, die die Aufnahme von Kohlenhydraten aus dem Darm verlangsamen und verringern, wodurch der Blutzuckerspiegel nur gemächlich ansteigt. Diese Faserstoffe wirken übrigens auch bei einer (prämenstruell) trägen Verdauung Wunder.

Darüber hinaus hat Progesteron, welches ja seinen Gipfel kurz vor Einsatz der Blutung erreicht, einen Einfluss auf das Appetitzentrum im Gehirn und kann somit appetitfördernd wirken. Oje, dann kannst du also gar nicht anders, als in der zweiten Zyklushälfte zuzunehmen? Keine Sorge, die Natur hat sich da was Tolles ausgedacht. Denn gleichzeitig mit dem Progesteron erhöht sich auch der Stoffwechsel prämenstruell um circa zehn Prozent, und es werden etwas mehr Kalorien als sonst verbrannt. Somit benötigt der weibliche Körper in dieser Zeit vermehrt Energie und verwertet die zusätzliche Nahrung ohne Probleme. Aber Vorsicht, ein biologischer Freifahrtschein, wahllos alles in sich reinzustopfen, ist das trotzdem nicht!

Genuss- und Suchtmittel

Auch Genussmittel können sich negativ auf das Menstruationswohlbefinden auswirken. Sie sind Säurebildner, entziehen dem Körper Mineralstoffe und können Leber und Nieren belasten.

Besonders Kaffee wird immer als ein besonders schlimmer Übeltäter in Bezug auf Menstruationsbeschwerden angegeben. So kann das Koffein auf Hypothalamus und Hypophyse wirken und dort zu einer erhöhten Ausschüttung von Prolaktin führen.[155] Dr. John Minton konnte außerdem zeigen, dass Xanthine wie Koffein für das Wachstum von Brustzysten mitverantwortlich sind.[156] Ein Großteil der Zysten verschwand, solange die Frauen kein Koffein zu sich nahmen.

Andere Quellen sprechen dafür, dass Kaffee ein gutes Schmerzmittel bei Regelkrämpfen abgibt. So sollen zwei Tassen starker Kaffee entkrampfend und erweiternd auf die Blutgefäße wirken[157] beziehungsweise soll er ab vier Tassen die Wirkung von Schmerzmitteln und Antidepressiva verstärken.[158]

Ob es hilfreich für eine Frau ist, die nie Kaffee trinkt, plötzlich vier Tassen zu trinken, sei dahingestellt. Die ungewohnten Nebenwirkungen könnten sich als ähnlich ungünstig wie die Schmerzen selbst herausstellen. Andererseits könnten einem Kaffeejunkie die Entzugserscheinungen wie Kopfschmerzen stark zu schaffen machen, wenn sie zur Menstruation auf einmal ihren sonst sehr hohen Kaffeekonsum auf null reduziert.

Der Gewöhnungseffekt scheint somit beim Kaffee besonders groß zu sein, so zeigten Forscherinnen und Forscher aus Boston, dass drei oder mehr Tassen Kaffee täglich das Risiko für eine Migräneattacke deutlich erhöhen können, wobei bei Personen, die normalerweise gar keinen Kaffee trinken, schon eine Tasse die Migräne auslöste.[159]

Koffeinfreier Kaffee ist leider auch keine gesunde Alternative, denn er enthält Lösungsmittel, die Entzündungsprozesse im Körper auslösen. Ob und inwiefern uns Kaffee also in Hinblick auf den Menstruationszyklus schadet oder hilft, sollte am besten im (ehrlichen!) Eigenversuch erprobt werden. Meist haben wir ja ein recht gutes Gespür dafür, was uns guttut und was nicht, auch wenn wir Meisterinnen darin sein können, dieses Gefühl zu ignorieren oder uns selbst zu täuschen.

Raucherinnen leiden oft verstärkt unter Regelschmerzen, da ihre Durchblutung allgemein schlechter als die von Nichtraucherinnen ist. Außerdem verringert Rauchen den Progesteronspiegel im Blut, wenn auch nicht so stark wie die Pille.

Alle Hormone müssen über die Leber abgebaut werden. Belasten wir sie nun mit weiteren Stoffen wie Alkohol, Nikotin oder Drogen, muss sie härter arbeiten, der Hormonabbau wird verlangsamt, und Probleme sind vorprogrammiert.

Nahrungsergänzung aus der Naturapotheke

Für die Steroidhormonproduktion braucht unser Körper neben Cholesterin als Grundbaustoff Vitamine und Spurenelemente, wobei ein Mangel Menstruationsbeschwerden verstärken kann. Dies bedeutet aber nicht, dass ständig alle wichtigen Vitamine, Mineralien, Spurenelemente, Amino- und Fettsäuren in Pillenform zur normalen Ernährung ergänzt werden müssen. Da würden unsere Medikamentenschränke ja bald übergehen, denn fast monatlich kommt ein neuer Wunderstoff dazu, den wir unbedingt einnehmen müssen, um beschwerdefrei 100 Jahre alt zu werden.

Stattdessen können wir mehr Wildgemüse und -kräuter in unsere Ernährung einbauen. Sie haben zum Teil das Vielfache an Kalium, Kalzium, Eisen, Magnesium, Vitaminen, essenziellen ungesättigten Fettsäuren und vielen weiteren wichtigen Inhaltsstoffen als herkömmliches Gemüse. Nebenbei sind diese Stoffe bioverfügbar, können also besser vom Körper aufgenommen werden als der chemische Wirkstoff in Tablettenform. Darüber hinaus kommen in einer Pflanze immer mehrere Stoffe miteinander vor und nicht nur ein isolierter Wirkstoff für sich. Dass gesunde Ernährung wirklich wirkt, beweisen Kulturen, in denen vor allem viele frische Gemüsesorten gegessen werden, – ihnen ist Progesteronmangel unbekannt.

Aber auch andere Lebensmittel sind reich an gesundem Inhalt. So ist Kalzium vor allem in grünem Gemüse, Sesam und Nüssen enthalten. Vitamin B_6 findet sich in Vollkornprodukten, Hühnerfleisch, Eigelb, Sardinen, Linsen, Erbsen, Kohlgemüse und vielen anderen Lebensmitteln. Magnesium, Kalium sowie mehrfach ungesättigte Fettsäuren sind Bestandteil von Samen, Nüssen, Getreide und Gemüse sowie fetten Fischen wie Lachs, Makrele und Thunfisch. Der Körper benötigt Vitamin B_6, um die Aminosäure Tryptophan in Serotonin umzuwandeln. Dies könnte erklären, warum sich Vitamin B_6-Gaben beim Prämenstruellen Syndrom oft günstig auf die Stimmung auswirken.

Linolensäure, die vor allem in Lein, Hanf und Walnuss vorkommt, reguliert den Hormonhaushalt auf sanfte Art. Leider ist sie sehr instabil. Wird das Öl ranzig, wirkt es karzinogen und schadet uns weit mehr, als es nutzt. Deshalb sollten Leinöl und Co immer nur frisch und gekühlt, am besten direkt vom Bauern des Vertrauens gekauft werden. Von Ölkapseln ist gänzlich abzuraten, da nicht nachvollzogen werden kann, ob sie ranzig geworden sind oder nicht. Auf der sicheren Seite ist frau bei ganzen Hanf- und Leinsamen. Bitte nicht geschrotet kaufen, da auch sie sehr schnell ranzig werden. Möchte frau sie aber doch unbedingt zerkleinert haben, einfach eine kleine Menge frisch in der Getreide- oder Kaffeemühle mahlen und gleich essen.

Leinsamen

Für die hormonelle Gesundheit sind Leinsamen also ein wahres Superfood. Seine essenziellen Fettsäuren (vor allem die Linolensäure) regulieren die Menstruation und befeuchten die Vaginalhaut nach den Wechseljahren. Darüber hinaus beschützen sie das Herz und harmonisieren eine träge Verdauung, die nicht selten mit prämenstruellen Beschwerden einhergeht.

Zur Anregung der Verdauung sollte der Leinsamen übrigens nicht über Nacht in Wasser eingeweicht und am nächsten Tag getrunken werden. Hierbei handelt es sich zwar auch um ein gutes Hausmittel, jedoch gegen Sodbrennen, Gastritis und Magengeschwüre. Durch das Einweichen werden die Schleimstoffe aus den Samen gelöst, die sich dann schützend über die gereizte Magenschleimhaut legen. Will frau die Wirkung dieser Stoffe im Darm nutzen, isst sie den Leinsamen am besten gleich im Ganzen (gut kauen) oder geschrotet (nur frisch verwenden). Unbedingt ein großes Glas Wasser nachtrinken. Leinsamen kann auch unter den warmen Frühstücksbrei gemischt werden, aber die beste Wirkung entfaltet er, wenn frau nüchtern ein bis zwei Esslöffel mit einem großen Glas Wasser zu sich nimmt. Da er mild reguliert, kann Leinsamen problemlos regelmäßig gegessen werden.

Die viel gelobten Flohsamen regen zwar auch die Verdauung an, es fehlt ihnen aber an der wertvollen Linolensäure. Es zahlt sich also doppelt aus, eher zum regional angebauten Leinsamen zu greifen als zum importierten Flohsamen.

Brennnesselspinat

»Brennnesselspinat« schmeckt wunderbar und ist überdies extrem gesund und reich an vielen wichtigen Nährstoffen. Frische Brennnessel enthält mehr Eisen, Eiweiß, Vitamin C und Ballaststoffe als der »echte« Spinat. Schon wieder so ein heimisches Superfood also. Darüber hinaus fehlt ihr die Oxalsäure des Spinats, die in großen Mengen nierensteinfördernd wirkt. Weitere Vorteile sind, dass die selbst gepflückte Brennnessel im Gegensatz zum Spinat aus dem Tiefkühlfach wirklich frisch ist, einen viel intensiveren Geschmack aufweist und zudem außer Zeit fürs Ernten gar nichts kostet. Sie wächst ja wirklich fast überall und treibt auch frisch aus, wenn frau sie fleißig aberntet. Verwendet werden die jungen, zarten Triebspitzen der Brennnessel, ältere Stängel sind zu faserig zum Essen.

BRENNNESSELSPINAT

Zutaten

- 500 g frische Brennnesseltriebe
- 1 Zwiebel
- 1 EL Öl
- Gemüsebrühe
- Salz und Pfeffer

Zubereitung Brennnesseltriebe kurz mit heißem Wasser überbrühen (dann brennen sie auch nicht mehr) und abtropfen lassen. Zwiebel klein schneiden und in einem Topf mit etwas Öl glasig dünsten. Brennnesseln in Streifen schneiden und unter die Zwiebeln mischen. Eventuell mit etwas Wasser oder (echter) Gemüsebrühe aufgießen. Den Brennnesselspinat circa 10 Minuten dünsten und anschließend mit dem Stabmixer pürieren. Etwas Salz und Pfeffer dazu, und fertig ist der Brennnesselspinat. Ich esse ihn am liebsten »pur«, also ohne Schlagobers, Sauerrahm oder veganen Sahneersatz, weil ich finde, dass er naturbelassen am besten schmeckt.
Tipp: Die Gemüsebrühe kann frau zum Beispiel auch herrlich mit der Schale der Bio-Zwiebel selber machen. Dazu einfach Zwiebelschale in Wasser rund zehn Minuten zugedeckt kochen, abseihen und fertig.

SELBST GEMACHTE SCHOKOLADE

Für alle (menstruellen) Naschkatzen sei hier eine selbst gemachte Schokolade vorgestellt, als Alternative zur gekauften, die alle möglichen Zusätze enthält. Das Grundrezept aus Kakaobutter, Pulver und Ahornsirup bleibt immer dasselbe, mit Kräutern und Gewürzen kann experimentiert werden. Bei all den im Rezept genannten Kräutern handelt es sich um menstruationsregulierende Frauenkräuter.

Zutaten

- 250 g Kakaobutter
- 200 g Kakaopulver
- 120–150 g Ahornsirup (je nach Wunsch des Süßungsgrades)
- 1 Prise Salz
- 2 EL Brennnesselsamen als Ausgleich für den Blutverlust und für den Extrakick an Energie
- 1 EL getrocknete, klein geschnittene Blüten von Frauenmantel, Beifuß und Schafgarbe
- evtl. Blüten von Gänseblümchen, Ringelblume oder Rotklee zum Dekorieren

Zubereitung Die Kakaobutter im Topf auf kleiner Flamme schmelzen lassen. Währenddessen eine Auflaufform mit Backpapier auslegen. Kakaopulver und eine Prise Salz unterrühren und so viel Ahornsirup dazugeben, bis die Schokolade süß genug schmeckt. Kräuter und Samen hinzufügen und in die Auflaufform gießen. Wer es gern scharf mag, kann noch eine Prise Chilipulver oder Pfeffer beimengen. Eventuell mit Blüten bestreuen und kühl stellen. Sobald die Schokolade erhärtet ist, kann sie in Stücke geschnitten und in einem Marmeladenglas kühl aufbewahrt werden. Bei Lust auf Süßes ein Stück naschen. Aber Vorsicht, die Schokolade ist sehr nahrhaft, deshalb reicht meist wirklich schon ein kleines Stück. Außerdem wirkt sie tendenziell stopfend, deshalb bietet sie sich nicht bei bestehender Verstopfung an. Dann lieber ein mit Früchten gesüßtes Porridge mit viel Leinsamen für den Süßhunger naschen!

Entgiftung und Entschlackung

Wie wir bereits gesehen haben, können Gifte aller Art eine entscheidende Rolle bei der Entstehung und Verschlechterung von Menstruationsbeschwerden spielen. Dabei kann es sich um Umweltgifte wie Pestizide, Holzschutzmittel und dergleichen, Xenoöstrogene sowie Schwermetallbelastungen handeln. Aber auch Ernährungsfehler, übermäßiger Konsum von Genuss- und Suchtmitteln sowie Medikamente belasten den Gesamtorganismus. Aus diesem Grund ist es sinnvoll, bei Zyklusstörungen aller Art zuerst mögliche toxische Belastungen ausfindig zu machen sowie eine Entgiftungskur durchzuführen. Leber und weibliche Organe werden es uns danken, wenn wir ihnen eine Entlastung gönnen. Mittlerweile gibt es viele Arten der Entschlackung und Leberreinigung, wobei am besten immer eine Fachperson zurate gezogen wird. Für die halb- bis jährliche Entgiftungskur gibt es natürlich auch wieder viele Verbündete aus der Pflanzenwelt, einige seien hier genannt.

ENTGIFTENDE KRÄUTERMISCHUNG

Diese Mischung regt die Entgiftung über Leber, Niere, Milz, Lymphe und Darm an, öffnet als Universalentgifterin also alle ausleitenden Wege. Kräuterkundige können selber ernten, ansonsten einfach die Kräuter in der Apotheke mischen lassen. Als Kur für drei bis vier Wochen drei Tassen täglich.

Zutaten

- 2 Teile Wermut (*Artemisia absinthium*)
- 2 Teile Gundelrebe (*Glechoma hederacea*)
- 2 Teile Schafgarbe (*Achillea millefolium*)
- 2 Teile Brennnessel (*Urtica dioica*)
- 1 Teil Löwenzahnwurzel (*Taraxacum officinale*)

Für eine Tasse 1–2 Teelöffel mit heißem Wasser übergießen, 10 Minuten zugedeckt ziehen lassen. Abseihen und so heiß wie möglich trinken.
Vorsicht: Nicht in der Schwangerschaft geeignet, denn der Tee könnte Giftstoffe aus den Depots lösen beziehungsweise wehenfördernd wirken.

Krämpfe und Schmerzen

WÄRME ALS HEILMITTEL · Bei leichtem Ziehen während der Mensis reicht oft schon der kuschelige Nierenwärmer aus Angorawolle oder die wohlige Wärmflasche am Unterbauch zur Linderung. Hat frau den Luxus, sich zufällig in der Nähe einer Sanddüne zu befinden, kann sie sich zur Linderung im warmen Sand eingraben, wie es viele Wüstenvölker traditionell bei Menstruationsbeschwerden, rund um die Geburt oder bei Rheuma machen.

Sitzbad · Heiße Sitzbäder können auch krampflösend wirken. In Verbindung mit blutbewegenden und krampflösenden Kräutern wie Beifuß (*Artemisia vulgaris*) oder Gänsefingerkraut (*Potentilla anserina*) wirkt das Sitzbad noch intensiver.
Anwendung Dazu 2–3 Esslöffel getrockneten Tee der beiden Kräuter mit einem ½ Liter kochendem Wasser übergießen und 15 Minuten zugedeckt ziehen lassen. Abseihen und dem Sitzbadwasser zugeben. So heiß wie möglich hineinsetzen und circa 10 Minuten verweilen.

Yoni-Dampfbad · Yoni- oder Vaginal-Dampfbäder, auf Englisch »vaginal steaming«, sind der neueste Trend aus Los Angeles. Gwyneth Paltrow schwört darauf. Na dann muss es doch gut sein, oder?

Klären wir zuerst einmal, was unter einem Vaginal-Dampfbad zu verstehen ist. Dafür wird ein Topf mit Tee zubereitet, frau atmet nun aber nicht die Dämpfe ein, sondern bedampft ihre Vulva. Die Dämpfe steigen durch die Vagina hoch, reinigen sie und bewirken sogar eine Reinigung der Gebärmutter, so die Idee. Hier ist zu sagen, dass sich eine gesunde Vagina von selbst reinigt, also keine Hilfsmittel von außen benötigt. Dementsprechend sind *zu häufige* Dampfbäder für das gesunde weibliche Organ unnötig und können sogar ähnlich wie Intimdeodorants oder Vaginalduschen das empfindliche Scheidenklima durcheinanderbringen. Von ständigen Vaginal-Dampfbädern, die nur der Wellness dienen, ist also abzuraten.

Nichtsdestotrotz ist das Vaginal-Dampfbad genau wie das Sitzbad ein wunderbares Mittel der Hausapotheke und blickt bereits auf eine jahrhundertealte Tradition der Anwendung bei verspäteter und ausbleibender Menstruation, Krämpfen, Libidomangel, Blasenentzündung etc. zurück. Die Gynäkologin Trotula von Salerno (11. Jh.) spricht sich für ein Unterleibs-Dampfbad mit Beifuß (*Artemisia vulgaris*) und Katzenminze (*Nepeta cataria*) bei verspäteter Menstruation aus. Und in Korea wird ein Vaginal-Dampfbad mit Beifuß und Wermut (*Artemisia absinthium*) zum Hormonausgleich und bei Blasenentzündungen verwendet.[160] Insgesamt bietet sich das Yoni-Dampfbad also zum Anregen einer verspäteten Menstruation an oder bei stockender Blutung, die nicht recht in Gang kommen will und mit Krämpfen einhergeht.

Anwendung 2–3 Esslöffel getrockneten Tee von Beifuß (*Artemisia vulgaris*), Mutterkraut (*Tanacetum parthenium*) und Liebstöckel (*Levisticum officinale*) mit 1 Liter kochendem Wasser übergießen. 15 Minuten zugedeckt ziehen lassen und abseihen. Eventuell warmes bis heißes Wasser hinzufügen, aber Vorsicht vor zu heißem Dampf.
Mit leicht geöffneten Beinen ohne Unterwäsche auf die Kante eines Schemels setzen, den Topf davorstellen und um den Schoß eine Decke wickeln, sodass kein Dampf entweichen kann. Circa 20 Minuten wirken lassen und dabei entspannen. Ist der Dampf zu heiß, etwas kaltes Wasser nachgießen. Anschließend gut abtrocknen, den Unterleib warm einpacken und nachruhen.

Tipp: Damit frau gemütlicher sitzt und mehr Dampf erwischt, kann sie in den Schemel ein Loch mit einem Durchmesser von circa zehn bis 15 Zentimetern machen und den Topf direkt darunterstellen. Die überteuerten »Yoni Steaming Boxes« sind übrigens in keiner Weise dem guten alten Schemel überlegen!

Heublumenkissen · »Ein richtig angewendeter Heublumensack ist allen Schmerzen gewachsen«, sagen schon 1979 Delaney u. a., und der Volksmund nennt ihn »Morphium der Naturheilkunde«. Das Heublumenkissen vereint in sich Wärme, Feuchtigkeit und Heilwirkung der »Heublumen«. Letzteres ist der Überbegriff für kleine Teile von Wiesenkräutern, die am Heuboden durch die Heugabel fallen und liegen bleiben. Es handelt sich also immer um eine Kräutermischung und nicht um eine bestimmte Pflanzenart. Diese wertvollen und wohlriechenden Kräuterreste haben es aber in sich, sie werden gesammelt und in der Volksmedizin als Wickel, Auflagen und Bäder zur Schmerzlinderung, Durchblutungssteigerung, Krampflösung, Stärkung der Abwehrkräfte, bei Rheuma, Hautleiden, Nieren- und Blasenleiden sowie eben Menstruationsbeschwerden angewendet. Heublumen können als solche im Handel gekauft werden oder frau pflückt sich auf einer Naturwiese selbst ihre Heublumen.
Anwendung Die Heublumen in ein kleines Baumwoll- oder Leinensäckchen füllen (am besten eines mit Reißverschluss, damit nichts herausfällt) oder frau kauft gleich ein fertiges Kissen. Der Vorteil vom Selberfüllen ist, dass immer wieder frische Heublumen nachgefüllt werden können.
Das Säckchen wird nun über Wasserdampf erwärmt. Dazu einen Kochtopf mit circa ⅓ Wasser füllen und ein Sieb hineingeben, in das man das Kissen legt. Das Kissen darf nicht direkt mit dem Wasser in Berührung kommen, sondern nur mit dem Dampf. Sobald es heiß und feucht ist, legt man es auf die gewünschte Körperstelle – zum Beispiel den Unterbauch – und umwickelt es mit einem großen Tuch, damit alles schön

warm bleibt. Eventuell eine Wärmflasche drauflegen und ruhen, bis es erkaltet ist. Die Anwendung bei Bedarf mehrmals täglich wiederholen.

Prinzipiell geht man davon aus, dass der Erfolg des Heublumenkissens stark an seine feuchtwarme Anwendung gekoppelt ist. Da Wasser Temperaturunterschiede gut überträgt, führen feuchtwarme Wickel dazu, dass sich die darunterliegenden Gefäße erweitern.

Ingwerkompressen · Ingwerkompressen bieten sich bei allen Arten von Stagnationen und Kältesymptomen im Körper an. Dazu gehören zum Beispiel Muskelverspannungen, Schmerzen im Lendenwirbelsäulenbereich sowie schmerzende und bewegungseingeschränkte Gelenke. Auch in der Nachbehandlung von Knochenbrüchen, bei Verdauungsproblemen, Verstopfung und Darmkrämpfen wirken Ingwerkompressen lindernd. Darüber hinaus stellen Unterleibsbeschwerden das wohl breiteste Anwendungsgebiet der Ingwerkompressen dar: bei Menstruationsbeschwerden, Zysten, Myomen, (chronischer) Blasenentzündung, Kinderwunsch und Unfruchtbarkeit darf die Ingwerkompresse nicht fehlen.

Um Stagnationen, Feuchtigkeit und Kälte im Unterleib bereits vor der Menstruation zu lösen, startet frau eine Woche vor Beginn der Mensis mit täglichen Ingwerkompressen. Die Spannungen und Verklebungen im Gewebe werden zerstreut, der Unterleib erwärmt und durchblutet, die Schmerzen nehmen ab.

Anwendung 1–2 Handvoll frische Ingwerwurzel reiben und auf 2 Leinen- oder Baumwolltücher aufteilen. Am besten alte Tücher verwenden, da die Flecken nicht mehr herausgehen. Die Ecken des Tuches mit einem Gummiring zusammenbinden, sodass ein Säckchen entsteht. Währenddessen einen Topf mit Wasser zum Kochen bringen und auf die kleinste Stufe zurückdrehen. Ingwerkompressen in das heiße (nicht kochende!) Wasser geben und einige Minuten ziehen lassen. Danach gut ausdrücken und so heiß wie möglich auf die zu behandelnde Körperstelle auflegen – am besten mit ein paar Lagen Handtuch dazwischen, damit man sich nicht verbrennt. Solange aufgelegt lassen, wie es angenehm warm ist – dabei können nach und nach Handtuchschichten entfernt werden.

Moxen · Moxen, oder Moxibustion, ist eine alte Wärmetechnik aus der Traditionellen Chinesischen Medizin, bei der Beifußkraut (*Artemisia argyi*) in unterschiedlicher Ausführung (loses Kraut, als Zigarre oder Kegel gepresst etc.) über bestimmten Akupunkturpunkten verglüht wird. Es wirkt durchblutungsfördernd und verbessert die Fließeigenschaft des Blutes, aktiviert Hypophyse und Nebennieren zur Hormonausschüttung, regt den Stoffwechsel und die Organfunktion an und wirkt beruhigend und stresslindernd. In der Sprache der Traditionellen Chinesischen Medizin fördert Moxa-Kraut den Qi-Fluss im Körper und wirkt gegen Kälte im System.
Anwendung Der Moxakasten ist eine der einfachsten und bequemsten Arten zu moxen. Dabei handelt es sich um ein spezielles Holzkästchen, in das Moxakraut gelegt oder Moxakohle gesteckt und angezündet wird. Letztere hat den großen Vorteil einer geringeren Rauch- und Geruchsentwicklung. Dazu am besten eine Moxakohle-Zigarre in der Mitte durchbrechen und die zwei Teile in die dafür vorgesehenen Löcher im Kästchen stecken, anzünden und einige Tage vor der Menstruation täglich auf den Unterbauch stellen. Die halben Zigarren glühen circa 40–50 Minuten – ideal für eine Anwendung. Ist es zu heiß, eine oder mehrere Schichten eines Handtuchs dazwischen legen.
Vorsicht: Da es einige Kontraindikationen für das Moxen wie Hitze im Körper (Entzündungen, Fieber etc.), Diabetes, Schwangerschaft und starke Blutungen gibt, sollte eine Eigenanwendung zuerst mit einer Fachperson wie Hara-Shiatsu- oder TCM-Praktiker oder Praktikerin besprochen werden, die dich in die korrekte Anwendung einweisen kann.

Vaginalräucherung · Ähnlich hip wie Vaginal-Dampfbäder ist der Trend der Vaginalräucherungen. Auch hier gilt, dass eine Anwendung nur bei Vorliegen einer Beschwerde nach Absprache mit einer Expertin oder einem Experten und nicht als tägliche Intimpflege passieren soll.

Anwendung Wie beim Moxen, wird auch hier Beifuß (*Artemisia vulgaris* oder *argyi*) verglüht. Frau kann dazu ihren Moxakasten oder ein feuerfestes Gefäß verwenden. Bitte keine Räucherkohle benutzen, da diese mit Kaliumnitrat getränkt ist. Das Räuchergefäß vor einen Sessel oder Schemel stellen, sich mit leicht gespreizten Beinen ohne Unterwäsche auf die Kante setzen und mit einer Decke umhüllen, damit kein Rauch entweicht. Alternativ kann ein Schemel mit einem selbst ausgeschnittenen Loch verwendet werden. 20–30 Minuten wirken lassen, anschließend warm einpacken und nachruhen. Die Vaginalräucherung wirkt wie Moxen wärmend, krampflösend, durchblutungs- und menstruationsfördernd.

Rizinusölwickel · Eine weitere Anwendung gegen Regelkrämpfe sind Rizinusölwickel. Vor allem bei Endometriose oder wenn alles andere versagt hat, sind sie einen Versuch wert. Bitte unbedingt kalt gepresstes Öl verwenden, da es mehr Inhaltsstoffe (und Farbe) aufweist als das raffinierte, welches man meistens in der Apotheke als Abführmittel erhält. Das kalt gepresste Rizinusöl ist, übrigens genauso wie das raffinierte, ungiftig.

Anwendung Ein Baumwolltuch wird mit Rizinusöl getränkt und direkt auf den Unterbauch gelegt. Das Öl kann vorher im Wasserbad leicht erwärmt werden. Vorsicht, es ist sehr klebrig, deshalb alte Tücher verwenden. Darauf wird eine Wärmflasche gelegt und mit einem Handtuch gut umwickelt. Eine halbe Stunde bis Stunde im Wickel ruhen. Für drei Monate sollte mindestens dreimal wöchentlich gewickelt werden, danach reicht einmal pro Woche, jedoch nicht während der

Monatsblutung. Untersuchungen mit Rizinusölpackungen haben ergeben, dass sie nebenbei das Immunsystem stärken sowie Stress und Adrenalin reduzieren.[161]

Durch die oben genannten Anwendungen gelangt nicht nur Wärme in den Unterleib, sondern auch Aufmerksamkeit in eine sonst vielleicht vom Bewusstsein abgetrennte Körperzone. Wenig beachtete Organe müssen nicht mehr durch Schmerzen auf sich aufmerksam machen, und Integration und Heilung dürfen geschehen. In der Entspannung des wohligwarmen Eingewickeltseins steigen vielleicht auch Bilder und Einsichten ins Bewusstsein auf, die einer die eigentlichen Ursachen der Beschwerden aufzeigen.
Vorsicht: Die genannten Wärmeanwendungen sollten nicht in der Schwangerschaft sowie bei sehr starken Blutungen angewendet werden, da sie den Blutfluss noch weiter anregen würden.

WEITERE SCHMERZSTILLER

Schmerzlindernder Balsam · Bei Regelschmerzen eine nussgroße Menge am Unterbauch einmassieren.

Zutaten

- 50 ml Ölauszug von Bilsenkraut (*Hyoscyamus niger*)
- 50 ml Ölauszug von Beifuß (*Artemisia vulgaris*)
- 50 ml Rosmarin (*Rosmarinus officinalis*)
- 10g Bienenwachs
- 5 Tropfen echtes ätherisches Beifußöl (*Artemisia vulgaris*)
- 5 Tropfen echtes ätherisches Rosmarinöl (*Rosmarinus officinalis*)

Zubereitung Zur Herstellung des Balsams Öl mit Bienenwachs in einem Emaille- oder Glastopf langsam erhitzen. Es sollte nicht kochen. Unter ständigem Umrühren mit einem

Holzkochlöffel können Heilwünsche in die Salbe »miteingerührt« werden. Dazu kann frau zum Beispiel einen Heilspruch aufsagen oder sich vorstellen, wie sich das erwünschte Heilergebnis manifestiert. Sobald das Wachs geschmolzen ist, den Topf von der Platte nehmen und so weit abkühlen lassen, bis der Balsam nicht mehr heiß auf der Haut ist. Eventuell in der Zwischenzeit eine Gelierprobe wie beim Marmeladekochen machen, um die Konsistenz der Salbe zu prüfen. Dann das ätherische Öl zufügen, gut umrühren und in Dosen oder Tiegel abfüllen. Die Salbe hält ungekühlt mindestens ein Jahr.
Tipp: Die Pflanzenöle können entweder gekauft oder selbst hergestellt werden. Dazu ein Marmeladenglas mindestens zur Hälfte mit frischem oder getrocknetem Kraut füllen und mit Öl (z. B. Oliven-, Distel-, Sonnenblumen- oder Sesamöl) aufgießen. Bei Frischpflanzen müssen alle Pflanzenteile bedeckt sein, damit es nicht zur Schimmelbildung kommt. Mit einem Stofftuch zudecken, damit die Feuchtigkeit der Frischpflanzen entweichen kann, und für zwei bis drei Wochen in die Sonne stellen. Danach Pflanzenteile abfiltern, abfüllen und kühl und dunkel lagern.
Achtung: Bilsenkraut ist giftig und darf nur äußerlich angewendet werden. Als Öl eignet es sich aber hervorragend zur lokalen Schmerzbehandlung.

Kräutermischung gegen Menstruationskrämpfe · Am besten ein paar Tage vor dem erwarteten Einsetzen der Regelschmerzen mit 2–3 Tassen pro Tag beginnen.

Zutaten

- 3 Teile Gänsefingerkraut (*Potentilla anserina*)
- 3 Teile Mutterkraut (*Tanacetum parthenium*)
- 2 Teile Schafgarbe (*Achillea millefolium*)
- 1 Teil Frauenmantel (*Alchemilla vulgaris*)
- 1 Teil Melisse (*Melissa officinalis*)
- 1 Teil Kamille (*Matricaria chamomilla*)

Zubereitung Für 1 Tasse 1 Teelöffel mit heißem Wasser übergießen und 5–8 Minuten zugedeckt ziehen lassen. Abseihen und so heiß wie möglich trinken. Bei besonders starken Krämpfen können 10 Tropfen Gänsefingerkraut- (*Potentilla anserina*), Mutterkraut- (*Tanacetum parthenium*) und Schneeballtinktur (Rinde von *Viburnum opulus*) dazu eingenommen werden.

Krampflösende Zäpfchen · In den USA werden seit einiger Zeit Cannabiszäpfchen erfolgreich gegen Menstruationskrämpfe eingesetzt. Die in Österreich, Deutschland und der Schweiz legale Variante dazu stellen Zäpfchen mit Cannabidiol-Öl (CBD) dar, dem entkrampfenden und entzündungshemmenden Inhaltsstoff von Hanf, der nicht high macht. Die empfohlene Standarddosis liegt bei oraler Einnahme bei 10–100 mg CBD pro Tag. Durch die Verabreichung in Zäpfchenform werden die Leber und der sogenannte First-Pass-Effekt umgangen, und mehr Wirkstoff steht schneller zur Verfügung als bei der oralen Einnahme. Deshalb müssen Zäpfchen allgemein niedriger dosiert werden. Da CBD bei vielen Menschen bereits in sehr kleinen Mengen wirkt, sollte mit niedrigsten Dosen begonnen werden. Bei starker Regelblutung ist es sinnvoll, die Zäpfchen rektal anzuwenden, bei Schmerzen vor Blutungseintritt können sie auch vaginal verabreicht werden.

Zutaten

- 20 g Kakaobutter
- CDB-Öl nach Bedarf, zum Beispiel 40 Tropfen vom 10 %igen Öl für ~10 mg CBD pro Zäpfchen
- 1- oder 2-Gramm-Zäpfchenformen

Zubereitung Die Kakaobutter im Wasserbad schmelzen lassen. Das CDB-Öl eintropfen, gut einrühren und in die Zäpfchenformen gießen. Im Kühlschrank aushärten lassen und lagern. Die Menge reicht für circa 20 Zäpfchen à ein Gramm.

Durchblutungsförderndes und hormonanregendes Massageöl · Bei Regelschmerzen den Unterbauch mit dem eventuell leicht vorgewärmten Öl einreiben. Es hilft übrigens auch gut bei geschwollenen und schmerzenden Brüsten.

Zutaten

- 100 ml Johanniskrautöl (*Hypericum perforatum*)
- 10 Tropfen echtes ätherisches Lavendelöl (*Lavandula angustifolia*)
- 10 Tropfen echtes ätherisches Rosenöl (*Rosa x damascena*)
- 10 Tropfen echtes ätherisches Rosmarinöl (*Rosmarinus officinalis*)

Zubereitung Johanniskrautöl kaufen oder selber ansetzen (Anleitung S. 250), ätherische Öle beimengen, und fertig ist das Massageöl.
Tipp: Wem das echte ätherische Rosenöl zu teuer ist, kann alternativ Rosengeranienöl verwenden. Auf Parfumöle sollte hingegen gänzlich verzichtet werden, da sie gesundheitsschädigend sein können.

Magnesium zur Krampflinderung · Vielen Frauen ist bekannt, dass Magnesium krampflösend wirkt, eben auch bei Regelkrämpfen. Die gängige empfohlene Tagesdosis liegt bei 300–400 mg pro Tag. Es empfiehlt sich, bereits einige Tage vor der Menstruation mit einem Magnesiumpräparat zu beginnen. Falls es bei einer hohen Dosierung zu Durchfall oder zu einer Verstärkung der Blutung kommt, ist von der oralen Einnahme abzuraten, und frau kann alternativ das sogenannte Magnesiumöl probieren. Hierbei handelt es sich eigentlich gar nicht um ein richtiges Öl, sondern um Magnesiumsalz, welches in Wasser gelöst wurde. Durch seine Konsistenz erinnert es aber an Öl. Mittels einer Sprühflasche können mehrere Sprühstöße auf die krampfenden Körperbereiche wie den Unterleib aufgetragen und anschließend gut einmassiert werden. Durch die Haut wird das Magnesium resorbiert und wirkt sogleich vor Ort krampflösend.

Magnesiumöl kann ganz einfach selbst hergestellt werden.

Zutaten

- 30 g Magnesiumsalz
- 100 ml Wasser
- Sprühflasche

Zubereitung Magnesiumsalz in Wasser auflösen und in eine Sprühflasche füllen. Fertig.

Homöopathische Menstruations-Nosode · Bei hartnäckigen Menstruationsbeschwerden kann frau sich auch ihr eigene, individualisierte homöopathische Menstruations-Nosode herstellen. Unter einer Nosode versteht man ein Heilmittel, das aus dem erkrankten Organ oder einer Körperflüssigkeit hergestellt und zur Behandlung der entsprechenden Beschwerde eingesetzt wird. Laut dem homöopathischen Grundsatz »Gleiches mit Gleichem« zu heilen, kuriert Menstruationsblut demnach die Menstruation.

Zutaten

- 7 Braunglasflaschen à 10 ml
- 7 Einwegspritzen
- klarer ~40 %iger Alkohol (z. B. Korn oder Wodka)
- Etiketten

Zubereitung Das Menstruationsblut wird am besten mit einer Menstruationstasse oder einem Menstruationsschwamm aufgefangen und so frisch wie möglich weiterverarbeitet. Dazu zieht frau einen Milliliter des Blutes in einer Einwegspritze auf und spritzt es in eine Braunglasflasche. Anschließend füllt sie die

Flasche mit Alkohol auf, verschließt und schüttelt sie, indem sie die Flasche in der Hand zehnmal kräftig auf den Oberschenkel schlägt. Diese Flasche wird nun als Urtinktur beschriftet. Aus ihr wird wieder ein Milliliter mit einer neuen Spritze entnommen und in die nächste Braunglasflasche gespritzt, die frau wiederum mit neun Millilitern Alkohol auffüllt. Wieder zehnmal kräftig schütteln, und fertig ist die erste Potenz, die D1. Beschriften, wieder einen Milliliter entnehmen, mit Alkohol in einer neuen Flasche aufgießen, verschütteln und mit D2 beschriften. Dies führt frau bis zur D6 fort, der gängigsten Tiefpotenz.

Anwendung Von der D6 nimmt frau nun dreimal täglich 5–10 Tropfen. Ist das Fläschchen zu Ende gebraucht, können ausgehend von der D5 weitere D6-Potenzen hergestellt werden.

Eisenmangel

Eisenmangel ist ein typisches Frauenleiden während der Menstruationsjahre. Haben wir zu wenig, fühlen wir uns schwach, antriebslos, haben Kreislaufprobleme und bekommen schwer Luft. Klar, wir verlieren Monat für Monat eine bestimmte Menge Blut, die wieder neu aufgebaut werden muss. Trotzdem muss ein Eisenmangel nicht einfach als Normalzustand hingenommen werden.

Häufig werden Eisenpräparate nicht gut vertragen, es kommt zu Verstopfung, Blähungen oder Übelkeit, und am Ende wird das Eisen oft gar nicht vom Körper aufgenommen. Koffein, Milch-, Weißmehl- und Sojaprodukte hemmen darüber hinaus die Eisenaufnahme im Darm.

Eisen kann besser verarbeitet werden, wenn es in pflanzlicher Form gemeinsam mit Vitamin C zu sich genommen wird. Dies ist beispielsweise in der Brennnessel von Haus aus schon der Fall – Eisen und Vitamin C kommen hier in hoher Konzentration zusammen vor. Wer nicht täglich Brennnessel essen oder trinken möchte, hat Alternativen wie Kräuterblut, ein pflanzliches Mittel, in dem Eisen organisch gebunden enthalten ist.

Des Weiteren gelten Melasse, Rote Rüben, gekochte Löwenzahnblätter (*Taraxacum officinale*), frischer Fenchel (*Foeniculum vulgare*), Rhabarber (*Rheum*), Kren (*Armoracia rusticana*), Hagebutten (*Rosa canina*) und der Krause Ampfer (*Rumex crispus*) als blutaufbauend. Susun Weed, Kräuterkundige, Autorin und Sprachrohr der »Tradition der Weisen Frauen«, empfiehlt beispielsweise einen Teelöffel Melasse mit zehn bis 25 Tropfen der Tinktur vom Krausen Ampfer in einem Glas warmen Wasser für die Eisenaufnahme. Weitere Lebensmittel, die viel Eisen enthalten, sind Hülsenfrüchte, grünes Blattgemüse allgemein (enthalten viel Chlorophyll, das »Blut« der Pflanzen), Linsen und Nüsse. Mutige mischen sich ihr eigenes Menstruationsblut unter Blutorangen- oder Granatapfelsaft und trinken dies als Tonikum für den Blutaufbau.

Am besten verteilt frau ihre Eisenquellen über den ganzen Tag, da immer nur kleine Mengen auf einmal aufgenommen werden können. Pflanzliche Bitterstoffe verbessern ebenfalls die Eisenaufnahme, genau wie das Schüssler-Salz Nr. 3 (*Ferrum phosphoricum D6*). Beide sollten vor den Mahlzeiten eingenommen werden.

Aber auch ein Zuviel an Eisen kann schädlich sein, so ist belegt, dass der monatliche Eisenverlust durch die weibliche Blutung eine schützende Wirkung auf das Herz hat. Die richtige Balance ist ein weiteres Mal der Schlüssel zur Gesundheit.

Bei Eisenmangel sollte die psychische Komponente nicht außer Acht gelassen werden. So kann sich die Blutarmut auch auf seelischer Ebene manifestieren.

Laut Traditioneller Chinesischer Medizin brauchen wir gutes Blut, um unseren Geist im Körper zu verankern. Ist das Blut schwach, kann es den Geist nicht mehr beruhigen, und wir lassen uns von allem zu leicht be-geist-ern, bis wir ent-geist-ert sind, unser Bewusstsein sich also in den vielen Verlockungen im Außen zerstreut und verliert. Wir können uns nicht mehr kon-zentrieren, also in unserem Zentrum sammeln.

Andererseits braucht es genug inneres Feuer, damit das Blut in Bewegung bleibt. Gänzlich ohne Be-Geist-erung wird es dickflüssig und träge, die Sauerstoffversorgung wird schlechter, und der Körper sieht keine Notwendigkeit mehr, weiteres Eisen aufzunehmen. Entfachen wir unser inneres Feuer, nähren das Herzblut, wird auch wieder ein größerer Eisenbedarf in den roten Blutkörperchen entstehen.

Hier hilft die Engelwurz (*Angelica arcangelica, A. sylvestris, A. sinensis*). Sie führt zwar nicht direkt Eisen zu, aber sie stimuliert Wärmeprozesse in den Organen. Dadurch soll der Eisenbedarf im Blut angeregt werden und der Körper von sich aus wieder mehr Eisen aus der Nahrung aufnehmen. Die Engelwurz bringt uns in unsere Mitte zurück, erleuchtet und erwärmt Vergessenes sowie Verborgenes und zeigt uns dadurch auf, wo unsere wahre Be-Geist-erung liegt.

Um die eigenen Grenzen wieder wahrzunehmen und zu kultivieren, Nein zu sagen und zu mehr Durchsetzungskraft und Ausdauer zu gelangen, hilft wiederum die bereits mehrmals genannte Brennnessel (*Urtica dioica*). Sie stärkt Dünnhäuter wie erschöpfte Amazonen.

KRÄUTERMISCHUNG FÜR DEN BLUTAUFBAU

Zutaten

- 3 Teile Brennnesselkraut (*Urtica dioica)*
- 2 Teile Schafgarbe (*Achillea millefolium*)
- 2 Teile Zinnkraut (*Equisetum arvense*)
- 2 Teile Angelika (*Angelica arcangelica*)
- 1 Teil Rosmarin (*Rosmarinus officinalis*)
- ½ Teil Beifuß (*Artemisia vulgaris*)
- ¼ Teil Enzian (*Gentiana lutea*)

Als Kräutertinktur in der Apotheke mischen lassen oder selbst ansetzen. Die Standarddosierung beträgt dreimal 10–15 Tropfen.

Selbstreflexion: Eisenmangel

- ☾ Habe ich die Stimme meines Herzens ignoriert?
- ☾ Habe ich zu lange Dinge gemacht, die nicht meinem ureigensten Wesen entsprechen?
- ☾ Habe ich mein Herzblut für die falschen Dinge vergossen, sodass es mir nun fehlt und ich ausgelaugt zurückbleibe?
- ☾ Bin ich zu lange über meine eigenen Grenzen gegangen?
- ☾ Weiß ich überhaupt, wofür ich mein Herzblut geben soll?
- ☾ Gestatte ich mir erst gar nicht, voll und ganz hier, in diesem Körper inkarniert zu sein?

Nicht von der Tarantel, sondern von der Brennnessel gestochen bin ich nach einem ganzen Tag der Samenernte. Doch kein Regelschmerz weit und breit, er vergeht, sobald ich mich zur Brennnessel setze. Es stimmt, sie brennt ganz schön intensiv auf meiner Haut. Aber dabei lässt sie mich widerstandsfähiger werden und stählt meine Nerven. Sie lehrt mich Geduld, Abgrenzung und Selbstbehauptung. Ich spüre, wie mein Blut mit jedem Stich gestärkt und angeregt wird. Es kommt ins Fließen. Die Kraft der Brennnessel fließt durch mich.

Ausbleibende, zu schwache Blutung und anovulatorische Zyklen

Wenn der Eisen- und Blutmangel besonders groß beziehungsweise der Gesamtorganismus geschwächt ist, kann die Regel komplett ausbleiben. Laut Traditioneller Chinesischer Medizin kann dies an der Milz liegen, sie ist zu schwach, um genügend Blut zu produzieren. Zusätzlich zur Amenorrhö werden sich dann meist Symptome wie Müdigkeit, blasse, dünne Haut, Schlafstörungen und Herzklopfen zeigen. Die Blutleere kann sich aber auch durch psychische Symptome bemerkbar machen. Sensibilität, Empfindlichkeit, Schreckhaftigkeit gehen dann einher mit wenig Durchsetzungsfähigkeit und Zielstrebigkeit sowie einem verminderten Selbstwertgefühl.

Hier sollte die allgemeine Stärkung von Nieren- und Milz-Qi im Vordergrund stehen. Dies geht am besten durch Erholung und Ruhe sowie aufbauende Lebensmittel (Kraftsuppen, warmes und qualitativ hochwertiges Essen). Stärkende, tonisierende Kräuter bieten sich zur Begleitung an. Dazu gehören unter anderem Engelwurz (*Angelica arcangelica*), Rosmarin (*Rosmarinus officinalis*) und Melisse (*Melissa officinalis*), die sich alle drei nicht umsonst auch in vielen Lebenselixieren finden. Sie bringen wieder Licht in Unterleib und Seele, fördern die Be-Geist-erungsfähigkeit und dadurch indirekt die Blutbildung. Darüber hinaus unterstützt die Engelwurz auf rein körperlicher Ebene den Aufbau der Gebärmutterschleimhaut.

STÄRKENDE KNOCHENSUPPE FÜR DEN BLUTAUFBAU

Zutaten

- 1 Bund Suppengrün
- 1 Zwiebel
- 3 Stück Bio-Markknochen
- 1–2 Bio-Fleischknochen
- 3 Liter Wasser
- 1 TL Angelikawurzel *(Angelica arcangelica)*
- evtl. 1–2 EL Apfelessig
- Salz und Pfeffer
- 1 Bund Petersilie oder Schnittlauch zum Garnieren

Zubereitung Das Suppengrün schneiden und die Zwiebel halbieren, aber nicht schälen, denn sie gibt der Suppe eine intensivere Farbe. Knochen mit kaltem Wasser gut waschen und gemeinsam mit dem Gemüse in einen Topf mit Wasser geben. Die restlichen Zutaten bis auf die Petersilie hinzufügen und für mindestens 2–3 Stunden köcheln lassen (klassische Kraftsuppen können bis zu 24 Stunden gekocht werden). Zwischendurch den Schaum abschöpfen. Wer möchte, kann die Suppe durch ein Sieb abgießen, ansonsten nur die Knochen entfernen, das Fleisch vom Knochen lösen und zurück in die Suppe geben. Mit klein gehackter Petersilie oder Schnittlauch garnieren. Hält im Kühlschrank einige Tage. Gießt man die klare Brühe sofort in ein Schraubglas, verschließt es und stellt es nach dem Abkühlen in den Kühlschrank, hält die Kraftsuppe 2–3 Wochen.

BLUTBILDENDES LEBENSELIXIER

Zutaten

- 1 Handvoll geschnittene frische oder getrocknete Angelikawurzel (*Angelica arcangelica)*
- 1 Handvoll frische oder 2–3 EL getrocknete Melissenblätter (*Melissa officinalis*)
- 1 EL getrocknete Rosenwurz (*Rhodiola rosea*) – bitte nicht selbst pflücken, denn sie steht unter Naturschutz!
- 1 TL Nelkenwurz (*Geum urbanum*)
- Schale einer Bio-Zitrone
- ½ Zimtstange (zerkleinert)
- ½ aufgeschnittene Vanilleschote
- einige zerstoßene Kardamom- und Pimentkörner
- evtl. eine Prise Gewürznelken, Muskatnuss und Safran
- 1 Liter Portwein

Zubereitung Alle Zutaten in ein großes Schraubglas geben und mit dem Wein bis zum Rand aufgießen. Zuschrauben, mit dem Datum beschriften und für zwei Wochen im Warmen ziehen lassen. Täglich schütteln. Durch ein Tuch seihen und in eine dunkle Flasche füllen. Täglich ein Likörglas davon zur Stärkung und zum Blutaufbau trinken.

Ein weiterer Grund für das Ausbleiben der Menstruation kann auch ein hormonelles Ungleichgewicht sein, wie es häufig nach Absetzen der Pille und anderer hormoneller Verhütungsmittel auftritt. Ursache ist dann nicht unbedingt ein Mangel an Blut, sondern die weiblichen Hormondrüsen sind durch die künstlichen Hormongaben ruhiggestellt worden und müssen erst wieder aus ihrem Dornröschenschlaf erweckt werden. Im Regelfall bleibt bei ausbleibender Blutung auch der Eisprung aus. Füllesymptome wie Wassereinlagerungen und aufgedunsenes Gewebe sowie das Gefühl, körperlich wie emotional zu platzen, stehen dann im Vordergrund. Es geht in diesem Fall somit weniger um Aufbau und Stärkung, sondern um Bewegung und Auflösung von Blockaden, die den weiblichen Zyklus stillgelegt haben.

Zur Anregung der Hormonachse bieten sich Kräuter an, die direkt auf die Hypophyse anregend beziehungsweise blutbewegend wirken wie Beifuß (*Artemisia vulgaris*), Eisenkraut (*Verbena officinalis*) und viele Lippenblütler wie Majoran (*Origanum majorana*), Liebstöckel (*Levisticum officinale*) und Rosmarin (*Rosmarinus officinalis*), die frau sonst aus der mediterranen Küche kennt.

Eine der vielen Besonderheiten der Kräuter ist, dass sie sehr vielseitige Wirkungen haben. So können die eben genannten nicht nur zur Blutbewegung und Anregung der Menstruation, sondern auch zur Stimulierung des Eisprungs sowie zur Stärkung und Tonisierung von Leber, Niere und der weiblichen Organe angewendet werden. Hormonell wirksame Pflanzen wirken nicht als Hormonsubstitution, sondern als sanfte Hormonregulatoren. Der Körper wird dadurch angeregt, sich an seine eigenen – momentan leicht eingerosteten – Funktionen zu erinnern und sie eigenständig wieder aufzunehmen. Darüber hinaus kann aus dem Teetrinken ein kleines Ritual werden, das für sich genommen schon heilsam wirken kann.

Tipp:

Außerdem sollte frau immer die Augen offen halten, welches Kraut um ihren Wohnort herum wächst. Oft finden wir die Heilkräuter, die wir gerade brauchen, direkt vor der Haustüre, ja sogar in den Großstadtdschungel folgen sie uns. Wer sich bewusst umsieht, wird so manchen Heilverbündeten zwischen den Asphaltritzen hervorbrechen sehen. Bist du selbst keine Pflanzenkennerin, bieten sich geführte Kräuterwanderungen in deiner näheren Umgebung an.

Auch kann frau ganz einfach darauf achten, welche Pflanzen positive Gefühle oder Erinnerungen in ihr hervorrufen. So heilt das Gänseblümchen (*Bellis perennis*) auch für Erwachsene viele Leiden aus der Kindheit, wenn uns das Herz bei seinem reinen Anblick aufgeht. Auf der anderen Seite wird uns die Kamille (*Matricaria chamomilla*) in der krampflösenden Mischung nicht guttun, wenn wir in unserer Kindheit eine Aversion gegen sie entwickelt haben, da wir sie immer bekamen, sobald wir Bauchweh hatten, und uns jetzt schon beim bloßen Gedanken an sie übel wird.

MENSTRUATIONS- UND EISPRUNGFÖRDERNDE KRÄUTERMISCHUNG

Zur Anregung von Eisprung und Menstruation bei länger ausbleibender (wie zum Beispiel nach Absetzen der Pille) beziehungsweise sehr schwacher Blutung. Die Mischung wirkt auch leberentgiftend und -entlastend und unterstützt somit beim Abbau der künstlichen Hormone. Ergänzt durch Engelwurz *(Angelica arcangelica)* wirkt die Mischung auch lindernd bei Eisprungschmerzen sowie auflösend auf Eierstockzysten.

Zutaten

- 2 Teile Beifuß (*Artemisia vulgaris*)
- 1 Teil Eisenkraut (*Verbena officinalis*)
- 1 Teil Rosmarin (*Rosmarinus officinalis*)

Zubereitung 1–2 Esslöffel mit einem Liter Wasser aufgießen, 5–8 Minuten zugedeckt ziehen lassen, abseihen, in eine Thermoskanne füllen und über den Tag verteilt warm trinken. Die Mischung kann über mehrere Monate hinweg eingenommen werden, bis die Menstruation wieder einsetzt.
Tipp: Für Teemuffel bietet sich die Verwendung einer Kräutertinktur an, das heißt ein Auszug der Pflanzen in Alkohol. Die Standarddosierung beträgt dreimal 10–15 Tropfen.

Zum Anregen der Menstruation auch Vaginal-Dampfbäder und -Räucherungen (siehe S. 243 und 248).

Zu starke und zu häufige Blutung

Früher galt eine starke Menstruation als Ausdruck von Gesundheit. Kam sie schwach oder gar nicht, wurde mit allen zur Verfügung stehenden Mitteln (sogenannten Emmenagoga) versucht, sie einzuleiten oder zu verstärken.

Bei der Menstruation gibt es aber auch ein »zu stark«, nämlich dann, wenn sie mit zu großen Blut- und Energieverlusten einhergeht. Dazu kommt es durch zu starke und besonders häufige Blutungen, die vor allem bei Myomen oder Spiralenträgerinnen auftreten.

Wird die Blutung nun (durch künstliche Gestagene) völlig unterdrückt, wird zwar der Blutverlust gestoppt, dies kann aber wiederum weitere, eventuell sogar schlimmere Folgewirkungen mit sich bringen. Die Ursache wird dadurch auch nicht behoben, nur das Symptom wird ausgelöscht. Sanfte, aber nicht minder effektive Alternativen finden sich auch für dieses Problem wieder im Reich der Pflanzen, die noch dazu die Ursachen gleich mitbehandeln.

Zusätzlich zur Blutstillung sollten bei bereits bestehendem Blutmangel ebenfalls blutaufbauende Maßnahmen gesetzt werden (ab S. 258). Darüber hinaus sollte natürlich auch die Ursache des Blutverlustes angegangen werden. Herrscht ein Zuviel an Östradiol vor, das nicht durch das Gegenwirken von Progesteron gebremst wird, wird die Gebärmutterschleimhaut verstärkt aufgebaut, und eine besonders starke Blutung ist die Folge. Dies kann durch eine Gabe von gestagenähnlichen Kräutern ausgeglichen werden, sodass erst gar nicht so viel Schleimhaut gebildet wird. Auch bei verkürzten Zyklen helfen gestagenartige Pflanzen.

BLUTSTILLENDE KRÄUTERMISCHUNG

Zutaten

- 2 Teile Hirtentäschel (*Capsella bursa-pastoris*)
- 2 Teile Schafgarbe (*Achillea millefolium*)
- 1 Teil Nelkenwurz (*Geum urbanum*)
- 1 Teil Mönchspfeffer (*Vitex agnus-castus*)
- 1 Teil Frauenmantel (*Alchemilla vulgaris*)

Zubereitung 1 Teelöffel der Mischung mit einer Tasse heißem Wasser übergießen, circa 5 Minuten zugedeckt ziehen lassen. In der zweiten Zyklushälfte 2–3 Tassen täglich warm trinken. Alternativ können dreimal täglich 10–15 Tropfen der Tinktur eingenommen werden.

Bei bereits bestehendem Eisenmangel der Mischung einen Teil Brennnessel beimengen. Durch die gestagenähnlichen Kräuter wirkt diese Mischung nicht nur blutstillend, sondern auch hormonell ausgleichend. Wirkt sie zu schwach, kann sie um die stärker blutstillende Blutwurz (*Potentilla erecta*) ergänzt werden, oder es werden gemeinsam mit dem Tee 5–10 Tropfen Blutwurztinktur eingenommen.

Ein altes Erste-Hilfe-Mittel bei sehr starken Blutungen sind kalte Wickel. Dazu einfach ein Leinen- oder Baumwolltuch mit kaltem Wasser durchtränken, auswringen und auf die Oberschenkel legen.

Darüber hinaus kommt Beifuß *(Artemisia vulgaris)* nicht nur bei der Anregung der Menstruation zum Einsatz, sondern eignet sich auch zum Stillen einer zu starken Blutung. Hierfür wird Beifußkraut verascht und teelöffelweise eingenommen.

Dunkles Blut und Klumpen

Ist das Blut von dunkler, fast schwarzer Farbe und mit Klumpen durchsetzt, spricht dies für Kälte und Stagnation im Unterleib. Hier bieten wiederum Wärmeanwendungen wie Ingwerkompressen (S. 246) sowie blutbewegende und leberunterstützende Kräuter Abhilfe (S. 242 und 262). Meist findet sich sehr viel Weisheit in den alten Redewendungen. Deshalb lohnt es sich, auch auf energetischer Ebene hinzusehen, wenn einer etwas sprichwörtlich das »Blut zum Stocken« gebracht hat.

Schmierblutungen

Schmierblutungen vor der Menstruation sprechen meist für einen Progesteronmangel. Hier können wieder gestagenähnliche Pflanzen helfen. Darüber hinaus sollte bei Schmierblutungen vor und nach der Regel die Milz gestärkt werden, vor allem bei jenen, die sich über Tage hinausziehen. Dazu eignet sich wieder keine Pflanze so hervorragend wie die Engelwurz (*Angelica arcangelica)*, weitere sind Schafgarbe (*Achillea millefolium*), Wegwarte (*Cichorium intybus*), Süßholz (*Glycyrrhiza glabra*), Fenchel (*Foeniculum vulgare*) und Weinraute (*Ruta graveolens*). Bei Zwischenblutungen rund um den Eisprung können Frauenmantel (*Alchemilla vulgaris*) und Schafgarbe (*Achillea millefolium*) hormonausgleichend wirken, beim Mittelschmerz helfen der Krampflöser Gänsefingerkraut (*Potentilla anserina*), die

Erwärmer Beifuß (*Artemisia vulgaris*) und Rosmarin (*Rosmarinus officinalis*) sowie das Resorptionsmittel Engelwurz (*Angelica arcangelica*).

MILZSTÄRKENDE KRÄUTERMISCHUNG

Zutaten

- 2 Teile Engelwurz (*Angelica arcangelica*)
- 1 Teil Schafgarbe (*Achillea millefolium*)
- 1 Teil Wegwarte (*Cichorium intybus*)
- ½ Teil Fenchelsamen (*Foeniculum vulgare*)

Zubereitung 1 Teelöffel der Mischung auf 1 Tasse, mit heißem Wasser übergießen, circa 5–8 Minuten zugedeckt ziehen lassen. Über 2–3 Zyklen durchgehend 3 Tassen täglich warm trinken. Danach eine Pause von 2–3 Wochen einlegen. Alternativ können dreimal täglich 10–15 Tropfen der Tinktur eingenommen werden.

Myome

Myome werden in der Volksheilkunde auch als »zweite Leber« bezeichnet. Der Körper tut sich schwer mit dem Entgiften und schafft sich ein zweites Entgiftungsorgan. An erster Stelle sollten bei Myomen also Maßnahmen zur Entgiftung stehen (siehe Kapitel »Entgiftung und Entschlackung«, S. 242). Bestehen starke Blutungen, bietet sich die »Blutstillende Kräutermischung« an (S. 263). Darüber hinaus kann die folgende Kräutermischung die Verkleinerung von Myomen begünstigen.

KRÄUTERMISCHUNG BEI MYOMEN

Zutaten

- 3 Teile Berberitze (*Berberis vulgaris*)
- 3 Teile Mistel (*Viscum album*)
- 2 Teile Gundelrebe (*Glechoma hederacea*)
- 2 Teile Sanikel (*Sanicula europaea*)
- 1 Teil Frauenmantel (*Alchemilla vulgaris*)
- 1 Teil Liebstöckel (*Levisticum officinale*)
- 1 Teil Schafgarbe (*Achillea millefolium*)

Zubereitung 1 Teelöffel der Mischung auf 1 Tasse, mit heißem Wasser übergießen, circa 5–8 Minuten zugedeckt ziehen lassen. Über 2–3 Zyklen durchgehend 3 Tassen täglich warm trinken, danach eine Pause von 2–3 Wochen einlegen. Alternativ können dreimal täglich 10–15 Tropfen der Tinktur eingenommen werden.

Brustspannen und -zysten

Eine unangenehme Begleiterscheinung des Prämenstruellen Syndroms und einer Leber-Qi-Stagnation sind nicht selten Brustspannen und die Vergrößerung kleiner, harmloser, aber schmerzender Brustzysten, die oft jenseits der 40 zunehmen. Dagegen hilft ein altes Rezept aus der Klostermedizin der heiligen Hildegard von Bingen, die Veilchencreme. Auch zur Narbenbehandlung und -pflege eignet sich die Salbe bestens.

HILDEGARD-VEILCHENCREME

Zutaten

- 20 g Ziegenfett
- 10 g Olivenöl
- 20 g Veilchenblüten und -blätter
- 5 Tropfen echtes ätherisches Rosenöl

Zubereitung In einem Emaille-Topf im Wasserbad das Fett zum Schmelzen bringen. Öl und klein geschnittene frische Veilchen zugeben, verrühren und 1–2 Stunden auf 60° C ziehen lassen. Über Nacht erkalten lassen. Am nächsten Tag erneut für circa 1 Stunde auf 60° C erwärmen, danach durch ein Tuch abseihen und das Rosenöl beimengen, gut durchmischen und abfüllen. Hält im Kühlschrank mindestens ein Jahr.
Tipp: Das Ziegenfett wird heutzutage oft durch Olivenöl ersetzt, wobei aber die Erfahrung zeigt, dass die besten Ergebnisse mit dem Originalrezept erzielt werden. Ein Grund dafür könnte sein, dass Tierfett deutlich schneller, besser und tiefer in die Haut einzieht als pflanzliche Fette und Öle.

Es gibt noch viele andere Methoden und Hilfsmittel, die beim Heilwerden der Weiblichkeit unterstützen können. Familienaufstellungen, Kinesiologie, Aromatherapie, Kristalle und Steine, Musik, Chanten und Tönen oder einfach mal raus in die Natur zu gehen. So vielfältig, wie wir Frauen sind, ist auch das Angebot auf dem Weg zur Ganzwerdung.

Bei all den Heilmitteln für die Menstruation sollte aber nicht vergessen werden, dass viele der Zyklus-Eigenheiten gar nicht pathologisch oder behandlungsbedürftig sind, sondern Ausdruck eines normalen gesunden Zyklus darstellen, der nicht im Labor unter standardisierten Bedingungen passiert, sondern zu einer realen Frau mit realen Gefühlen und Bedürfnissen gehört und unter realen Umwelteinflüssen stattfindet.

Artikel für die Monatspflege

Das fängt ja schon gut an. Ich möchte ein Kapitel zur »Menstruationshygiene« schreiben und stoße mich direkt an dem Wort. Ich fühle mich auf einmal schmutzig. Ein Blick auf www.duden.de zu »Hygiene« bestätigt mein Gefühl: Dort steht neben »Gesundheitslehre (Medizin)« und »Gesundheitspflege« »Sauberkeit, Reinlichkeit; Maßnahmen zur Sauberhaltung«.[162] Das bedeutet ja im Umkehrschluss wieder einmal, dass die Menstruation etwas Schmutziges sein muss, das es zu säubern gilt. Da mache ich mich doch gleich auf die Suche nach Synonymen, und siehe da, ich finde »Körperpflege« und »Schönheitspflege«. Gefällt mir schon viel besser und mit ein bisschen Wortdreherei lande ich bei »Monatspflege«.

Ein anderer gängiger Begriff ist übrigens »Menstruationsschutz«. Wovor schützt der? Ist die Menstruation wirklich so schlimm, dass wir vor ihr geschützt werden müssen?

Natürlich, es geht um Auslaufschutz. Denn wenn frau ihre Blutung bekommt, soll es bitte keiner mitkriegen. Das könnte ja die Routine der Gesellschaft stören, das Tagesgeschäft irgendwie durcheinanderbringen. Wer kennt das nicht, diskret Tampons in der Hand aufs WC schmuggeln, wenn frau mal gerade keine Tasche zum Einstecken hat. Jetzt nur von niemandem gefragt werden, was ich in der Hand halte! Geflüster zwischen Freundinnen: »Hast du einen Tampon mit?« Verstohlene Blicke unter Eingeweihten. Ja, diskret muss es sein. Und sauber, vor allem sauber. Extra-Flügel für den Auslaufschutz. Die wenigsten Frauen und Mädchen sind so cool, dass sie es einfach wegstecken würden, wenn dann doch einmal etwas daneben rinnt und für alle sichtbar ist. Dann wünschen sie sich meist nur mehr eines herbei: durch ein Loch im Erdboden zur Holle zu verschwinden.

Vor über hundert Jahren gab die Ärztin Fischer-Dückelmann den Rat: »Die Mädchen erziehe man in solcher Art, dass auf dieselbe [die Menstruation] möglichst wenig Rücksicht genommen wird. Man kläre sie in ernster Weise über die Bedeutung der Erscheinung auf, lehre sie die richtige Körperpflege, lasse sie über nichts im Unklaren, sorge aber dafür, dass der an sich unangenehme Zustand nicht an die Oberfläche komme.«[163] Seither hat sich offensichtlich gar nicht so viel verändert.

Mein Biologieschulbuch der vierten Klasse Gymnasium mahnt: »Auf die Monatsblutung *muss* sich ein Mädchen vorbereiten.«[164] Das klingt nach viel Arbeit und wenig Spaß. Und das war auch wirklich so, denn zur Zeit meiner Menarche wurden junge Mädchen von ihren Müttern noch minutiös im diskreten Einwickeln und Verpacken ihrer Binden und Tampons geschult. Eingeführt in die Geheimnisse unserer Zyklizität wurden wir nicht, aber die Hygiene stand ganz oben. Wie praktisch, dass gerade eine ganz neue Binde mit wiederverschließbarer Verpackung auf den Markt gekommen war.

Wenn sich auf der Toilette kein Mülleimer befand, musste frau aber trotzdem ganz schön erfinderisch werden, um die gebrauchten Binden ungesehen zu entsorgen, wiederverschließbare Verpackung hin oder her. Endlich im Müll angelangt, war die Peinlichkeit aber noch keineswegs sicher versteckt. Um die Augen anderer zu schützen, musste das Paket des Schreckens möglichst tief unter all dem restlichen Abfall vergraben werden. Kein Wunder, dass laut Umfrage der Erdbeerwoche auch aktuell ein Entsorgungsskandal vorliegt: 83 Prozent der Mädchen werfen ihre Monatsprodukte nach Gebrauch in die Toilette. Die Angst, es könnte gesehen werden oder der Ekel davor, sich mit dem eigenen Frauenblut auseinanderzusetzen, ist größer als der Gedanke an verstopfte Toiletten, in ihrer Reinigungsleistung beeinträchtigte Kläranlagen oder chemikalienverseuchtes Trinkwasser.

Gibt es dann doch Mülleimer am Klo, sind sie mit extra Sichtschutz ausgestattet. Es könnte ja eine andere Frau etwas sehen. Wirkt hier etwa der alte Mythos nach, dass eine sterben oder unfruchtbar werden könnte, wenn jemand anderer ihr Blut sieht?

Wie eine andere Person überhaupt einen einzigen Blick auf das Frauenblut erhaschen könnte, nachdem die alte Binde perfekt in Toilettenpapier eingewickelt, dann in der Verpackung der neuen gerollt und verklebt und schließlich noch in einen Hygienebeutel am öffentlichen WC gesteckt, welcher dann hermetisch verschlossen und in den Sichtschutz-Mülleimer geworfen wurde, ist mir unbegreiflich.

Apropos Verpackung, das Plastiksackerl-Problem ist ja gerade in aller Munde. Kunststoff aus Binden und deren Verpackung sowie aus den Hygienebeuteln ist aber auch Plastikmüll und somit ein gigantisches Umweltproblem, nicht nur das der Sackerln und Tüten. Einmal habe ich einen Hygienebeutel aus Papier gesehen. Wow, dachte ich, wie alternativ. Aber schon auch mutig, denn da könnte ja doch etwas durchnässen.

Geschichte der Menstruationsprodukte

Menstruationsartikel sind keine Erfindung der Neuzeit. Bereits im alten Ägypten wurden »Tampons« bei sehr starken Regelblutungen verwendet, diese bestanden aus Federn einer schwarzen Taube, aus Haaren eines falben Eselhengstes und der Leber einer Schildkröte und wurden in den After eingeführt. Sie dienten aber wohl weniger als Tampon, sondern hatten vermutlich eher pharmakologische Wirkung. Im Papyrus Londinensis findet sich die Zauberformel: »Anubis ist herausgekommen, um den Nil abzuwehren vom Betreten des Heiligtums ..., so daß geschützt ist, die sich in ihm befindet.«[165] Dieser Spruch sollte über eine Binde, die aus Flachsfäden bestand, gesprochen werden. Anschließend wurde daraus ein Tampon gemacht und verwendet.

Auch Hippokrates erwähnte im 5. Jahrhundert v. Chr. Leinenstücke, die fest gerollt und innerlich getragen wurden. Ebenso dienten runde Holzstückchen mit oder ohne Stoff umwickelt als Tampon. Römische Frauen verwendeten ein eingefettetes oder gewachstes Röllchen aus weicher Wolle.

Frauen einiger Naturvölker schlugen ihre Grasröcke von hinten nach vorne hoch, und auch der Sarong so mancher Inderin wurde einfach mehrfach gefaltet.

In Europa gab es das Menstruationshemd aus Leinen, das im Schritt übereinandergeschlagen und während der gesamten Periode getragen werden musste. Bis ins 20. Jahrhundert verwendeten europäische Frauen auch selbst hergestellte Binden aus alten Handtüchern, Windeln, Leinen oder Verbandsmaterial, und einige unserer Mütter und Großmütter kennen noch die speziellen Monats- oder Schutzhöschen mit Gürtel und Schlaufen zum Einhängen, in die die auswaschbaren Binden per Knopfloch befestigt wurden. Des Weiteren dienten und dienen bis heute Schwämme, Blätter, Moos, junge ausgelöste Maiskolben, getrockneter Kuhdung, Reispapier, Taschentücher, Watte, Toilettenpapier und alte Stofffetzen zur Monatspflege.

Übrigens:

In diesem Zusammenhang ist vielleicht interessant zu erwähnen, dass erst seit dem 19. Jahrhundert belegt ist, dass Frauen überhaupt Unterwäsche tragen, viele taten es im 20. Jahrhundert noch nicht. Das kann von Vorteil sein, wie manche Naturvölker zeigen. So hockten sich die Tuaregfrauen in Afrika einfach hin, entspannten ihren Beckenboden und ließen ihr Blut auf die Erde fließen. Zwischendurch machten sie spaßhafte Sprünge zum Auslüften untenherum. In einem indigenen Stamm in Südamerika verbrachten die Frauen einfach den ganzen Tag im Fluss. Dies bedeutet nun nicht, dass wir Frauen uns jetzt alle monatlich für ein paar Tage in den Wald hocken oder in den Fluss stellen sollen. Dies ist in der Umsetzung doch eher unrealistisch, und ich stelle es mir – vor allem in der kalten Jahreszeit – wirklich ungemütlich vor. Andererseits könnte es in einem kleinen Naturritual durchaus auch einmal angebracht sein.

Welche Produkte werden nun am häufigsten verwendet? Die Umfrage der Erdbeerwoche aus 2017 ergab, dass 73 Prozent der Mädchen vorwiegend Binden benutzen. 44 Prozent benutzen auch Tampons. Bei erwachsenen Frauen steht nach wie vor der Tampon an erster Stelle. So zeigte eine repräsentative Umfrage des Hamburger Marktforschungsinstituts Splendid Research aus 2019, dass 76 Prozent aller Frauen am liebsten Tampons benutzen.[166] 70 Prozent verwenden Slipeinlagen und zwei Drittel Binden während der Menstruation, und viele Frauen kombinieren die herkömmlichen Produkte. Trotzdem sind alternative Menstruationsprodukte mehr und mehr im Kommen. So kennen laut Umfrage bereits 88 Prozent der Frauen die Menstruationstasse, knapp 20 Prozent haben sie schon ausprobiert, und 13 Prozent verwenden sie gelegentlich bis regelmäßig. Die ganz jungen Mädchen scheinen über Alternativen weniger gut informiert und nicht experimentierfreudig zu sein, denn die Umfrage der Erdbeerwoche ergab, dass jedes dritte Mädchen in Österreich die Menstruationstasse kennt, nutzen tun sie aber bisher nur zwei Prozent.

Meine Klientin Ingrid, 25, meint dazu: »Ich habe die Erfahrung gemacht, dass viele Frauen wiederverwertbare Produkte ablehnen, da sie sie als unhygienisch erachten. Das liegt meiner Meinung nach daran, dass in sämtlichen Medien nach wie vor ein sehr unnatürliches Bild der Menstruation vermittelt wird.« Es ist also hygienischer, Bakterien begünstigende Einwegprodukte zu verwenden?!

Werbung

Im 21. Jahrhundert sind wir ja besonders weit mit unserem Fortschritt und unserer Aufgeschlossenheit. Nach außen hin hat auch niemand mehr ein Problem mit der Menstruation. Unverbindlich oberflächlich darüber zu reden ist in manchen Kreisen sogar schon salonfähig. Modern sind wir. Aber warum fällt in den Werbungen der größten Tampon- und Binden-Anbieter am deutschen Markt das Wort »Menstruation« kein einziges Mal? Wir werden abermals aufgefordert, »mutig zu sein«, »uns zu trauen«, »es einfach zu tun« (»do«), »uns allen Erwartungen zu widersetzen«, und das »jeden Tag«[167], aber menstruieren und einfach *sein* sollen wir nicht.

Es ist gut, dass menstruierenden Frauen dank spezieller Menstruationsartikel alle Optionen offenstehen. Aber bedeutet das umgekehrt, dass Aktivität überhaupt das ist, wonach frau während ihrer Tage ist? Vielleicht wären ihr doch Rückzug und Innenschau lieber?

Ich sage nicht, dass sich jede Frau während der Blutung zurückziehen, keine Bewegung machen und am besten sowieso nur schlafen und träumen soll. Immerhin können wir froh sein, dass wir heutzutage als Frau jederzeit aktiv sein können und dürfen, denn das war schließlich nicht immer so. Aber es sollte nicht bedeuten, dass frau nun immer aktiv sein *muss*. Ich finde, es geht in die falsche Richtung, wenn von Frauen erwartet wird, dass sie immer gleich gut funktionieren sollen beziehungsweise während der Regel beinahe noch besser. Dass die Blutung nur ja keiner mitbekommt, dass nur ja alles so läuft wie immer. Dass wir auch während der Menstruation wie in der Werbung in die Kletterhalle gehen können und unsere hautenge Trainingshose trotz intensiver Bewegung und Beckenöffnung – Tampons sei Dank – unbefleckt bleibt. Dass wir auch im Stringtanga wie im Werbespot Radfahren können – egal, wenn das unpraktisch, unhygienisch und ungesund

zugleich ist – die tolle Erfindung der schwarzen Stringtanga-Slipeinlage macht es möglich.
Wäre es nicht schön, wenn es in der Menstruationsartikelwerbung statt »do« (tu es) auch einmal »don't do (and say no)«, also »tu es nicht und sag Nein« heißen würde? »Sag Nein« zum Frauenbild einer allzeit unbefleckten, perfekt gestylten und zugleich topsportlichen, fünf Stunden am Tag meditierenden Karrierefrau, Mutter, Sexbombe und besten Freundin für alle. »Mach nicht« am ersten Tag deiner Blutung nach einem 12-Stunden-Bürotag auch noch beim Cross-Fit-Training mit, wenn jede Zelle deines Körpers nur nach der Wärmflasche und deinem Bett schreit. »Tu *nur* das«, was dir wirklich guttut und deinem Wesen entspricht und nicht, weil es von dir erwartet wird.

Übrigens

Etliche Menstruationsbeschwerden entstehen nämlich genau dann, wenn es eben nicht so wie immer läuft und frau sich gezwungen fühlt, den »Normalstatus« auf Biegen und Brechen aufrechterhalten zu müssen.

Noch besser wäre der Slogan »be« (sei). Sei einfach du selbst, gerade während deiner Mondblutung. Steh zu dir selbst, nimm dich und deinen Körper wahr und lebe in Einklang mit deinem Zyklus. Spür in dich hinein und finde heraus, wonach dir während deiner Frauenbluttage wirklich ist. Sei einfach du und definier dich nicht über das, was du tust, sondern über das, wer du bist. Weißt du überhaupt, wer du bist oder wer du sein möchtest? Was sagt deine innere Weisheit dazu? Wie fühlt es sich an, einfach zu sagen: »Ich bin.«?

Warum darf eigentlich keine rote Farbe in der Werbung für Binden und Co gezeigt werden? Es kann nicht das Blut an sich sein, das anstößig ist, denn bei der Bewerbung der neuesten Zahnpasta gegen Zahnfleischbluten sind die Macher auch nicht so zimperlich: hier fallen problemlos *rote* Blutstropfen ins Waschbecken. Sind wir vielleicht zu überzeugt von unserer Offenheit, dass wir gar nicht bemerken, wie groß das Menstruationstabu noch ist?

Es ist absurd, dass in den Menstruationsartikelwerbungen in den meisten Fällen blaue Flüssigkeit gezeigt wird. Wie steril und klinisch. So sauber und diskret. Die aktuelle Werbung eines großen Bindenanbieters appelliert an die Frau von heute: »Schreib die Regeln neu.«[168] Neu geschrieben wird aber nichts, denn das Frauenblut fließt immer noch in Blau.

Mit der Wirklichkeit hat dies aber rein gar nichts zu tun, und rot sehen darf nach wie vor niemand. Rot ist und bleibt Tabufarbe – da traut man(n) sich immer noch nicht ran. Warum eigentlich nicht? Was soll versteckt werden? Ist es etwa die Urerinnerung an die Macht des Blutes? Liegt es daran, dass unser Blut so mächtig ist, weil es von selbst und ganz ohne Verletzung fließt? Dass es dadurch Blut des Lebens und nicht wie bei Blutopfern jenes des Todes ist?

»Na ja, es ändert sich zum Teil ja eh schon«, könnte frau jetzt sagen. Immerhin ist die ominöse Flüssigkeit seit einiger Zeit nicht mehr nur klinisch blau, sondern ab und zu auch rosa. Rosa? Ja, rosa. Da hat wohl wer die Menstruationsartikelwerbung mit der Babystramplerwerbung verwechselt. Oder vielleicht hat jemand gemeint, Blau ist immerhin die »männliche Farbe«, das passt doch nicht für Frauenblut, da nehmen wir besser Rosa als die »weibliche Farbe« schlechthin. Na ja, gut gemeint ist trotzdem voll daneben. Oder soll die Mensis so unschuldig wie der Babystrampler gemacht werden?

Also noch mal, warum die Angst vorm Rotsehen? Zum Herunterspielen unseres weiblichen Kraftpotenzials? Damit wir Frauen es selbst vergessen beziehungsweise uns weiterhin nicht daran erinnern? Im Kinderspiel sollte es wohl besser heißen, »Wer fürchtet sich vor der roten Frau!«, anstelle vom schwarzen Mann.

Ganz neu ist jetzt violettes Menstruationsblut in der Werbung eines Bindenanbieters. Violett ist immerhin die Farbe der Spiritualität, des Kronenchakras, der Erleuchtung. Das wäre ja immerhin mal eine Ansage: »Mädels, findet eure Spiritualität zwischen euren Beinen wieder, in eurer Binde, in eurem Blut!«

Aber es hat sich auch wirklich einiges zum Positiven verändert. Immerhin dürfen Menstruationsprodukte heutzutage überhaupt öffentlich beworben werden, denn das war nicht immer selbstverständlich. Ende des 19. Jahrhunderts wurden zwar bereits die ersten Wegwerfbinden entwickelt, sie konnten aber nicht vermarktet werden, da sie als unmoralisch angesehen wurden. Die Allererste war die »Mulpa«, ein Verbandsmaterial aus Holzwolle, das zur Binde gepresst wurde.

Erst in den 1920er-Jahren kamen die Wegwerfbinden zuerst in den USA und dann in Europa wieder auf den Markt. Sie bestanden aus Zellstoff und einer dünnen Watteschicht und waren mit einem Mullschlauch überzogen. Mit einem speziellen Gürtel wurden sie befestigt. Um Peinlichkeiten beim Kauf zu vermeiden, sollte aber nicht nach »Binden« oder »Vorlagen«, sondern nach dem Produktnamen gefragt werden. Bis in die 1960er-Jahre war auf der Packung nirgendwo zu lesen, dass es sich dabei um Binden handelte, stattdessen verrieten unterschiedliche blumige Frauennamen den Inhalt. »Binden« aufs Produkt zu schreiben wäre nach wie vor anstößig gewesen. Welcher das schon zu peinlich war, konnte von der verbrauchten Packung einen Abschnitt abreißen und es dem männlichen Verkäufer einfach nur hinhalten.

In den USA war die Werbung für Menstruationsprodukte in Radio und Fernsehen sogar bis Ende 1972 verboten. 1985 schreibt die aus der Serie Friends bekannte Schauspielerin Courteney Cox ein Stück Menstruationsgeschichte. In einer US-amerikanischen Tamponwerbung hält sie eine Tamponschachtel hoch und sagt »Period« (englisch für Periode und Punkt).

Trotzdem darf zehn Jahre später immer noch nicht flächendeckend für Menstruationsartikel geworben werden. Der ehemalige Konzernchef von Walt Disney Michael D. Eisner bringt 1995 auf den Punkt, warum in den TV-Sendern von Disney keine Werbung für Monatspflege gezeigt wird: »... steht unser Markenzeichen für saubere Unterhaltung für die ganze Familie. Dieses Image dürfen wir nicht beschmutzen.«[169]

Zwischen all den aktuellen Pastellfarben von Blau über Lila nach Rosa setzt die englische Bindenfirma Bodyform 2016 ein mutiges Zeichen. Ihr Slogan der »Blood normal«-Kampagne lautet: »Periods are normal, showing them should be too« (Die Periode ist normal, sie zu zeigen sollte es auch sein).[170] Im 20-Sekunden-Spot wird alles gesagt: *Rote* Flüssigkeit wird auf eine Binde gegossen, ein Mann kauft Binden, eine Frau steht unter der Dusche, *rotes* (nicht blaues) Blut rinnt zwischen ihren Beinen hinunter, Blende auf ein weiß-*rotes* Höschen, dann eine Person als *rot*-befleckte Binde verkleidet beim Feiern, zum Schluss ein *roter* Tropfen, der sich ausbreitet und ästhetische Schleier zieht. Endlich dürfen wir wieder rot sehen. Wunderbar!

Schmutz, Scham und Ekel

Rot gesehen wurde auch 2015, als die Künstlerin Kiran Gandhi beim London Marathon »ohne Auslaufschutz« teilnimmt. Während sie läuft, rinnt ihr Menstruationsblut ganz entspannt aus ihrer Gebärmutter und befleckt den Schritt ihrer Laufhose. Als Zeichen gegen das Menstruationstabu war diese Aktion auf jeden Fall auffällig, für die flächendeckende allmonatliche Anwendung aber doch eher etwas unpraktisch.

Die empörten Reaktionen der Masse auf diese und andere Aktionen zeigen uns auf, dass wir gar nicht so offen und freizügig sind, wie wir gerne tun, zumindest nicht auf dem Gebiet des Frauenblutes.

So zeigte die bereits zitierte Umfrage der Erdbeerwoche, dass sich beinahe jedes fünfte Mädchen in Österreich unwohl fühlt, über die Periode zu sprechen, und das Thema meiden will. Kein Wunder, denn 60 Prozent der Mädchen haben eine negative Einstellung zu ihrer Menstruation, und mehr als zwei Drittel der Jungs finden das Thema unwichtig sowie peinlich. Nur bei rund sieben Prozent der Jungs wird die Regelblutung offen in der Familie besprochen.

Und so manche Mutter ekelt sich vor dem Menstruationsblut ihrer eigenen Tochter und will damit am besten gar nichts zu tun haben. So auch bei meiner Klientin Tamara, 30. Über die Menstruation aufgeklärt wurde sie nicht. Als dann ihre erste Periode kam, ohrfeigte ihre Mutter sie und meinte nur: »Lass mich ja damit in Ruhe, ich will nichts von deinem Blut mitbekommen. Und wehe, du machst dich schmutzig!«

Aber selbst wenn die eigene Mutter ein Problem mit unserem Frauenblut hat, können andere Frauenbegegnungen den eigenen Zugang dazu nachhaltig zum Positiven verändern. So war es auch bei meiner Jugendfreundin Sandra, 39. Viele Jahre nachdem sich das besagte Erlebnis zugetragen hatte, erzählte sie mir, wie bedeutsam es damals während unserer Jugendtage für sie gewesen war und wie sehr es ihren Bezug zum eigenen Blut geprägt hatte.

Eines Tages war die circa 13-jährige Sandra bei mir zu Hause zu Besuch gewesen und hatte gerade ihre Regel. Wie es eben mal passiert, reichten ihre Menstruationsartikel nicht aus, und ihre Hose war vollgeblutet.

Etwas schüchtern erzählte sie meiner Mutter von ihrem »Malheur«. Diese nahm die Hose, ohne lange zu zögern, und wusch sie, als wäre es das Normalste der Welt (was es für sie ja auch war), mit der Hand aus, damit die Blutflecken nicht eintrockneten, bevor sie die restliche Arbeit der Waschmaschine übergab.

»Deine Mutter hat einfach meine Hose mit ihren bloßen Händen ausgewaschen! Ihr hat gar nicht davor geekelt, und dabei bin ich ja nicht mal ihre eigene Tochter!«, bemerkte Sandra so viele Jahre später immer noch vom natürlichen wie pragmatischen Umgang meiner Mutter beeindruckt. Für mich war es damals wie heute nichts Außergewöhnliches, eben »normal«, hatte es mir meine Mama eben so vorgelebt. Ihre eigene Mutter, so Sandra, hätte dies aber nie für sie getan. Im Gegenteil, vermutlich hätte sie sie stattdessen geschimpft.

Da verwundert es nicht, dass auch viele erwachsene Frauen sich immer noch für ihr Blut genieren, denn sie haben es schließlich nicht anders gelernt. So ergab der Hygiene Matters Report der Firma SCA im Jahr 2016, dass die Menstruation für rund 20 Prozent der Frauen in Deutschland ein dermaßen großes Tabuthema darstellt, dass sie niemals darüber sprechen beziehungsweise sich schämen, Tampons oder Binden zu kaufen.[171] Nur jede Fünfte hatte mit ihrem Partner schon einmal über ihre Blutung gesprochen!

Wir müssen also immer noch oft genug die Tatsache verstecken, dass wir überhaupt menstruieren. Klar, es gibt auch viele Männer, die in der Partnerschaft sehr offen mit dem Frauenblut umgehen, Menstruationsartikel für die Liebste kaufen und gegen Sex während der Blutung oft auch nichts haben. In der Öffentlichkeit verheimlichen die Frauen jedoch nach wie vor aus Scham ihre Tage. Oder welche Frau würde freiwillig erhobenen Hauptes durch ein Lokal mit einem Tampon oder einer Binde Richtung Toilette schreiten? Oder während eines beruflichen Meetings mit lauter Männern aufstehen und verkünden, sie müsse jetzt aufs WC, um ihre Menstruationstasse zu leeren?

So erzählt auch Andrea, 38, eine Frau, die voll im Leben steht, dass es ihr nach so vielen Blutungsjahren immer noch unangenehm ist, während eines Arbeitstermins ihre Tage zu haben. Sie könne dann ja nicht dauernd aufs Klo rennen, denn wie sieht das denn aus vor den männlichen Kollegen!

Warum verstecken wir modernen, aufgeklärten Frauen also immer noch unser Blut und damit unsere Macht, selbst wenn wir völlig davon überzeugt sind, »kein Problem mit der Menstruation zu haben« oder »aus ihr kein Tabu zu machen«?

Ein Blick in ein erst zehn Jahre altes Biologieschulbuch gibt Aufschluss, wie es zu Scham und negativem Körpergefühl kommen kann. Als Tipp zur Körperpflege während der Menstruation wird Mädchen in der ersten Klasse Gymnasium Folgendes geraten: »Tägliches Abduschen ist besser als ein Wannenbad, da beim Duschen der *Schmutz* gleich weggespült und die *Ansteckungsgefahr* dadurch verringert wird.«[172] Nachdem mein erster Schock verflogen ist, stellt sich nur noch die Frage, um welchen Schmutz und welche Ansteckungsgefahr für wen es sich hier handeln soll!

In der Ausgabe für die vierte Klasse Gymnasium wird über die »Monatshygiene« fortgefahren: »Ein regelmäßiger mehrmaliger Wechsel am Tag ist erforderlich, um die *Geruchs*entwicklung zu verhindern. Auch sollte die *Scham*gegend gründlich gewaschen werden.«[173] An erster Stelle steht hier also nicht die eigene Hygiene, sondern die mögliche Geruchsbelästigung für andere. Bei so vielen Stichworten wie Scham, Schmutz, Ansteckung, Geruchsentwicklung ist es ja fast unmöglich, ein gesundes Verhältnis zum eigenen Körper zu entwickeln!

Übrigens:

Wenn wir schon bei der Intimpflege sind: Die zarte Scheidenhaut weist im Normalfall einen sauren pH-Wert auf, verträgt also keine basische Seife. Genau genommen verträgt sie überhaupt keine Seife, diese sollte höchstens bis zum Venushügel gelangen, für die Vulva eignet sich am besten klares Wasser. Intimsprays sind sowieso das reinste Gift für die empfindliche Venushaut und ihre Slogans aus den 1980er-Jahren zum Glück passé: »Schließlich sollten Sie Ihr weiblichstes Deodorant-*Problem* nicht nur richtig lösen können. Sondern auch ein wenig individuell.«[174]

Ähnlich überflüssig und gesundheitsschädigend wie Intimsprays sind auch Slipeinlagen, wenn sie ständig getragen werden. Ende der 1970er-Jahre kamen sie als hygienische Hilfestellung für die Zeit zwischen zwei Blutungen auf den Markt. Aber welche hygienische Beihilfe braucht frau eigentlich in dieser Zeit? Für gesunde Frauen ohne Probleme beim Harnlassen ist es nicht notwendig, außerhalb der Menstruation Binden oder Slipeinlagen zu verwenden, denn die Plastikunterseite führt zu einem feucht-warmen Klima, das Bakterien und Pilze sprießen lässt, Allergien begünstigt sowie in der Folge erst recht zu einem krankhaften Ausfluss führt. Es ist also absurd, Slipeinlagen zu verwenden, nur um dann den Ausfluss zu bekommen, den sie aufsaugen sollen. Besteht schon Ausfluss, ist es am besten (neben einer Behandlung, falls eine Infektion zugrunde liegt), zuerst Slipeinlage und Synthetikunterwäsche wegzulassen und lieber die Baumwollunterhose öfter zu wechseln und vor allem nachts auch mal ganz auf das Höschen zu verzichten. Meist führt dies allein schon zur Abnahme des Ausflusses.

Für Frauen mit Zyklus ist es übrigens ganz natürlich, dass sie Zeiten mit verstärktem Ausfluss haben, zum Beispiel rund um den Eisprung, auch wenn dieser fast ein noch größeres Tabu darstellt als das Frauenblut. Ohne diesen verflüssigten und vermehrten Zervixschleim könnten wir gar nicht schwanger werden, da dann die Spermien nicht durch den Muttermund gelangen könnten. Wird Frauen nun eingeredet, sie wären auch zu dieser Zeit »schmutzig« und bräuchten Slipeinlagen, dann ist das so, als ob wir nun auf einmal den Männern für das »Lusttröpfchen« auch eine Slipeinlage andrehen wollen würden.

Es wird ja immer die Wichtigkeit des Händewaschens nach dem Toilettenbesuch betont, und das ist auch gut und wichtig so. Dennoch sollte gerade während der Menstruation auch das Händewaschen *vor* dem Toilettenbesuch unterstrichen werden, als tatsächlicher Menstruationsschutz eben, also Schutz vor einer Ansteckung *von außen.*

Der Ekel vor dem eigenen Blut führt so weit, dass viele Mädchen und Frauen nicht einmal die eigenen Menstruationsartikel angreifen wollen. In der Youtube-Doku »We who bleed« erklärt eine Frau der Zuschauerin, dass sie ihr ganzes Leben während ihrer Tage nur mit Sonnenbrille aufs WC gegangen ist, weil sie ihr Blut so widerlich fand. Wie praktisch sind da Tampons, die einfach ins Klo plumpsen, ohne dass frau sie auch nur eines Blickes würdigen muss. Noch mehr können wir uns dank spezieller Tampon-Einführhilfen von unserem Frauenblut und unserem Körper abtrennen. Da braucht frau sich »da unten« dann gar nicht mehr selbst angreifen. Man stelle sich das nur beim Mann vor: »Pipé, die Haltehilfe zum Pinkeln, denn der Mann von heute berührt sich da unten nicht.« Wie sollen sich andere Menschen jemals nicht vor menstruierenden Frauen ekeln, wenn wir es selbst tun?

Wir erinnern uns: Die Teile von uns, die wir nicht beachten, nicht berühren, denen wir keine Aufmerksamkeit schenken, werden aus unserem Bewusstsein gestrichen und auch physiologisch weniger mit Blut und Sauerstoff versorgt. Nach und nach werden sie zu einem »toten« Bereich, der durch Schmerzen und Beschwerden beginnt, unsere Aufmerksamkeit wiedergewinnen zu wollen.

Monatliche Luxusartikel

Hochrechnungen besagen, dass rund ein Viertel der Weltbevölkerung menstruiert, das sind 800 Millionen Menschen pro Tag. Eine Frau benötigt in ihrem Leben durchschnittlich zwischen 10 000 und 17 000 Binden oder Tampons, sie blutet rund sechseinhalb Jahre ihres Lebens. Ein Baum reicht hingegen für die Herstellung von nur 500 Binden, somit werden pro Bindenträgerin alleine schon rund 20 bis 35 Bäume benötigt. Die Schätzungen darüber, wie viel Geld eine Frau in ihrem Leben für ihre

Menstruation ausgibt, schwanken gewaltig. Diese starten bei rund 1000 Euro im Leben für die bloßen Produkte bis hin zu knapp 500 Euro pro Jahr, also rund 20 000 Euro pro Frauenleben, wie die Huffington Post ausgerechnet hat. Diese stattliche Summe beinhaltet neben Menstruationsartikeln auch Schmerzmittel, Schokolade (erhöhter Bedarf!), Unterwäsche und anderes wie DVDs und Zeitschriften. Davon auszugehen, dass Frauen während ihrer Periode neben Schokolade auch mehr DVDs und Zeitschriften kaufen, grenzt an Diskriminierung. Wie aussagekräftig diese Werte also für die einzelne Frau sind, sei dahingestellt.

Fakt ist jedoch, dass nach wie vor in vielen Ländern die sogenannte »Luxussteuer« von 20 Prozent auf Menstruationsartikel erhoben wird. Es ist schon fragwürdig, warum wahre Luxusgüter wie Kaviar (10 Prozent) und Sekt (13 Prozent) mit einem deutlich niedrigeren Steuersatz belegt sind. Seit Langem kämpfen Aktivistinnen und Aktivisten für die Abschaffung der »Tampon-Steuer«, sodass sie sogar in Großbritanniens Brexit-Wahlkampf diskutiert wurde. In Deutschland brachte eine Petition Erfolg: Die »pinke Steuer« wurde mit 2020 immerhin auf sieben Prozent gesenkt. In Österreich hingegen kam die Senkung ein Jahr später und fiel geringer aus – von 20 auf 10 Prozent. In der Schweiz besteht weiterhin der Normalsteuersatz von 7,7 Prozent.

Vorbildlich zeigt sich Irland, dort sind Menstruationsprodukte steuerbefreit. Der wahre Vorreiter ist aber Schottland, das als erstes Land der Welt 2020 beschloss, künftig gratis Tampons und Binden in öffentlichen Einrichtungen anzubieten.

In anderen Ländern stellt sich die Frage der Luxussteuer von Haus aus nicht. Die Menstruationsprodukte sind dort so teuer, dass frau sie sich sowieso erst gar nicht leisten kann. So kostet beispielsweise eine Packung mit acht Binden rund einen US-Dollar in der Hauptstadt von Uganda. Dies klingt erst einmal nicht viel, entspricht aber einem durchschnittlichen Tageseinkommen.

Das ist aber noch nicht alles, manche Mädchen und Frauen haben noch mit ganz anderen Problemen zu kämpfen. Viele Mädchen in Indien und Teilen Afrikas versäumen wegen ihrer Periode unfreiwillig ein paar Tage im Monat die Schule oder müssen diese sogar ganz abbrechen, weil es dort keine Möglichkeit gibt, die Stofffetzen, die sie als Binde verwenden, zu wechseln, denn 30 Prozent der Schultoiletten weltweit haben weder sauberes Wasser, Mülleimer noch Türen.[175] In einer Kultur, in der der alte Mythos nach wie vor präsent ist, dass niemand anderer die eigene Binde jemals sehen darf, ist das hygienische Auswaschen und Trocknen der Stoffe unmöglich. Manche verzweifelten Mädchen prostituieren sich sogar für Menstruationsartikel, laut UNICEF sind dies zehn Prozent der 15-jährigen Mädchen in Westkenia, und die Dunkelziffer ist groß. Anderen nutzen die zum Teil von Initiativen verschenkten Binden gar nichts, da sie kein Geld für Unterwäsche haben.

Da ist es besonders schön zu sehen, wenn sich Männer für die Enttabuisierung der Menstruation einsetzen. So auch der Inder Arunachalam Muruganantham, der eine Billigmaschine für die Bindenproduktion erfunden hat. Sein Mut und sein Durchhaltevermögen sind bewundernswert: Schon 1998 beobachtete er, wie seine Frau Stofffetzen als Binde verwendete, weil sie sich die überteuerten Wegwerfmodelle nicht leisten konnte. Das brachte ihn auf die Idee, eine kostengünstige Variante selbst herzustellen, und baute eine Maschine. Nun benötigte er aber weibliche Testpersonen, die leider ausblieben. Nicht einmal seine Frau wollte die selbst gemachten Binden testen. So füllte er eine Fußball-Blase mit Ziegenblut, befestigte sie vor seinem Bauch und ließ das Blut in seine Unterhose rinnen. Das tat er für zehn Tage am Stück. Die Menschen rund um ihn mieden ihn, sogar seine Frau verließ ihn. Mittlerweile aber ist er berühmt, und die ganze Welt kennt ihn als »Menstrual Man« (Menstruations-Mann) und Tabubrecher. 2014 schaffte er es sogar auf die Time-Liste der 100 einflussreichsten Persönlichkeiten.

Umweltgifte

Es ist schon interessant, beim Essen sind wir sehr bedacht darauf, was wir zu uns nehmen, und auch unsere Hautpflegeprodukte stammen mehr und mehr aus der Naturkosmetik, aber was wir uns da eigentlich Monat für Monat in unser besonders aufnahmefähiges und empfindliches Heiligtum stecken, wissen wir oft gar nicht so genau. Versuchen wir, es herauszufinden, stellt sich dies zuerst als gar nicht so einfaches Unterfangen heraus. Denn viele Tampon-Packungsbeilagen sind zwar voll von Anwendungsbeschreibungen, die genauen Inhaltsstoffe werden aber nicht angegeben, denn das müssen sie laut europäischem Gesetz auch gar nicht.

Fakt ist, dass viele der herkömmlichen Binden und Tampons voller Stoffe sind, die der Gesundheit von Frauen sowie der Umwelt schaden. Die Grundbestandteile der meisten Produkte sind Zellstoff, Baumwolle, Kunststoff und synthetische Duftstoffe. Damit Binden und Tampons aber auch wirklich schön rein aussehen, werden Zellstoff und Baumwolle gebleicht. Beim Bleichen mit Chlor entstehen wiederum toxische Dioxine, die Allergien sowie Krebs begünstigen können. Mittlerweile haben viele große Tamponanbieter reagiert und bürgen dafür, dass sie chlorfrei bleichen. Dies bedeutet aber nach wie vor einen hohen Energie- und Wasseraufwand. Warum muss überhaupt gebleicht werden? Nur um uns wieder Frische und Sauberkeit vorzugaukeln?

Darüber hinaus ist nicht nur das Bleichen problematisch. Herkömmliche Produkte weisen erhebliche Rückstände von Pestiziden wie Glyphosat auf. Auch krebserregendes Formaldehyd wurde schon in Binden gefunden.

Im Inneren der Binde findet frau dann oft den Ultrakern, der genau genommen aus hoch saugfähigen kleinen Kunststoffkristallen besteht. Je dünner eine Binde ist, umso mehr Kunststoff wird benötigt, damit alles aufgesaugt wird und nichts danebengeht. Der Überzug von Binde und Tampon, die

»seidenweiche« Oberfläche mit »Silk Touch«, die frau trocken hält, besteht ebenfalls aus Kunststoff und nicht aus Seide.

In den 1980er-Jahren kamen die ersten parfümierten sowie schwarz gefärbten Binden auf den Markt, beides im Sinne der Diskretion natürlich. Die Deo-Binde sollte den Blutgeruch beziehungsweise den Geruch des Plastiktreibhauses übertünchen. Diese vielen chemischen Duftzusätze, die dazu dienen sollen, dass man(n) nur ja nichts riecht, schaden aber der Scheidenflora. Es riecht dann meist trotzdem beziehungsweise erst recht. Denn frisches Blut auf Naturmaterialien riecht nicht so intensiv und stechend wie jenes im Treibhausklima der chemisch getränkten Binde mit Plastikfolie oder des Polyester-Tampons. Diese sind wahre Brutstätten für Bakterien. Aber Hauptsache, die Plastikdinger werden mit den Schlagworten Sicherheit, Natürlichkeit und Frische verkauft. Darüber hinaus können die synthetischen Duftstoffe allergische Reaktionen auslösen. Die Düfte werden immer innovativer und vielseitiger, die Verträglichkeit aber immer schlechter.

Dunkle Binden und Slipeinlagen sollten auch in sexy schwarzer Unterwäsche möglichst unsichtbar bleiben. Aber auch das hat seinen Preis: die schädlichen Chemikalien der Farbstoffe. Bei den konventionellen Menstruationsprodukten scheint also das Motto zu gelten: entweder unbefleckt reinweiß oder schwarz wie die Nacht, um gar nichts zu sehen. Natürlichkeit ist hier wohl fehl am Platz.

Seit den 1970er-Jahren gibt es selbstklebende Binden. Klar, sie sind praktisch, weil sie nicht herumrutschen, aber die Dämpfe der Kleber steigen in die Vagina auf und können dort Entzündungen, Allergien und andere Infektionen begünstigen. Darüber hinaus wurden bereits die Weichmacher Phthalate auf der Klebefolie von Slipeinlagen nachgewiesen. Sie können die Fruchtbarkeit beeinflussen und zur verfrühten Menopause führen. Auch die Binden- und Tamponpackungen sind nicht sicher, so fand man Formaldehyd in der Plastikverpackung von Tampons.[176]

Vor allem der Gebärmutterhals ist sehr anfällig für Infektionen, Zellveränderungen und Krebs. Durch die Benutzung herkömmlicher Tampons ist er aber sehr oft mit krebsfördernden Stoffen in direktem Kontakt. Auch die Vaginalhaut ist sehr resorptionsfähig und kann dadurch die Giftstoffe regelrecht in sich aufsaugen.

Bio-Produkte

Mittlerweile sind die Schlagworte Bio, Nachhaltigkeit und Umweltschutz auch in der Monatshygiene angekommen. Da gibt es jetzt wirklich tolle Produkte, beispielsweise Bio-Binden und Bio-Tampons. Sie bestehen aus Bio-Baumwolle, Zellulose, sind nicht gebleicht oder gefärbt und frei von Duftstoffen und anderen Chemikalien.

Aber auch Tampons und Binden aus Bio-Baumwolle sind nicht unproblematisch. Sie sind zwar besser abbaubar, machen aber trotzdem Müll. Das viel gepriesene Bio-Plastik kann aus gentechnisch verändertem Mais hergestellt sein, und biologisch abbaubarer Kunststoff bedeutet nicht, dass er einfach so kompostierbar ist. Dass die Ressourcen unbegrenzt vorhanden sind, ist eine Illusion und damit auch das Schlagwort der Nachhaltigkeit. Woraus der Kleber der Binden besteht, ist nicht einsichtig, er soll lediglich wie der Bio-Kunststoff aus 100 Prozent nachwachsenden Rohstoffen stammen. Den genauen Inhaltsstoff erfahren wir bei den Bio-Produkten ebenso wenig.

Tampons in allen Variationen

Bio-Tampons sind zwar frei von Schadstoffen, sie bergen aber dennoch Gesundheitsrisiken. Durch ihre starke Saugfähigkeit trocknen sie die Vagina aus, und mit dem Schwinden der hilfreichen Milchsäurebakterien nimmt auch die Abwehrkraft ab. Ständiger Ausfluss, Rötungen, Vaginalinfektionen und eine erhöhte Anfälligkeit für Infektionen und Pilze sind die Folge. Wird der Tampon auch noch zu häufig gewechselt, kommt es verstärkt zu Verletzungen und zu krankhaften Zellveränderungen der Scheidenhaut. Schon 1983 entdeckte man Kleinstgeschwüre an der Vaginalhaut bei jeder fünften Tamponträgerin.[177]

Der erste Tampon, wörtlich »Pfropfen« oder »Stöpsel«, wie wir ihn heute kennen, wurde übrigens schon 1929 von dem Amerikaner Earle C. Haas erfunden. Damit die Frauen sich nicht »da unten« berühren mussten, wurde er mit einer Einführhilfe platziert. Bei einem USA-Aufenthalt Anfang der 2000er-Jahre suchte ich noch immer vergeblich Tampons ohne Applikator. Im Deutschland der Nachkriegszeit war der Zeitgeist pragmatischer, dort wurde der Tampon ohne Einführhilfe entwickelt und ist seit 1950 auf dem Markt.

Übrigens:

Die neuesten Innovationen am Tamponmarkt sind ein vibrierender Tampon (absolut geräuschlose Anwendung garantiert!), der durch seine sanfte Vibration Regelkrämpfe lösen soll, sowie ein Tampon, der mit Bluetooth ausgestattet ist. Ähnlich wie uns die Smartwatch Bescheid gibt, wann es wieder einmal an der Zeit ist, unseren Hintern von der Couch zu erheben, nimmt uns jetzt auch der Bluetooth-Tampon das Denken und Spüren unserer eigenen Körpervorgänge ab und meldet sich, sobald er zu 75 Prozent vollgesogen ist. Dadurch soll er vor TSS schützen, dem toxischen Schocksyndrom, einer Infektion mit dem Staphylokokken-Bakterium, die zu Organ- und Kreislaufversagen führt und im schlimmsten Fall zum tödlichen Schock. Gesünder wäre es, sich mit dem eigenen Körper und seinen Signalen auseinanderzusetzen und dadurch selbst zu erkennen, wann es Zeit ist, den Tampon zu wechseln. Der allerbeste Schutz gegen das toxische Schocksyndrom ist und bleibt jedoch, gar keine Tampons zu verwenden!

Eine weitere Idee, an der gerade gearbeitet wird, ist, den Tampon zur Blut- sowie Gewebeanalyse zu verwenden, um mögliche Infektionen zu entdecken. Dass der Tampon nun aber zur PAP-Wert-Bestimmung, der Früherkennungsuntersuchung für Gebärmutterhalskrebs, herangezogen werden soll, scheint wirklich absurd, wenn frau bedenkt, dass er selbst ein Faktor ist, der den PAP-Wert überhaupt erst verschlechtert. Denn weder der strahlend-weißeste reguläre noch der blütenreinste Bio-Tampon ist sauber. Es reicht bereits eine Stunde Tragzeit, um beim PAP-Test einen perfekten PAP I Wert in einen schlechteren PAP II Wert zu verwandeln. Dies geschieht durch Bakterien, die mit dem Tampon in die Vagina gelangen.

Darüber hinaus können auch die Bio-Tampons zum toxischen Schocksyndrom führen. Dies kommt zwar bei herkömmlichen, vor allem supersaugfähigen Tampons am häufigsten vor, ist aber auch bei Bio-Tampons und sogar bei Menstruationstassen nicht gänzlich ausgeschlossen.

Außerdem blockieren Tampons den ungehinderten Blutfluss und stehen in Verdacht, die retrograde Menstruation sowie Endometriose zu begünstigen. Mittels Tampon passiert die Menstruation nun im Dunkeln, und frau nimmt sie nicht mehr bewusst wahr. Dies wird zwar von vielen als vorteilhaft angesehen, denn es bringt Bewegungsfreiheit, wir können so tun, als hätten wir keine Menstruation, man sieht, riecht und fühlt nichts mehr, und wir sind sauber und rein. Aber es hindert uns auch daran, mit unserer Menstruation in Kontakt zu kommen, die natürlichen Schwankungen des Blutflusses wahrzunehmen und die natürlichste Methode des »Menstruationsschutzes« wiederzuerlernen, nämlich die der freien Menstruation (S. 297). Außerdem sind Farbe, Konsistenz und Beschaffenheit des Blutes am Tampon nicht gut zu erkennen, und wir verlieren wichtige Hinweise über den Gesundheitszustand unserer weiblichen Organe.

Merke:

Um die Gefahr der Austrocknung, Vaginalhautveränderung sowie des toxischen Schocksyndroms zu verringern, sollten nur Tampons benutzt werden, die so wenig absorbierend wie möglich sind, also immer die kleinstmögliche Größe von nicht »supersaugfähigen« Tampons. Obwohl die Packungsbeilagen von Tamponschachteln meist angeben, dass auch die nächtliche Verwendung Schutz bietet, sollten sie nicht nachts getragen werden. Denn sie halten zwar vielleicht wirklich das Bett vor Flecken geschützt, aber nicht die weiblichen Organe vor Gesundheitsschäden! Tampons sollten gewechselt werden, wenn sie vollgesogen sind, jedoch nach maximal sechs bis acht Stunden. Zu häufiges Wechseln ist aber auch nicht gut, da es erst recht wieder zum Austrocknen führt.

Gerade bei leichten Fällen von Inkontinenz werden gerne Tampons verwendet, denn sie drücken auf die Harnröhre und stoppen so den unkontrollierten Harnverlust. Dies sollte aber unbedingt unterlassen werden, da sie auf Dauer der Scheidenhaut die letzte Feuchtigkeit nehmen und zu weit schlimmeren Beschwerden als Inkontinenz führen. Eine wesentlich nachhaltigere Therapie gegen unwillkürliches Harnlassen ist und bleibt das Beckenbodentraining.

Aber auch falls gar keine Blasenprobleme bestehen, können Tampons diese sogar erst auslösen: Sie können zu einer Abklemmung des Blasenhalses führen, was wiederum Resturin und Blasenentzündungen begünstigt.

Insgesamt sollten Tampons (in Bio-Qualität) also am besten nur tagsüber an blutungsstarken Tagen verwendet werden. Es ist erschreckend, dass dies in einem Lehrbuch für angehende sowie junge Ärztinnen und Ärzte des 21. Jahrhunderts genau falsch herum empfohlen wird: »Bei stärkeren Blutungen sind Menstruationsbinden zu bevorzugen, mit abklingender Periode kann auf Tampons übergegangen werden.«[178] Kein Wunder also, dass noch so viel Aufklärungsbedarf bei Mädchen und Frauen herrscht, wenn es den angehenden Fachleuten von den (männlichen) Experten falsch unterrichtet wird.

Merke:

Tampons *nicht* an blutungsschwachen Tagen sowie außerhalb der Menstruation verwenden!

Frauen, die mit starken Regelschmerzen und klumpigem Blut zu kämpfen haben beziehungsweise immer wieder zu Infektionen im Genitalbereich neigen, sollten einmal den Versuch starten, ganz auf Tampons zu verzichten, Bio hin oder her. In vielen Fällen lassen sich die Beschwerden allein schon durch Weglassen des Tampons lindern oder verschwinden ganz. Bei akuten Vaginalinfekten, auffälligen PAP-Werten, Dysplasien und dergleichen sind Tampons jeglicher Art ein No-Go. Auch in den ersten Tagen nach dem Einsetzen der Spirale darf kein Tampon verwendet werden, denn Keime könnten dann besonders leicht durch den erweiterten Muttermund in die Gebärmutter aufsteigen und zu Infektionen, im schlimmsten Fall zur Unfruchtbarkeit führen. Auch hier besteht noch viel Aufklärungsbedarf in den Praxen der Frauenärztinnen und -ärzte. Immer wieder bekomme ich von Frauen zu hören, dass sie nur ein »In den nächsten Tagen aufpassen« nach der Spiral-Anpassung vom Arzt mit auf den Weg bekommen haben. Was darunter genau zu verstehen war, wusste keine einzige. Nämlich konkret: kein ungeschützter Verkehr, keine Tampons, Menstruationstassen oder -schwämmchen verwenden, um keine Infektion der Gebärmutter zu riskieren!

Alternativen zu herkömmlichen Artikeln

Während vor einigen Jahren noch fast keine Alternativen zu den Wegwerfprodukten Tampon und Binde am Markt waren, so können wir mittlerweile aus einem großen Angebot wählen. Vor allem die Anbieter von Menstruationstassen und waschbaren Stoffbinden überschlagen sich beinahe im Angebot der verschiedenen Farben, Formen und Größen. Niemand hat ja gesagt, dass Menstruationsartikel reinweiß sein müssen. Jede kann mittels ihres Monatspflegeproduktes somit auch gleich ihr eigenes Modestatement abgeben. Aber Vorsicht, nicht alle Färbemittel sind natürlich und unbedenklich.

STOFFBINDEN · Meine Oma würde sich wahrscheinlich wundern, warum die Jungen wieder zu den guten »alten« Stoffbinden greifen. War es doch ganz schön aufwendig, diese monatlich per Hand auszukochen. Wie froh war frau da über die Erfindung der Wegwerfbinden. Allergiegeplagt und umweltbewusst besinnen wir uns heute aber zurück auf die Stoffbinden. Und dank der Waschmaschine müssen wir sie auch nicht mehr händisch auskochen.

Die Stoffbinden gibt es in allen Größen und Farben von einer kleinen Slipeinlage für blutungsschwache Tage bis hin zur Maxi-Nachtbinde mit Flügeln, die per Druckknopf oder Klettverschluss in der Unterhose befestigt wird.

Trotzdem sollte frau sich von den bunten Farben nicht blenden lassen, denn es gibt auch bezüglich des verwendeten Materials Unterschiede. So weisen manche Stoffbinden ebenfalls Kunststoffbeschichtungen zum Nässeschutz auf, die aber wie Wegwerfbinden zu Treibhausklima sowie Schweiß- und Geruchsbildung führen. Andere haben einen Kunststoffkern und geben bei jedem Waschgang Mikroplastik ab. Es gibt aber auch Binden aus 100 Prozent Bio-Baumwolle, die ebenso ihren Zweck erfüllen, nicht stinken und wirklich haut- und umweltfreundlich sind. Nach Verwendung werden die Stoffbinden einfach in etwas kaltem Wasser eingeweicht und anschließend in der Waschmaschine (Temperatur laut Herstellerangaben) gewaschen.

MENSTRUATIONSTASSE · Wer Binden per se nicht mag und eine wiederverwendbare, gesündere Alternative zum Tampon sucht, sollte die Menstruationstasse probieren. Hierbei handelt es sich um einen kleinen Becher aus medizinischem Silikon, thermoplastischem Elastomer, Latex oder Kautschuk, die allesamt kein Mikroplastik abgeben.

Mittlerweile gibt es die Menstruationskappe von etlichen Anbietern in unterschiedlichen Ausführungen, Größen und seit Neuestem sogar auch schon in verschiedenen Farben und Mustern, da ist sicher für jede etwas dabei. Bei den gefärbten Modellen stellt sich jedoch wieder die Frage hinsichtlich der verwendeten Farbstoffe.

Die Tasse ist genauso diskret wie Tampons. Frau kann sich damit super bewegen, schwimmen gehen und vieles mehr. Die großen Vorteile zum Tampon sind aber, dass die Tasse die Vaginalhaut weder reizt noch austrocknet, dass sich Bakterien nicht festsetzen können und die Menstruationstasse somit nicht wie der Tampon Infektionen begünstigt. Außerdem ist sie wiederverwendbar, und das bis zu zehn Jahre, verursacht also praktisch keinen Müll und ist deutlich kostengünstiger als Tampons. Sie wird einfach nach jeder Regelblutung fünf bis zehn Minuten in Wasser ausgekocht oder in Desinfektionslösung oder -tabletten sterilisiert.

Die Menstruationstasse ist übrigens keine Erfindung der letzten Jahre. Bereits 1937 wurde das erste Patent von Leona Chalmers, einer amerikanischen Schauspielerin und Sängerin, angemeldet. Aufgrund derselben Problematik des »Sich-da-unten-nicht-anfassen-Wollens« wie beim Tampon setzte sie sich aber nicht durch.

Übrigens:

Für die Technikfreaks wird gerade eine Menstruationstasse entwickelt, die über einen integrierten Chip Daten wie Blutmenge, -farbe und Körpertemperatur misst und direkt ans Handy übermittelt. Die Wichtigkeit und Sinnhaftigkeit der Selbstbeobachtung kann aber auch durch ein solches Gadget nicht verringert werden.

Bei akuten Vaginalinfekten oder auffälligen PAP-Werten ist die Menstruationstasse genau wie der Tampon tabu. Bei der Auswahl der Tasse ist auf hochwertige Qualität zu achten, da 2018 eine dänische Studie sogar in einer Menstruationstasse geringe Phthalat-Werte gefunden hat.[179]

MENSTRUATIONSSCHWÄMMCHEN · Eine weitere Alternative zum Tampon ist das Menstruationsschwämmchen. Es ist eines der ältesten Menstruationsprodukte, stellt aber in der Neuzeit ein eher wenig genutztes Mittel dar. Es handelt sich um einen Naturschwamm aus dem Meer, der einfach auf die gewünschte Größe zugeschnitten werden kann. Je feinporiger der Schwamm, umso saugfähiger ist er. Wie die Menstruationstasse ist er wiederverwendbar, jedoch nur vier bis sechs Monate. Insgesamt kommt er auf Dauer (wie die Tasse) günstiger als Tampons.

Normalerweise ist das Naturschwämmchen ungebleicht, dadurch frei von Chemie und Kunstfaser. Weitere Vorteile sind, dass es im Gegensatz zum Tampon fusselfrei ist, die Vagina weniger austrocknet, weicher und deshalb anpassungsfähiger und angenehmer zu tragen ist. Ebenso verletzt es die Vaginalhaut beim Einführen nicht und kann auch während des Sex verwendet werden. (Aber Vorsicht, der Schwamm kann dabei weit in der Vagina nach oben rutschen!)

Für den diskreten Sex während der Regel ohne Sauerei gibt es übrigens auch spezielle Softtampons aus Schaumstoff, damit man(n) nichts von der Blutung mitbekommt. Im Gegensatz zu diesen recht teuren Einwegprodukten können Menstruationsschwämme aus Naturschwamm wiederverwendet werden.

Das Menstruationsschwämmchen ist nicht steril, Bakterien könnten sich somit leichter an ihm festsetzen als an der Menstruationstasse. Als resorptionskräftiges Naturprodukt kann nie ganz sichergestellt werden, was der Schwamm bereits an Schwermetallen und anderen Giftstoffen vom Meeresboden aufgesogen hat. Beim Menstruationsschwämmchen ist also besonders gut auf die Herkunft zu achten, denn nachhaltiger Abbau wird nicht immer garantiert.

Merke:

Vor dem ersten Einsetzen sollte der Schwamm in Essigwasser (1:2) über Nacht eingelegt werden. Anschließend mit klarem Wasser abspülen, ausdrücken und einführen. Auf einen selbst angebrachten Rückholfaden sollte verzichtet werden, da dieser eine mögliche »Bakterienleiter« darstellt. Wenn das Schwämmchen vollgesogen ist, rutscht es von selbst Richtung Vaginaeingang, ansonsten helfen Beckenbodenmuskulatur und Finger, um es nach unten zu befördern. Nach dem Entfernen zuerst mit kaltem Wasser gründlich abspülen, damit das Blut nicht gerinnt. Vor dem Einsetzen unter lauwarmes Wasser halten und ausdrücken. Nach der Menstruation wieder gründlich zuerst kalt und dann warm ausspülen und über Nacht in Essigwasser einlegen. Anschließend trocknen und in einem Leinen- oder Baumwollbeutel aufbewahren.

Menstruationstasse und -schwamm sind zwar nach außen hin diskret und unsichtbar, aber nicht für die einzelne Frau ihrer eigenen Menstruation gegenüber. Da kommen bei vielen recht schnell Einwände wie »das ist mir zu eklig« hoch.

Denn wenn wir Menstruationstassen und -schwämmchen sowie Stoffbinden verwenden, müssen wir sie berühren, einweichen und waschen und können dabei unser Frauenblut nicht mehr ignorieren. Wir sind gezwungen, hinzusehen und hinzugreifen. Durch diese Handlungen erhalten wir die Chance, Abneigung, Ekel oder andere negative Einstellungen unserer Menstruation gegenüber zu reflektieren, zu bearbeiten und zu heilen. Warum ekelt uns denn eigentlich so sehr vor dem Lebenssaft, aber nicht vor dem blutig geschlagenen Knie oder dem Nasenbluten?

Das Waschen der Artikel könnte zum Heilritual avancieren, das Brauchwasser zum Blumendüngen verwendet werden. Darüber hinaus bekommen wir einen besseren Einblick in Menge, Farbe und Konsistenz unseres Frauenblutes, lernen unsere eigene Gesundheitsnorm kennen und können feine Abweichungen davon viel besser und schneller erkennen als jede Bluetooth-Tasse mit dazugehöriger Handy-App.

MENSTRUATIONSUNTERWÄSCHE · Ein ganz neuer Trend ist die Periodenunterwäsche, die konzipiert wurde, um herkömmliche Binden und Slipeinlagen zu ergänzen beziehungsweise vollständig zu ersetzen. Die recht teure Unterhose, die aussieht wie ein minimal dicker ausfallendes Höschen, besteht aus mehreren Schichten für »Saugfähigkeit und Auslaufschutz«. Die Müllvermeidung ist gegenüber Wegwerfbinden offensichtlich, jedoch verbergen sich in vielen »Period Panties« neben Baumwolle auch Kunstfaser und Mikroplastik. Darüber hinaus besteht ihre antibakterielle Oberflächenschicht meist aus Bioziden wie Zinkpyrithion oder Silberchlorid, welche zu Allergien führen, die Bakterienflora verändern können sowie in Verdacht stehen, die Fruchtbarkeit zu gefährden. Obwohl die Hersteller angeben, der Slip würde so viel Flüssigkeit wie ein bis vier Tampons aufsaugen, reicht er bei starker Regelblutung oft nicht aus. Wird er dennoch alleine ohne weitere Artikel wie Tasse oder Schwamm verwendet, sollte er spätestens alle sechs Stunden gewechselt werden. Da er meist mit nur 40 °C gewaschen werden soll, bietet sich für eine gründliche Reinigung zuerst Auswaschen in kaltem Wasser an. Haltbar sind die Slips zwei bis drei Jahre, dann ist der antibakterielle Schutz dahin.

FREIE MENSTRUATION · Wie wurde die Monatspflege eigentlich früher bei uns in Europa gehandhabt? Dazu hat mir eine 70-jährige Bekannte eine interessante Geschichte erzählt. In ihren Jugendjahren in den 1960er-Jahren hat sie einmal mit einer älteren Dame vom Land gesprochen. Wie sie das ihrerseits so praktizierten mit der Regel damals.

Meine Bekannte neugierig: »Sag, wie habt ihr das eigentlich in deiner Jugend so gemacht, als es noch keine Binden und Tampons gab?«

»Ja mei, da haben wir Frauen eh nur Röcke getragen, nicht wie ihr jungen Dinger heute immer nur in Hosen rumlauft. Da haben wir's einfach rinnen lassen!«

Meine Bekannte schon etwas geschockt: »Aber dann hat man ja überall die Flecken!«

»Ja was denn, wir hamm ja sowieso an Lehmboden g'habt, der hat eh immer mal wieder a bissl a Flüssigkeit zum Festigen braucht, damit er net zu viel staubt!«

Die Augen meiner Bekannten wurden immer größer als sie fragte: »Ja und was habt's in der Nacht tan?«

»Ja was soll ma denn g'macht ham? Auch rinnen lassen! Die Strohmatratze is eh alle paar Monat ausg'wechselt worden!«

So ungewöhnlich und befremdlich diese Geschichte auch sein mag, wenigstens war für die Erzählerin Frauenblut damals noch ganz normal und nichts Schmutziges. Vor nicht allzu langer Zeit sind die Frauen also ganz gut ohne Plastikbinden, Pestizidtampons und vor allem ohne übertriebene Diskretion, Scham und Ekel ausgekommen.

Das soll nicht heißen, dass wir es alle einfach so »rinnen lassen« sollen. Oder etwa doch?! Ja, und zwar mit der »freien Menstruation«. Was sich dahinter verbirgt, kann uns wirklich frei und unabhängig von jeglicher Art von Menstruationsartikel machen. Und das – du kannst jetzt aufatmen – ganz ohne alles zu beflecken.

Als ich das erste Mal von der freien Menstruation gehört habe, musste ich sofort an den Moment zurückdenken, als meine Mutter mich über die Menstruation aufklärte. Damals hatte ich dieses Konzept der freien Menstruation in meiner unschuldigen Naivität schon ganz intuitiv erahnt, als ich meine Mama fragte, ob frau das wie das »klein aufs Klo gehen« zurückzuhalten lernen könne. Damals hat meine Mutter leider verneint, da sie dieses wunderbare Geheimnis selbst nicht kannte. Wie schade. Oft habe ich mich gefragt, wie anders – freier, bewusster und wohlwollender – mein Umgang mit meiner eigenen Mens wohl geworden wäre, wenn meine Mutter damals stattdessen geantwortet hätte: »Ja klar, mein Schatz, genau wie ich dir damals gelernt habe, aufs Töpfchen zu gehen, zeig ich dir jetzt auch, wie du deine Blutung kontrollieren kannst. Es dauert vielleicht ein bisschen, aber bald wirst du es beherrschen, wie alle Frauen.«

Aber da sie selbst nie in die freie Menstruation eingeweiht worden war, war ihre Antwort nur ein trauriges, mitfühlendes: »Nein, mein Schatz, das geht leider nicht, da brauchst du jetzt immer Hilfsmittel wie Binden.«

Ich weiß noch ganz genau, wie sehr mich diese Antwort enttäuschte und ich mir dachte: »Was für ein Rückschritt. Zur Frau soll ich werden, und stattdessen brauche ich wieder Windeln wie ein Baby.«

Aber genug auf die Folter gespannt, was ist nun die freie Menstruation? In einem Satz zusammengefasst ist es die Idee, dass frau ihren Blutfluss bewusst steuern kann, also entscheiden kann, wann Blut fließt und wann sie es zurückhält. Klingt unmöglich? Ist es ganz und gar nicht. Früher haben es die Frauen ständig so gemacht, und es gibt bis heute Naturvölker, die es immer noch so praktizieren. Auch die eine oder andere moderne westliche Frau übt sich bereits wieder erfolgreich darin.

Vielen Frauen ist sicher schon aufgefallen, dass das Blut während der Tage nicht kontinuierlich fließt, sondern mehr oder weniger in Wellen kommt, was übrigens wieder auf die Rhythmik des wunderbaren Organs Gebärmutter hinweist. Alle Bindenträgerinnen kennen sicher das Gefühl, wenn so ein Schwall daherkommt. Dasselbe Gefühl hat frau meist auch beim Einsetzen ihrer Regel, vorausgesetzt, sie beginnt nicht nur als Tröpfelblutung. Frau rennt dann schnell zur Toilette, damit ja nichts danebengeht, nur um überrascht festzustellen, dass noch nichts da ist beziehungsweise just dann am WC zu fließen beginnt. Genau diese Wahrnehmung macht frau sich nun bei der freien Menstruation zunutze. Der erste Schritt ist also, sich mit diesem Gefühl vertraut zu machen – ich nenne es jetzt einfach in Anlehnung an eine volle Blase eine »(blut)volle Gebärmutter«.

Tipp:

Fürs Üben also Menstruationstasse, Schwämmchen oder Tampon raus und zur Sicherheit einfach einmal eine (Stoff)-Binde verwenden. Sinnvoll ist es natürlich auch, am Anfang an einem ungestörten Tag zu Hause zu üben, wo frau nicht weit zur Toilette hat. Sobald sie spürt, dass sich etwas tut, geht sie aufs WC und entspannt Beckenboden und Vaginalmuskulatur bewusst, bis das Blut fließt. Frau bleibt so lange sitzen, bis die Welle vorbei ist. Das kann am Anfang einige Minuten dauern, also unbedingt Zeit nehmen und geduldig sein. Danach dauert es meist wieder einige Zeit, bis die nächste Blutwelle daherkommt.

Am Anfang kann es natürlich sein, dass frau alle zehn Minuten auf die Toilette rennt, deshalb wirklich lieber zu Beginn zu Hause bleiben! Mit der Zeit lernt sie, es besser zu steuern und auch für längere Zeit (je nach Blutungsstärke bis zu mehreren Stunden) zu halten. Beckenbodentraining und Bewusstsein für die Vaginalmuskeln sind da natürlich wunderbare Nebenwirkungen. Es funktioniert meist übrigens auch bestens in der Nacht. Oft geht es sich aus bis in der Früh, außer die Blutung ist recht stark, dann wacht frau vielleicht öfter auf beziehungsweise verwendet dann lieber Hilfsmittel, um gut durchzuschlafen. Wenn die Regel aber mittelmäßig stark ist, erspart frau sich den Wecker, da sie dann ganz natürlich von ihrer vollen Gebärmutter in der Früh geweckt wird. Ich habe oft den Eindruck, mein Unterleib erwacht immer kurz vor mir, um mich dann sanft aus den anderen Welten zurückzuholen.

Warum sollte frau sich jetzt diese ganze Mühe überhaupt antun? Erstens könnte es sein, dass sie es faszinierend findet, Kontrolle über die Mondblutung zu gewinnen und diese bewusst zu steuern. Darüber hinaus hat die freie Menstruation einen tollen Zusatznutzen bei Regelbeschwerden: Durch das freie Fließenlassen und das bewusste Entspannen des Unterleibs verschwinden die Schmerzen oft oder werden zumindest deutlich leichter. Wir sparen Müll und Blutstau und tun wirklich etwas für die Nachhaltigkeit. Und schließlich macht uns diese Methode flexibler, wenn wir einmal in einer unmöglichen Situation die Regel bekommen sollten und partout keine Artikel dabeihaben.

Es gibt natürlich auch Tage und Situationen, wo die freie Menstruation fast unmöglich ist. Bei starker körperlicher Bewegung oder bei langen Geschäftsterminen, wo frau einfach auf Nummer sicher gehen muss. Als Shiatsu-Praktikerin sind für mich Positionen mit geöffneter Hüfte normal. Das sind dann auch nicht gerade die Momente für die freie Mens. Da bin ich dankbar für diverse moderne Hilfsmittel. Aber an freien Tagen finde ich es herrlich, im Einklang mit meiner Gebärmutter und ihren Wellen zu sein. Beim Schreiben eines Buches über die Menstruation zum Beispiel. Einfach ganz wunderbar befreiend!

Abschließen möchte ich dieses Kapitel zur Monatspflege mit einem weiteren unvergesslichen Erlebnis rund um das Frauenblut, das ich mit 13 bei einer Chinareise mit meinen Eltern hatte. Nach einer eisigen Woche in Peking im tiefsten Winter waren wir endlich auf einer warmen chinesischen Insel gelandet. Da ich mich in diesem Alter (leider) überhaupt nicht für Kultur interessierte (und schon gar nicht bei Minusgraden), war ich natürlich doppelt froh, endlich im Warmen am Meer zu sein. Genau da bekam ich – natürlich völlig außerhalb meines Rhythmus – die Menstruation. Da ich nicht damit gerechnet hatte, hatte ich keine Tampons mit. Wie also jetzt ins Meer gehen? Dann kaufen wir halt eben schnell mal Tampons, dachte ich. Also pilgerten meine Mutter und ich von Straßenstand über Straßenstand zu Minigeschäft, um in Touristenenglisch nach Tampons zu fragen. Niemand hat uns verstanden. Als wir dann schließlich wortwörtlich dazu übergegangen sind, mit Händen und Füßen zu sprechen, haben wir sicherlich für sehr viel Verwirrung gesorgt. Stell dir einfach vor, wie zwei westliche Frauen in einem kleinen Shop auf einer chinesischen Insel mit insgesamt nur drei Hotels stehen und Tampons pantomimisch darstellen. Danach war uns zumindest Folgendes klar: Erstens kennen die Einheimischen keine Tampons, und zweitens glauben sie jetzt, dass wir völlig ver-rückt sind. Leider habe ich nie erfahren, was die einheimischen Frauen machen, wenn sie während der Blutung ins Meer wollen. Ich kann mir nur drei Möglichkeiten ausmalen: erstens ist es tabu und sie dürfen sowieso nicht, zweitens sind sie Meisterinnen in der freien Menstruation, oder drittens »lassen sie es einfach rinnen«!

Nachwort

Wir schreiben das Jahr 2121. Anna, Petra, Ines und Sophie sitzen in Sophies Zimmer und planen das Menarchefest von Annas jüngerer Schwester Petra. Sophie hat die Diplomarbeit ihrer älteren Schwester in der Hand und liest den anderen diverse Kuriositäten über die Menstruation daraus vor. Der Titel des Werks lautet: »Menstruationsnormen und -zwänge der westlichen Welt im späten 20. und frühen 21. Jahrhundert – eine kulturgeschichtliche Analyse.« Die vier wollen beim Fest ein bisschen von früher erzählen.

»Stellt euch vor«, sagt Sophie, »früher haben die Frauen sich doch tatsächlich chemikaliengetränkte Stäbchen in die Vulvina gestopft, wenn sie ihre Blutung hatten.«

»NEIN!!!«, platzt es Petra heraus.

»Und danach haben die das Zeug einfach weggeworfen, was?«, scherzt Anna.

Sophie schweigt betreten.

»Die kenne ich aus dem Museum!«, ruft Ines laut aus, der Stolz sichtbar ins Gesicht geschrieben. »Die waren gleich neben den Binden aus Plastik in der Abteilung ›Umweltfeindliche Raritäten‹.«

»Dieser unvorstellbare Müll ...«, Petra wird schon ganz blass im Gesicht.

»Na ja, die meisten werden die ja nicht verwendet haben«, wirft Anna ein, »oder hatten so viele Frauen damals Schwierigkeiten mit der Freimens?«

»Ha, das ist das Beste!«, Sophie blättert eiligst zum richtigen Kapitel.

Hastig reißt Anna ihrer Freundin die Arbeit aus der Hand.

»Ich habe mal gelesen, dass sie die freie Menstruation gar nicht kannten«, nimmt es Ines altklug den anderen vorweg.

»Keine Freimens?!« Petras Stimme überschlägt sich.

»Verdammt, Ines, du bist so eine Spoilerin! Nein, keine Freimens, tatsächlich waren die Menschen zu der Zeit noch verhältnismäßig unterentwickelt«, erklärt Sophie.

Anna wirft die Diplomarbeit verächtlich zur Seite, was ihrer Freundin ein erschrockenes »Hey!« entlockt. »Ich kann nicht glauben, dass die Frauen früher nicht weniger hilflos als ein Baby waren«, sagt sie dann entrüstet.

»Das war noch nicht alles ...«, beginnt Sophie und grinst breit, als ihr drei Köpfe neugierig entgegengestreckt werden, »Ich denke, wir alle wissen über die Pille Bescheid ...«

Drei Köpfe nicken.

»Wusstet ihr, dass die Pille neben Schmerzmitteln das gängigste Mittel gegen Regelbeschwerden war?«

»NEIN!!!«, entfährt es Petra erneut. Ihre Gesichtsfarbe ähnelt der einer Leiche.

»Diese armen, armen Wesen!«, Sophie schlägt die Hände zusammen, als würde sie beten.

»Schrecklich ...«, flüstert Anna und schüttelt fassungslos den Kopf.

»Was? Aber wir lernen ja schon in der Volksschule, welche Kräuter dagegen helfen und was ihr essen müsst! Ich meine, selbst ich weiß das noch, weil es unserer Lehrerin so wichtig war.« Die Stimme eines jungen Mannes dringt vom Zimmereingang zu ihnen.

»Hi, Tom!«, säuselt Ines und winkt Sophies Bruder zaghaft zu.

»Hey, belauschst du uns schon länger?«, fragt Anna.

»Ja, sorry, aber euer Gespräch war so interessant, da musste ich einfach«, Tom grinst verlegen.

»Willst du was Bestimmtes, Bruderherz?« Sophie runzelt neugierig die Stirn.

»Ja, äh, ich wollte eigentlich nur sichergehen, dass ihr eh alle an meinem Initiationswochenende dabei seid«, antwortet er.

Während Ines eifrig nickt, zucken Anna und Petra nur mit den Schultern. Sophie zögert.

»Schwester? Lässt du mich im Stich?« Toms Mundwinkel wandern langsam nach unten, wollen sich der Enttäuschung hingeben.

»Kommst du zu Petras Menarchefest mit?«, fragt Sophie.

»Na klar! Steht dick und fett auf meinem Kalender!«, antwortet Tom laut lachend.

Während die zwei einklatschen, zieht Anna die Aufmerksamkeit ihrer restlichen Freundinnen auf sich. »Ich bin dankbar, dass wir seit damals gelernt haben, offener mit Dingen umzugehen, die das Natürlichste der Welt sind.«

Anhang

Dank

Der größte Dank gebührt meinen Klientinnen, Kursteilnehmerinnen, Kolleginnen, Freundinnen und allen Frauen, die ihre Erfahrungen zur Menstruation offen mit mir geteilt haben. Sie waren die Inspiration für dieses Buch, und ohne sie wäre es in dieser Form nie möglich gewesen.

Anschließend möchte ich mich bei meiner Mutter Ingrid bedanken – für ihre Geduld und ihr Verständnis, als ich mich oft wochen- und monatelang nur im Recherchieren und Schreiben vergraben habe, bis ich teilweise nicht mehr ansprechbar war – und wenn, dann nur zu *dem einen* Thema. Danke, Mama, für deine niemals endende Liebe und Unterstützung und dass du mich einen natürlich Zugang zu meiner Weiblichkeit gelehrt hast. Ich bin unendlich dankbar, eine Mutter wie dich gehabt zu haben.

Danke, Iris, für deine tollen Inputs aus Sicht einer »Profi«-Leserin, danke, Cornelia, fürs spontane Lektorieren von Exposé und Leseprobe und dass ich dich jederzeit mit grammatikalischen Fragen löchern durfte. Danke auch an alle meine Lehrerinnen und Lehrer aus den Bereichen Shiatsu, Bewusstseinsarbeit, Kräuter- und Frauenheilkunde. Jede und jeder Einzelne von euch hat mich ein Stück auf dem Weg begleitet, der mich schließlich zu Frauenblut geführt hat. Ein besonderer Dank gebührt dem Herbig Verlag, allen voran Frau Janke, für die Realisierung meines Herzensprojekts.

Abschließend gilt mein Dank all jenen Autorinnen und Autoren, die sich lange vor mir dem Thema Menstruation gewidmet und deren Erfahrungen und Erkenntnisse mich beim Schreiben informiert sowie motiviert haben. Viele von ihnen finden sich in der Literaturliste.

Glossar

Abbruchblutung: Pillen- oder Hormonentzugsblutung, Pseudomenstruation. In der Pillenpause kommt es durch Absinken der künstlichen Hormonspiegel zu einer Blutung, die meist schwächer und kürzer als die normale Menstruation ist.

Adenomyose: Sonderform der Endometriose, bei der Gewebe der Gebärmutterschleimhaut in das Muskelgewebe der Gebärmutter einwächst

Amenorrhö: Ausbleiben der Regelblutung

Anovulatorischer Zyklus: Zyklus ohne Eisprung

Brachymenorrhö: Regelblutung, die kürzer als drei Tage dauert

Corpus luteum: siehe Gelbkörper

Defloration: Entjungferung

Dysmenorrhö: schmerzhafte Menstruationsblutung

Emmenagoga: menstruationsfördernde Mittel

Eierstockzyste: ein mit Flüssigkeit gefüllter Hohlraum im Eierstock. Die meisten Eierstockzysten sind funktionelle Zysten, das heißt, sie sind vom Hormonhaushalt abhängig.

Endokrine Drüsen: Drüsen, die Hormone bilden und diese direkt ins Blut abgeben.

Endometriose: chronische, oft sehr schmerzhafte Erkrankung, bei der Teile der Gebärmutterschleimhaut auch außerhalb des Uterus vorkommen und im Einklang mit dem Menstruationszyklus abbluten

Eumenorrhö: beschwerdefreie Regelblutung

First-Pass-Effekt: Umwandlung eines Arzneistoffes durch die Leber

Follikelstimulierendes Hormon (FSH): regt Reifung des Eibläschens und Eisprung an

Gelbkörper: hormonproduzierende Drüse, die nach dem Eisprung aus dem geplatzten Eibläschen entsteht

Gelbkörper-Insuffizienz: Funktionsstörung des Gelbkörpers, die zu Progesteronmangel führt

Gestagen: Gelbkörperhormon. Der Begriff wird oft austauschbar für das körpereigene Gelbkörperhormon Progesteron sowie für synthetische Gelbkörperhormone (Progestagene oder Progestine) bezeichnet, was oft zu Verwechslungen oder Unklarheiten führt.

Gestagentest: testet, ob genügend Östrogen zum Aufbau der Gebärmutterschleimhaut vorhanden ist

Gonadotropine: Hormone der Hirnanhangsdrüse, die die Funktionen der Eierstöcke und Hoden anregen

Hel: Göttin der Unterwelt und des Todes in der nordischen Mythologie

Hexenmilch: bei einigen Neugeborenen aus den Brustknospen austretendes milchähnliches Sekret

Hitze: krank machender klimatischer Faktor der Traditionellen Chinesischen Medizin; führt zu Hitzeempfindungen des Körpers

Hymen: Fachbegriff für Jungfernhäutchen bzw. Vaginalkorona

Hypophyse: Hirnanhangsdrüse, die u.a. die Gonadotropine und Prolaktin produziert

Hypothalamus: Teil des Gehirns, der endokrine Drüsen über Hormone steuert

Hysterektomie: operative Entfernung der Gebärmutter

Jing: Lebensessenz in der Traditionellen Chinesischen Medizin; Speicherort von Jing sind die Nieren

Jungfrau: Die ursprüngliche Bedeutung war nicht wie heute »Person, die noch keinen Geschlechtsverkehr hatte«, sondern »junge und unverheiratete Frau«.

Kälte: krank machender klimatischer Faktor in der Traditionellen Chinesischen Medizin. Führt zu Kälteempfindungen des Körpers, Erkältung etc. Innere Kälte kann aber auch durch einen Mangel an Wärme und Bewegung entstehen.

Klimakterium: Wechseljahre. Zeit rund um die Menopause

Kundalini: auch Kundalini-Schlange. Bezeichnet im Tantra eine Kraft im Menschen, die normalerweise zusammengerollt am unteren Ende der Wirbelsäule schläft. Durch bestimmte Praktiken soll sie erweckt werden, bis zum Kopf des Menschen aufsteigen und zur Erleuchtung führen.

Leere: siehe Mangel

Luteinisierendes Hormon (LH): fördert den Eisprung und die Bildung des Gelbkörpers

Mangel: diagnostisches Merkmal der Traditionellen Chinesischen Medizin. Es kann ein Zuwenig von Qi, Blut, Yin oder Yang vorhanden sein.

Menopause: letzte Regelblutung einer Frau

Menorrhagie: Regelblutung, die länger als sieben Tage dauert

Metrorrhagie: azyklische Dauerblutung, die über Schmierblutungen hinausgeht, länger als sieben Tage dauert und unregelmäßig ist, wodurch kein Zyklus erkennbar ist

Mittelschmerz: Schmerzen, die rund um den Eisprung stattfinden

Myom: gutartiges Gewächs in der Gebärmutter

Natürliche Familienplanung (NFP): siehe Symptothermale Methode

Oligomenorrhö: Menstruationszyklus, der länger als 35, aber maximal 90 Tage dauert

Östradiol: Estradiol; wirksamstes natürliches Östrogen

Östriol: Estriol; vor allem in der Schwangerschaft wichtiges Östrogen

Östrogen: Estrogen; Begriff für eine Gruppe weiblicher Sexualhormone. Die drei wichtigsten sind Östradiol, Östriol und Östron.

Östron: Estron; weniger wirksames Östrogen, das vor allem nach der Menopause an Bedeutung gewinnt

Ovarialzyste: siehe Eierstockzyste

Ovulation: Eisprung

Oxytocin: Hormon des Hypothalamus; wichtig für Geburt und Bindung, wird als »Kuschelhormon« bezeichnet

PAP-Test: Papanicolaou-Test; Zellabstrich vom Gebärmutterhals zur Krebsfrüherkennung

Phytoöstrogene: östrogenartige Pflanzenwirkstoffe

Pillen-Entzugsblutung: siehe Abbruchblutung

Prämenstruelles Syndrom (PMS): körperliche und emotionale Beschwerden, die in Beziehung zum Menstruationszyklus stehen

Prämenstruelle dysphorische Störung (PMDS): sehr starke Variante des PMS, bei der es zu extremen Stimmungsschwankungen kommt

Prämenopause: Zeitraum kurz vor Beginn der Wechseljahre

Polymenorrhö: Menstruationszyklus, der kürzer als 24 Tage dauert

Polyzystische Ovarien: viele Zysten in den Eierstöcken

Polyzystisches Ovarialsyndrom (PCO): Das Vollbild des PCOs geht mit einer verstärkten Körperbehaarung, Oligo- oder Amenorrhö, Insulinresistenz und starkem Übergewicht einher.

Postmenopause: Zeitraum nach der letzten Menstruation

Postnatale Mini-Pubertät: nachgeburtlicher Anstieg von luteinisierendem Hormon und follikelstimulierendem Hormon, Vaginalblutungen und Absonderung von Milchsekret aus den Brustknospen beim Neugeborenen

Progestagene: Progestine; synthetisch hergestellte, patentierbare Gestagene

Progesteron: körpereigenes Gelbkörperhormon; Gegenspieler zum Östradiol

Progestine: siehe Progestagene

Prolaktin: Hormon der Hirnanhangsdrüse; zuständig für Wachstum der Brustdrüse und Milchbildung

Prolaktinsenker: Medikamente zum Senken eines erhöhten Prolaktinspiegels

Pseudomenstruation: siehe Abbruchblutung

Qi: Begriff für Energie in der Traditionellen Chinesischen Medizin

Qi-Mangel: Begriff aus der Traditionellen Chinesischen Medizin für Energie-Mangel. Die einzelnen Organe sowie der Gesamtorganismus können vom Qi-Mangel betroffen sein.

Retrograde Menstruation: Idee, dass Menstruationsblut während der Regelblutung durch die offenen Eileiter in die Bauchhöhle gelangt

Selbsterfüllende Prophezeiung: Vorhersage, die selbst ihre Erfüllung bewirkt. Eine bestimmte Erwartungshaltung über etwas führt demnach dazu, dass das Ereignis tatsächlich so eintritt wie erwartet.

Serotonin: Neurotransmitter und Gewebshormon; umgangssprachlich als Glückshormon bekannt

Spekulum: medizinisches Untersuchungsinstrument für die Vagina

Spotting: geringfügige Gebärmutterblutung, die meist rund um den Eisprung (Ovulationsblutung) oder prämenstruell auftritt, aber immer in Beziehung zum Zyklus steht

Stagnation: diagnostisches Merkmal der Traditionellen Chinesischen Medizin für eine Blockade des Energieflusses im Körper. Eine Blut-Stagnation ist stärker ausgeprägt als eine Qi-Stagnation, beide können in allen Organsystemen auftreten.

Symptothermale Methode: natürliche Form der Empfängnisverhütung, bei der die Aufwachtemperatur gemessen und die Veränderung des Zervixschleims beobachtet werden

TCM: Traditionelle Chinesische Medizin

Testosteron: »männliches« Sexualhormon, das aber auch bei der Frau vorkommt und v.a. mit der Libido in Verbindung gebracht wird

Thyroxin: T4, das wichtigste Schilddrüsenhormon

Tiefpotenz: In der Homöopathie unterscheidet man zwischen Arzneien mit Hoch- oder Tiefpotenz, wobei die Potenz die Stärke eines Mittels angibt.

Tryptophan: Aminosäure und Vorstufe von Serotonin

Toxisches Schocksyndrom (TSS): schweres Organ- und Kreislaufversagen, das durch Bakteriengifte ausgelöst und vor allem mit Tampons in Verbindung gebracht wird

Uroboros: Ouroboros; Symbol einer sich in den Schwanz beißenden Schlange, Sinnbild zyklischer Erneuerung und Unsterblichkeit

Vagina dentata: Mythos der gezähnten Vagina, die den Mann kastriert oder gar ermordet

Vaginalkorona: alternative, anatomisch korrektere Bezeichnung für Jungfernhäutchen

Virgo intacta: lateinischer Fachbegriff für Jungfräulichkeit

Vulva: äußere weibliche Geschlechtsteile

Yin und Yang: Begriffe der chinesischen Philosophie, die das Prinzip der Dualität beschreiben. Sie sind zwei einander bedingende Gegensatzpaare (wie hell und dunkel, warm und kalt) und können nie getrennt voneinander vorkommen.

Yoni: tantrischer Begriff für die weiblichen Geschlechtsteile

Yoni-Eier: auch Jade- oder Liebes-Eier; eiförmige Halbedelsteine, die zum Beckenbodentraining und zur Luststeigerung in die Vagina eingeführt werden

Yoni-Massage: tantrische Heilmassage der weiblichen Genitalien

Xenoöstrogene: schädliche synthetisch hergestellte chemische Stoffe mit östrogenartiger Wirkung auf den Körper

Quellenverzeichnis

Hinweis: Einen ausführlichen Quellennachweis sowie das Literaturverzeichnis finden Sie zum Download auf der Verlagswebsite unter www.kosmos.de/herbig/Frauenblut-extras

1 Sanyal *Vulva* 2019
2 Pope *The wild genie* 2014
3 Ni *Der gelbe Kaiser* 2011
4 Blume/Schneider *Die Regel* 1984; Olbricht *Was Frauen krank macht* 1993; Tedlock *Die Kunst der Schamanin* 2007
5 Thompson *Der Fall in die Zeit* 1987, S. 128
6 Dewan/Menkin/Rock *Effect of photic stimulation on the human menstrual cycle.* In: *Photochemistry and Photobiology* 27(5) 1978, S. 581–585; Lacey *Lunaception* 1974; Tedlock *Die Kunst der Schamanin* 2007
7 Hering/Maierhof *Die unpäßliche Frau* 1991, S. 18
8 Ebd., S. 18
9 Cutler *Rhythmus der Liebe* 1994
10 Dahlqvist *It's only blood. Shattering the taboo of menstruation* 2018
11 Gerhard *Das Frauen-Gesundheitsbuch* 2009, S. 36
12 Zhao *Traditional Chinese Medicine For Women* 2006
13 Walker *Das geheime Wissen der Frauen* 1996, S. 702
14 https://de.wiktionary.org/wiki/sacer (zuletzt eingesehen am 2.3.2020)
15 Olbricht *Was Frauen krank macht* 1988
16 Benediktinerinnen St. Hildegard (Hg.) *Ursprung und Behandlung von Krankheiten* 2012, S. 223
17 Schröter *Das diskrete Tabu* 1984
18 Nedoma *Natürliche Aphrodisiaka. Naturheilkunde und Heilpflanzenrezepte für die Liebe* 2018
19 https://www.heute.at/s/achtung-frauenblut-kann-maenner-toten-53537937 (zuletzt eingesehen am 2.3.2020)
20 Shuttle & Redgrove *Die weise Wunde Menstruation* 1992, S. 223
21 Ebd.
22 3. Mose 20, 183. Mose 20, 18
23 Matthäus, 19:12
24 Benediktinerinnen St. Hildegard *Ursprung und Behandlung von Krankheiten* 2012, S. 121
25 Ebd., S. 121
26 1. Mose 3

[27] Nedoma *Natürliche Aphrodisiaka* 2018, S. 99
[28] Fischer-Dückelmann *Die Frau als Hausärztin* 1913, S. 247
[29] Ebd., S. 248
[30] Ebd., S. 254
[31] Pinkola Estés *Die Wolfsfrau* 1993
[32] Olbricht *Was Frauen krank macht* 1993
[33] Weitere Ergebnisse der Umfrage der Initiative Erdbeerwoche unter: https://www.ready-for-red.at/umfrage-menstruation (zuletzt eingesehen am 2.3.2020)
[34] Gray *Roter Mond* 2011; Francia *Starke Medizin* 1999; Voss *Das Schwarzmond-Tabu* 1988
[35] Piontek *Das Tao der Frau* 2009; Stömer/Wünsch *Ebbe & Blut* 2017; Weil *Gesundheit der Frau* 1999
[36] Delaney/Lupton/Toth *Menstruation* 1979
[37] Aichhorn/Seewald *Biologie heute 1* 1990, S. 22
[38] Dobers u. a. *Über die Natur 4* 1994, S. 67
[39] Gereben-Krenn/Jaenicke/Jungbauer *Biologisch 1* 2009
[40] Universitäts-Skript *Der weibliche Zyklus* 1999/2000, S. 26
[41] Sanyal *Viva la vulva* 2019
[42] Fischer-Dückelmann *Die Frau als Hausärztin* 1913, S. 233
[43] Aliti *Die wilde Frau* 1993
[44] Downer/Chalker *Frauenkörper – neu gesehen* 1987
[45] Pröll *Meine Tage* 2002
[46] Fischer-Dückelmann *Die Frau als Hausärztin* 1913, S. 235
[47] Kiechle *Gynäkologie und Geburtshilfe* 2007, S. 9, 11
[48] https://de.wikipedia.org/wiki/Klitoris (zuletzt eingesehen am 2.3.2020)
[49] Lowndes Sevely *Evas Geheimnisse* 1990
[50] Sanyal *Vulva* 2019, S. 14
[51] http://wordpress.ellaberlin.de/vulviva-endlich-ii/ (zuletzt eingesehen am 2.3.2020)
[52] Ebd.
[53] Fischer-Dückelmann *Die Frau als Hausärztin* 1913
[54] Fischer *Körperweisheit* 2009
[55] Doku *Die Gebärmutter – Das unterschätzte Organ*, 2019
[56] Interview mit Dr. Katharina Lüdemann in der Doku *Die Gebärmutter – Das unterschätzte Organ*, 2019.
[57] Cutler *Rhythmus der Liebe* 1994
[58] Doku *Die Gebärmutter – Das unterschätzte Organ*, 2019.
[59] Angier *Frau* 2002
[60] Weed *New menopausal years* 2002, S. 135
[61] Angier *Frau* 2002

[62] Sherfey *The nature and evolution of female sexuality* 1973
[63] Davis *Muster der Sinnlichkeit* 1994, S. 112
[64] Ebd.
[65] Pope *The wild genie* 2014; Pröll *Meine Tage* 2001
[66] Kiechle *Gynäkologie und Geburtshilfe* 2007, S. 138, 141
[67] Dudenhausen/Schneider/Bastert (Hg.) *Frauenheilkunde und Geburtshilfe* 2003, S. 27
[68] Corazza/Ernst *In der Regel* 1987
[69] Rötzer/Rötzer *Der persönliche Zyklus der Frau* 1999, S. 33
[70] Blume/Schneider *Die Regel* 1984
[71] Raith-Paula *Was ist los in meinem Körper?* 2003
[72] Gereben-Krenn/Jaenicke/Jungbauer *Biologisch 4* 2012
[73] Gerhard *Das Frauen-Gesundheitsbuch* 2009
[74] Madejsky *Das alternative Kinderwunschbuch* 2015
[75] https://de.wikipedia.org/wiki/Menstruationszyklus (zuletzt eingesehen am 2.3.2020)
[76] Kiechle *Gynäkologie und Geburtshilfe* 2007
[77] Fischer-Dückelmann *Die Frau als Hausärztin* 1913, S. 249
[78] Ebd., S. 249
[79] Onlineversion Pschyrembel 2019
[80] Mead *Mann und Weib* 1981
[81] Dobers u. a. *Über die Natur 4* 1994, S. 70
[82] Rötzer *Der persönliche Zyklus der Frau* 1999
[83] Cutler *Rhythmus der Liebe* 1994
[84] Maris *Frauenheilkunde und Geburtshilfe* 2012
[85] https://de.wikipedia.org/wiki/Menarche (zuletzt eingesehen am 2.3.2020)
[86] Delaney/Lupton/Toth *Menstruation* 1979
[87] Lee *Natürliches Progesteron* 1997
[88] Weed *New menopausal years* 2002
[89] Davis *Muster der Sinnlichkeit* 1994
[90] Cutler *Rhythmus der Liebe* 1994
[91] Angier *Frau* 2002
[92] Kleen *Das Tage-Buch* 2017
[93] Ebd.
[94] Gray *Roter Mond* 2011
[95] Northrup *Frauenkörper – Frauenweisheit* 2010
[96] Kleen *Das Tage-Buch* 2017
[97] Aliti *Die wilde Frau* 1993, S. 66
[98] https://www.ready-for-red.at/umfrage-menstruation (zuletzt eingesehen am 2.3.2020)
[99] Universitäts-Skript *Der weibliche Zyklus* 1999/2000, S. 32

[100] Dalton/Holton *PMS* 1994, S. xiii
[101] https://www.derstandard.at/story/2000026487305/praemenstruelle-dysphorische-stoerung-hormonmonster-frau (zuletzt eingesehen am 2.3.2020)
[102] Dalton/Holton *PMS 1994*
[103] Minker *Die kritischen Tage davor* 1990a
[104] Taylor *Red flower 2*002
[105] Blume *PMS* 1992
[106] Boston Women's Health Book Collective *The new our bodies, ourselves* 1992
[107] Delaney/Lupton/Toth *Menstruation* 1979
[108] Shuttle/Redgrove *Alchemy for women* 1995
[109] Owen *Her blood is gold* 2018
[110] https://qz.com/611774/period-pain-can-be-as-bad-as-a-heart-attack-so-why-arent-we-researching-how-to-treat-it/ (zuletzt eingesehen am 2.3.2020) und https://wienerin.at/forscher-menstruations-schmerzen-so-stark-wie-bei-herzinfarkt (zuletzt eingesehen am 2.3.2020)
[111] https://science.orf.at/v2/stories/2929008/ (zuletzt eingesehen am 2.3.2020)
[112] https://www.spiegel.de/consent-a-?targetUrl=https%3A%2F%2F www.spiegel.de%2Fwissenschaft%2Fnatur%2Fwasserverschmutzung-seefische-aendern-ihr-geschlecht-a-385033.html (zuletzt eingesehen am 2.3.2020)
[113] Olbricht *Was Frauen krank macht* 1993
[114] Huber *Der holistische Mensch* 2017
[115] Rötzer *Der persönliche Zyklus der Frau* 1999
[116] Ebd.
[117] Kiechle *Gynäkologie und Geburtshilfe* 2007
[118] Blume/Schneider *Die Regel* 1994
[119] Dudenhausen u. a. *Frauenheilkunde und Geburtshilfe* 2003
[120] Corazza/Ernst *In der Regel* 1987
[121] Rötzer *Der persönliche Zyklus der Frau* 1999; Fischer *Ab 40 gesund und munter durch hormonelle Turbulenzen* 2017; Northrup *Frauenkörper – Frauenweisheit* 2010
[122] Huber *Die Anatomie des Schicksals* 2019, S. 163
[123] Huber *Der holistische Mensch* 2017
[124] Madejsky persönliche Mitteilung im Lehrgang Frauenheilkunde 2018/19
[125] McTaggert/Hubbard (Hg.) *What Doctors don't tell you* 2020, Heft 1, S. 17
[126] Lee *Natürliches Progesteron* 1997
[127] Northrup, Christiane, Vorwort von Owen *Her blood is gold.*

[128] Vgl. Lee *Natürliches Progesteron.*
[129] Keckstein (Hg.) *Endometriose* 2010
[130] Pröll *Meine Tage* 2002; Rodewald *Magie, Heilen und Menstruation* 1979
[131] Huber *Die Anatomie des Schicksals* 2017
[132] Rötzer *Der persönliche Zyklus der Frau* 1999
[133] Minker *Hormone und Psyche* 1990b
[134] Weed *New menopausal years* 2002, S. 144
[135] Mead *Mann und Weib* 1981
[136] Ebd.
[137] Blume *PMS* 1992
[138] Kraus/Reinke *Von der Pubertät bis zu den Wechseljahren* 1996
[139] Shuttle/Redgrove *Die weise Wunde Menstruation* 1992
[140] Taylor *Red flower* 2002
[141] Pope *The wild genie* 2014
[142] Kent Rush *Mond, Mond* 1978
[143] Dudenhausen u. a. *Frauenheilkunde und Geburtshilfe* 2003
[144] Benediktinerinnen St. Hildegard *Ursprung und Behandlung von Krankheiten* 2012, S. 50
[145] Maris *Frauenheilkunde und Geburtshilfe* 2012
[146] Blume *PMS* 1992
[147] McTaggert/Hubbard (Hg.) *What Doctors don't tell you* 2019, Heft 9, S. 14
[148] Minker *Der Mondring* 1996
[149] https://www.woman.at/a/sex-waehrend-regel-fuenf-gute-gruende (zuletzt eingesehen am 2.3.2020)
[150] Sherfey *The nature and evolution of female sexuality* 1973
[151] Reuße/Holler *Menstruation* 1988
[152] Durex-TV-Spot 2018
[153] https://www.bild.de/ratgeber/2014/fragen/kalte-fuesse-orgasmus-verhindern-experten-beantworten-die-haeufigsten-alltagsfragen-38100360.bild.html (zuletzt eingesehen am 2.3.2020)
[154] Cutler *Rhythmus der Liebe* 1994
[155] Blume/Schneider *Die Regel* 1994
[156] Budoff *No more menstrual cramps and other good news* 1980
[157] Hering/Maierhof *Die unpäßliche Frau* 1991
[158] Madejsky persönliche Mitteilung im Lehrgang Frauenheilkunde 2018/19
[159] McTaggert/Hubbard (Hg.) *What Doctors don't tell you* 2019, Heft 12, S. 10
[160] Nedoma *Natürliche Aphrodisiaka* 2018
[161] Northrup *Frauenkörper – Frauenweisheit* 2010
[162] https://www.duden.de/rechtschreibung/Hygiene (zuletzt eingesehen am 2.3.2020)

[163] Fischer-Dückelmann *Die Frau als Hausärztin* 1913, S. 249
[164] Dobers u. a. *Über die Natur 4* 1994, S. 70
[165] Plüschel *Die Menstruation und ihre Tabus* 1988, S. 44
[166] https://www.splendid-research.com/de/splendid-news/pressemitteilungen/item/menstruation-und-nachhaltigkeit.html (zuletzt eingesehen am 3.3.2020)
[167] OB-Tampons Werbung 2019
[168] Always-Binden-Werbung 2019
[169] Minker *Der Mondring* 1996, S. 23
[170] https://www.bodyform.co.uk/our-world/bloodnormal/ (zuletzt eingesehen am 2.3.2020)
[171] Kleen *Das Tage-Buch* 2017
[172] Gereben-Krenn u. a. *Biologisch 1* 2009, S. 32
[173] Gereben-Krenn u. a. *Biologisch 4* 2012, S. 85
[174] Hering/Maierhof *Die unpäßliche Frau* 1991, S. 146
[175] Dahlqvist *It's only blood* 2018
[176] Zu den Inhaltsstoffen vgl. https://erdbeerwoche.com/meine-umwelt/inhaltsstoffe (zuletzt eingesehen am 2.3.2020)
[177] Blume/Schneider *Die Regel* 1984
[178] Dudenhausen u. a. *Frauenheilkunde und Geburtshilfe* 2003, S. 27
[179] https://erdbeerwoche.com/meine-umwelt/inhaltsstoffe (zuletzt eingesehen am 3.3.2020)

Schlagwortregister